权威·前沿·原创

皮书系列为
“十二五”“十三五”国家重点图书出版规划项目

BLUE BOOK

智库成果出版与传播平台

康养蓝皮书
BLUE BOOK OF KANGYANG

中国康养产业发展报告（2020）

ANNUAL REPORT ON KANGYANG INDUSTRY OF CHINA(2020)

主　编 / 何　莽
副主编 / 彭　菲　杜　洁　沈　山　崔永伟

社会科学文献出版社
SOCIAL SCIENCES ACADEMIC PRESS (CHINA)

图书在版编目(CIP)数据

中国康养产业发展报告. 2020 / 何莽主编. -- 北京：社会科学文献出版社，2021.4
（康养蓝皮书）
ISBN 978-7-5201-8126-6

Ⅰ.①中… Ⅱ.①何… Ⅲ.①医疗保健事业-产业发展-研究报告-中国-2020 Ⅳ.①R199.2

中国版本图书馆 CIP 数据核字（2021）第 051005 号

康养蓝皮书
中国康养产业发展报告（2020）

主　　编／何　莽
副 主 编／彭　菲　杜　洁　沈　山　崔永伟

出 版 人／王利民
组稿编辑／任文武
责任编辑／连凌云

出　　版／社会科学文献出版社·城市和绿色发展分社（010）59367143
　　　　　地址：北京市北三环中路甲 29 号院华龙大厦　邮编：100029
　　　　　网址：www.ssap.com.cn
发　　行／市场营销中心（010）59367081　59367083
印　　装／三河市东方印刷有限公司

规　　格／开　本：787mm × 1092mm　1/16
　　　　　印　张：22　字　数：327 千字
版　　次／2021 年 4 月第 1 版　2021 年 4 月第 1 次印刷
书　　号／ISBN 978-7-5201-8126-6
定　　价／128.00 元

康养蓝皮书编委会

主要编撰者简介

何　莽　中山大学旅游学院副院长，《康养蓝皮书》主编，健康中国50人论坛专家组成员，兼任广东省重大行政决策论证专家。主要研究方向为康养旅游与大数据、流动性与健康、旅游扶贫与乡村振兴、休闲与运动管理等。作为“康养”概念界定者与《康养蓝皮书》编委会发起人，自2016年起担任主编，连续出版了三本《康养蓝皮书：中国康养产业发展报告》，在康养业界和学界产生了较强的社会影响。首次发布即引起社会高度关注，在当代中国经济与社会发展高端智库平台皮书数据库和中国皮书网的搜索排名中，“康养蓝皮书”的搜索点击率和下载量一直位居前十。蓝皮书所界定的康养概念及倡导的康养理念被社会广泛接受，在康养产业发展、康养旅游规划等领域具有重要的社会影响。

彭　菲　浙江大学哲学博士，加拿大阿尔伯塔大学交流研究生，现为中山大学旅游学院特聘副研究员，国家服务标准化技术委员会康养产业标准工作组专家委员，加拿大休闲学会会员，浙江省休闲学会会员。主要研究方向为康养旅游、健康与休闲、社区养老。在国内外重要期刊、学术会议发表论文近20篇；主持国家自然科学基金、教育部人文社科等近10项研究课题，参与国家艺术社科重大课题等多项省部级以上课题，以及区域休闲与规划项目。

杜　洁　山东省委党校毕业，现任全国中老年网总编，中国老年人才信息中心举办的“孝老情·跟党走”活动组委会执行主任，中国广播艺术团顾问。主要负责中国老龄协会（全国老龄办）老年人才信息主办项目——“百家智慧健康养老共建单位”和“百家智慧健康养老共建社区”的推行和落实；统筹并落实“孝文化主题系列活动——‘孝老情·跟党走’全国巡演”，目前已经成功举办40多场，社会效益显著；同时担任副主编出版了国家“十三五”重点图书出版规划项目《康养蓝皮书：中国康养产业发展报告》。

沈　山　博士，教授，城乡规划学和人文地理学硕士生导师，国家注册城乡规划师，江苏师范大学人文社会科学研究院副院长，江苏康养产业研究院院长，住房和城乡建设部城乡建设标准化委员会专家委员，中国自然资源学会国土空间规划专业委员会专家委员，国家全域旅游示范区和乡村振兴评估专家，云南省规划委员会专家委员，江苏省区域发展研究会常务理事。2015~2017年，作为中组部、团中央第16批博士服务团成员挂职四川省广元市政府市长助理，兼任广元市旅游发展委员会副主任。主要研究方向为地域文化与旅游规划、康养政策与市场战略、“一带一路”人文交流与风险判识。

崔永伟　农业农村部规划设计研究院农业工程信息研究所副总工程师，高级经济师。主要研究方向为乡村振兴政策与规划、智慧农业与数字乡村、康养农业发展。参加多项国际和国家级课题，主持完成亚行“中国政府农业投入政策研究”和农业农村部“农村社会事业监测评价指标体系研究”“农业农村信息化研讨及推广服务”“农业农村信息化宣传推广与主要发达国家农业信息化进展跟踪”等项目，主持200多个规划和可研咨询项目，负责完成国家发展改革委、财政部、农业农村部及国家开发银行50多个项目评审评估工作。已发表中英文论文30余篇，出版著作5部。

摘　要

康养大数据团队延续往年的工作，在康养产业可持续发展能力评价体系的指导下，推出全国康养20强市和100强县榜单。在2020年特殊的市场环境下，全书更关注不同康养细分领域的发展状况，以及政策环境如何对康养产业进行方向引导和市场培育，结合国内外较为成熟的康养项目或康养区域，分析案例特征、吸收先进经验，最终形成《中国康养产业发展报告（2020）》。

根据2020年国内新冠肺炎疫情变化态势，本报告梳理了康养产业一年来的发展情况，康养旅游业由于人员流动的限制在疫情暴发期内受到较为严重的冲击，其他康养领域在疫情暴发期及消退期纷纷开辟线上产品或渠道，整体呈现稳中有升的发展趋势。报告同时梳理了康养产业的不同资源类别与业态形式，发现康养产业的格局逐渐成形，呈现以各区域康养资源为基础，康养旅居、运动、疗愈、研学等业态向资源依附的聚集现象。研究认为，在政策及资本市场密切关注扶持的环境下，康养产业具备可观的市场前景和发展速度，将逐步构建完整的产业生态体系。

同时，康养大数据团队对中国（不含港澳台地区）200多个地级以上城市和2000多个县（含县级市、市辖区）进行资料收集与实地走访，围绕康养产业可持续发展能力评价体系，完善国内省、市、区（县）等各级康养政策库、康养项目库以及康养指标数据库。在大量的政策和项目数据基础上，报告揭示了国内不同区域的康养产业发展特征，各区域因地制宜发展康养产业，整合区域环境、资源和政策优势，打造具有地方特色的康养项目或养老体系，呈现欣欣向荣之势。报告认为，我国康养产业发展概念火热但实践缺乏，未来需加强理论与实践探索，关注科技的转化与革新，培育发展本土康养品牌。

本报告重点关注2020年国内各地的康养政策发布，总结国家康养产业的六大发展趋势，涉及康养产业的业态融合、技术支撑、人才培养等方面；同时结合时间视角，追溯国家康养政策发展路径，提出康养基地筑台，康养地产先导、康养旅游示范、康养医疗支撑的产业发展总态势。“土地”政策是与产业发展密切相关的主题，康养用地政策从规划用途、多主体供应、优化审批等多方面为康养项目营造便利环境。“养老”政策也关系着康养产业的发展动向，报告从国家养老政策发布内容与发布机关入手，分析养老政策的议题与形式的变化趋势，并借鉴美国、日本等国家的政策经验，以此推动国内康养产业在养老政策的指引下更高效有序地发展。

本报告从产业层面上解读康养产业新形势与新热点。康养休闲农业在疫情防控常态化下迎来发展新机遇，市场需求潜力激发，经营模式产品多样化，但仍需在基础设施建设、数字化改造、人才培训等方面加大投入，依靠科技推进转型，推进康养休闲农业的高质量发展。康养项目中，借用药用植物营造康养景观，将康养概念渗入项目细节是未来康养项目的发展趋势；以我国丰富的传统草药文化为基础，融合西方先进的自然疗法，推动国内康养产业景观配置理论与实践的共同发展。

本报告从产品、开发模式、发展历程等视角，对养老社区、康养旅游、康养农业等康养产业前沿产品选取成熟案例进行分析，从不同区划层级探析本区域的康养产业发展、康养品牌培育历程，为其他区域开发康养产品、实现城市产业转型发展提供借鉴之路。

本报告主要采用网络大数据调研，对我国康养产业近年来的重要会议活动进行标准化梳理和分析，解读了康养会展的广泛性、持续性、开放度、吸引度、传播度和重视度。同时对备受关注的中医药康养、温泉康养等主题领域进行业态梳理和产业发展分析，研究报告得出中医药与温泉康养项目形式多样，呈现出向大型度假综合体发展的趋势；康养项目开发过程中应善于发挥区域文化功能，避免项目同质化严重、核心吸引力不足的窘境，推动康养项目发展各具特色、形成多样化的发展模式。

关键词： 康养产业　康养市场　康养政策　区域发展

序

突如其来的新冠肺炎疫情进一步增强了人们对健康的关注，也让世界各国看到共建全球公共卫生体系、增进人民健康福祉的重要性。正如习近平总书记指出，“经济要发展，健康要上去，人民的获得感、幸福感、安全感都离不开健康，要大力发展健康事业，要做身体健康的民族”。

为进一步推动“健康中国”发展战略的实施，促进人民群众生命安全和身心健康，由“（雁栖湖）健康发展论坛组委会”联合中国健康管理协会、中国经济体制改革研究会等多家机构，共同发起成立“健康中国 50 人论坛”。“健康中国 50 人论坛”的成立得到了社会各界的大力支持，我很荣幸担任论坛名誉主席，有机会了解各个领域和行业在健康中国行动中的贡献与作用，结识了许多具有很高学术造诣和重要影响的专家学者，如《康养蓝皮书》主编、中山大学旅游学院何莽副院长，他作为“健康中国 50 人论坛”最年轻的专家组成员之一，已在康养学术研究和产业推广方面做出了突出贡献。

据“健康中国 50 人论坛”的执行主任陈剑介绍，自 2020 年起，《康养蓝皮书》编委会与“健康中国 50 人论坛”开展深度合作，参与调研并作为论坛成果发布平台之一。何莽副院长请我为他主编的第四本《康养蓝皮书》（即《中国康养产业发展报告（2020）》）作序，我欣然应允，因为我从该书中看到了康养产业发展的无限潜力和未来国民幸福生活的希望所在。首先，书中将康养诠释为“健康、养生和养老的统称”，是对人的“孕—婴—幼—少—青—中—老”全生命周期养护，这与世界卫生组织积极倡导“全民健康覆盖”，以及联合国提出的“确保健康的生活方式，促进各年龄段人群的福祉”的可持续发展目标相一致，表明我国从健康发展理念到发展目标上，已与国际接轨。其次，随着近年来我国医疗旅游、旅居养老、运动健康等产业融合发展，逐渐催生出庞大的康养经济和广阔的国内外市场，这既是撬动我国社会发展的新的经济增长点，也是满足人民群众对美好生活新期待的重要保证。再次，康养一词是随着我国健康、养生、养老产业发展而出现的新词汇，发源于我国博大精深的养生文化，是我们的祖先在创造辉煌灿烂的中华文明的伟大实践中对身体与自然、健康与疾病的规律性认知，也是我们努力追求的目标。随着我国“少子化”“长寿化”快速发展，新的问题不断出现，放宽生育、延迟退休等一系列政策措施被提上议程，也促使我们及早思考这一问题，即如何从国家经济社会发展的全局去擘画健康领域的问题，《康养蓝皮书》对此做了有益的探索并试图给出解答。

疫情之下，很多产业发展遭遇重创，甚至在历史性寒冬中产生行业迷茫，但是也有企业，尤其是康养企业能够危中寻机，迅速崛起，《康养蓝皮书：中国康养产业发展报告（2020）》的出版可谓适逢其时，对健康中国行动和康养产业发展具有引领作用，希望它能够得到更多人的关注，为我国健康事业发展提供更多平台和学术支撑。也希望能够有更多“健康中国 50 人论坛”、《康养蓝皮书》团队这样的优秀民间组织和学术团队，积极参与并推动健康中国行动，成为搭建地方政府与企业深度合作的平台，更好地整合国内外康养资源，促进我国健康事业发展。

最后，祝《康养蓝皮书》越办越好！

健康中国 50 人论坛名誉主席
第十届、十一届全国政协副主席　张梅颖

2021 年 4 月 20 日

前　言

时至今日，《康养蓝皮书：中国康养产业发展报告》已是连续第四年发布。

我们编写团队认为《康养蓝皮书》系列报告中，贡献最大的是《中国康养产业发展报告（2017）》，首次对康养概念的内涵和边界进行梳理，提出康养就是健康、养生、养老的统称，在以康养来统摄这三个概念的同时，认为健康、养生、养老分别代表着康养的三个维度：健康维度指生命健康包含着“健康—亚健康—临床—失能”的连续性状态，康养如同中医所说的“上医治未病”，致力于亚健康与健康状态；养生维度指生命健康包含“身体健康—心理健康—精神健康”等人生体验不断丰富的过程，康养不仅致力于身体健康，同样关注精神健康，所以红色旅游、研学旅游等皆属康养活动；养老维度指生命长度，健康应贯穿于“孕—婴—幼—少—青—中—老”的全生命周期，康养不能仅关注老年阶段，更应该从孕婴期开始，聚焦于产褥期护理的月子中心也是典型的康养业态。当我们把健康、养生和养老看成三个连续性变量时，康养就变成由健康、养生和养老构成的三维空间，我们就可以把任何康养行为和业态对应到三维空间中的相应点与面上。因此，康养既是产业，更是一种生活方式，“以养为手段、以康为目的”，是对生命长度、丰度和自由度的全面拓展，是结合外部环境改善人的身心神并使其不断趋于最佳状态的行为活动。

这一概念很快得到业界和学界的认可，万亿级的康养蓝海市场持续吸引来政府和企业的关注。《中国康养产业发展报告（2018）》与《中国康养产业发展报告（2019）》则更多关注区域与资本、市场之间的关系，同时发布并更新区域康养产业发展可持续发展能力的20强市和60强县榜单，从产业发展要素分析康养产业发展必备的资源、环境、设施和声誉等，从项目和业态层面重点关注康养小镇、康养目的地、康养农业与智慧医疗等各年度的最新前沿动态，为地方政府和各类企业进入康养领域提供科学指引。值得一提的是，《康养蓝皮书》历年发布都引来社会各界的积极关注，新华网、人民网等主流媒体的广泛报道让《康养蓝皮书》的知名度与影响力快速传开，也鼓舞着我的团队以更高的热情延续康养相关的调研和探索工作。

2020年，新冠肺炎疫情的突发对我国康养产业发展进程产生一定影响，面对疫情带来的巨大不确定性环境和可能发生重大变化的康养市场需求，能够掌握康养业态发展新趋势、各区域康养发展新进程，对于未来在康养产业进行投资与建设的各界显得极为重要。因此，我们在疫情中仍然延续往年的工作，在对康养产业可持续发展能力评价体系进行完善基础上，基于往年数据再历时一年进行数据收集和整理，更新国内省、市、区（县）等各级康养政策库、康养项目库以及康养指标数据库。推出全国康养20强市和100强县榜单。在2020年特殊的市场环境下，全书的研究重点是新冠肺炎疫情背景对不同康养细分领域的发展状况的影响，以及政策环境如何对康养产业进行方向引导和市场培育，结合国内外较为成熟的康养项目或康养区域，分析案例特征、寻找新兴业态，最终形成《中国康养产业发展报告（2020）》。它由总报告、分报告、评价篇、专题篇、案例篇、比较与借鉴篇等部分组成，共有十五篇报告。

总报告部分结合2020年全球新冠肺炎疫情变化及影响，梳理了我国这一年康养产业发展概况与态势：除康养旅游业因人员流动限制在疫情初期受到严重冲击外，绝大多数康养业态因人们对健康更加关注，表现为稳中有升，亲子、研学、运动等康养业态迎来发展新契机，“政府投入力度加大”和“康养生活成为主流观念”保住康养产业基本盘并打开了未来市场空间。报告同时梳理了康养产业的不同资源类别与业态形式，发现康养产业的格局已呈现四大业态向五类资源聚集的趋势，分别是旅居、运动、疗愈、研学等康养业态向气候、森林、温泉、中医药和特色农业等康养资源依附和聚集。

其中运动康养成为康养新热点，2020年国内体育小镇投资规模超5000亿元。在政策及资本不断加持的背景下，康养业集群发展与产业生态体系正在逐步形成。

分报告包含康养政策报告、康养农业报告、中医药康养报告以及康养会展报告。

政策报告重点关注2020年国内各地的康养政策发布，提出了我国康养产业六大发展趋势，涉及康养产业的业态融合、技术支撑和人才培养等方面；康养农业在疫情防控常态化下迎来发展新机遇，以城郊休闲为基础的市场需求激发农林相关项目向康养业态转型，但仍需在基础设施建设、数字化改造、人员培训等方面加强投入，依靠科技推进转型，推进康养农业的高质量发展。会展报告主要采用网络大数据的调研方式，对我国康养产业近年来的重要会议、展览、论坛等活动信息进行收集、梳理和分析，对康养相关会展活动的广泛性、持续性、开放度、吸引度、传播度和重视度进行评价。同时对备受关注的中医药康养领域进行业态梳理和产业发展分析，发现在中医药助力疫情防控背景下，中医药康养项目快速增加，各类中医药康养基地井喷式发展，大多具有药材种植、加工、中医药治疗、中医药保健、观光及文化宣传等六大功能，我国中医药康养基地正出现经营特色化、产品多元化、业态复合化趋势。

《康养蓝皮书》向来最受重视的是康养产业的区域可持续发展能力评价报告，2020年中国区域康养产业可持续发展的专题报告延续往年的康养评价体系，更对中国（不含港澳台地区）200多个地级以上城市和2000多个县（含县级市、市辖区）进行资料收集与实地走访，在收集大量康养政策和康养项目的数据基础上，形成了2020年区域评价报告。报告归纳国内不同区域的康养产业发展特征，认为各区域大多开始因地制宜发展康养产业，整合区域资源，出台相应配套政策，陆续打造出具有地方特色的康养项目，开始呈现欣欣向荣之势。该报告继续推出“2020中国康养20强市”榜单，与2019年榜单相比，获得先机的康养强市仍保持着领先优势，基本探索出符合城市资源特点和发展理念的康养产业发展路径。四个新晋城市值得更多关注，它们本身具有很好的资源条件，在市场利好的环境下，政府在政策上提供大力支持，注重城市环境和基础设施的整体改善，因引进大型康养投资项目脱颖而出。值得一提的是“2020 中国康养百强县”榜单，虽然大多数县市皆不是传统的经济强县，也不在沿海地区，甚至还有诸多刚脱贫的国家级贫困县，但这恰恰反映了康养产业在脱贫攻坚与乡村振兴中的支撑作用，它为经济区位较差但生态资源丰富的中西部地区提供了强势发展的动力。但从总体来看，本报告认为我国康养产业仍然是“概念火热、实践不足”，需加强理论与实践探索，需要务实创新，需要加强业态培育与拓展。

近年来各地支持康养业发展的政策陆续增多，本报告继续聚焦于康养政策追踪及影响研究，基于国家和各地康养政策演化分析后发现，基本围绕着“康养基地建设，康养地产引导与规范、康养旅游示范区和医疗养老支撑等领域”。其中，康养“用地政策”的核心主题，大多从规划用途、多主体供应、优化审批等多方面为康养项目营造环境并提供实际支撑。“养老政策”是康养产业政策的重要风向标，政策专题报告从国家养老政策发布内容与发布机构入手，分析了养老政策发布过程与趋势并可从中看出康养新业态与新热点。中医药相关的康养政策在2020年最为密集，在市县中医药康养基地发展的政策中，有诸多借中医药用植物营造康养景观，将康养活动植入项目建设的具体支撑措施，研究认为在相应政策支持下，以我国丰富的传统中草药资源和中医技术为基础，融合现代的自然疗法理念，中医药有可能成为我国最具特色和竞争力的康养产业模式。

案例部分则以攀枝花市等国内康养发展先行区域和广东省温泉康养行业为重点，从不同行政区划层级探析不同大小尺度的区域如何发展康养产业、培育康养品牌，以期为其他区域开发康养产品、建设康养城市提供借鉴。比较与借鉴篇中，注重多视角结合产品、开发模式、发展历程等，对养老社区、休闲农业等康养领域的新业态、新产品选取成熟案例进行分析，提出康养项目开发过程中应善于发挥和运用文化特色功能，避免项目同质化和核心吸引力不足，推动康养项目发展各具特色、形成多样化的发展模式。

总体而言，《中国康养产业发展报告（2020）》以新冠肺炎疫情背景下的市场环境和康养政策分析为主题，解析国内康养业态与格局变化趋势，对区域康养产业可持续发展能力和国内外成熟康养模式加以跟踪分析，试图为国内康养产业把脉，找出能够更好适应后疫情时代的康养业态与产业运营模式，以便更好整合资源，提升康养产业效率，希望为推动国内康养产业提挡增速提供些许参考借鉴。

何 莽

2021 年 4 月 12 日于中山大学

目　录

Ⅰ　总报告

Ⅱ　分报告

Ⅲ 评价篇

Ⅳ 专题篇

Ⅴ 案例篇

Ⅵ　比较与借鉴篇

皮书数据库阅读使用指南

总 报 告

General Report

B.1

2020年中国康养产业发展报告

何 莽 黄可欣*

摘 要： 2020年突如其来的新冠肺炎疫情，给正处于发展风口的康养产业带来一定的冲击。在新冠肺炎疫情的不同态势下，康养产业的旅居业态受影响程度较深，在线运动健身、健康食品以及在线医疗问诊等领域迎来短暂的爆发期；随着疫情得到控制，康养产业各领域开始复工，政府加大支持力度，消费者从身、心、神全方位注重康养需求，康养产业快速回暖并基本恢复到同期水平。为了更好评价分析康养产业的发展状况，对康养产业的不同业态形式、不同资源类别进行梳理分析，发现产业格局呈现以各区域康养资源为基础，康养旅居、运动、疗愈、研学等业态向资源依附聚集，进而因地制

* 何莽，管理学博士，中山大学旅游学院副院长，博士生导师，主要研究方向为康养旅游与大数据、流动性与健康、旅游扶贫与乡村振兴、休闲与运动管理等；黄可欣，中山大学旅游学院，主要研究方向为康养旅游。

宜延伸多种产品组合，开发多方面康养功能复合的综合型项目。康养产业的结构体系趋于清晰，在政策密切关注扶持以及资本市场深度涉入多个康养领域的背景下，康养产业仍具备可观的市场前景和发展速度。

关键词： 康养产业 新冠肺炎疫情 康养业态 康养资源

近年来，高品质健康生活已成为我国社会的普遍追求。随着经济社会发展程度的提高，民众的平均寿命延长，我国社会的老龄化不断加剧，统摄健康、养生、养老多领域的康养产业得到快速发展。在《健康中国行动（2019—2030）》和国家出台若干相关政策以引导康养消费的背景下，康养产业成为各地政府和市场投资机构青睐的朝阳产业，根据《“健康中国2030”规划纲要》数据，我国康养产业市场规模到2020年预计将达到10万亿元。

在康养产业即将迎来大发展的2020年开端，新冠肺炎疫情快速在全球蔓延，我国迅速采取措施控制疫情，在取得基本成效的同时，也损失了巨大的经济效益。出于防控需要，人们纷纷进行居家隔离，在复工复产后进行远距离休闲旅游的需求也大大减少，康养旅居领域受到较大冲击。疫情稳定后，由于国民的健康意识和卫生安全责任感的增强，人们对于康养产业的重视程度愈加提高，健康消费需求持续攀升，对健康产品的偏好也逐渐发生转变。

从供给角度看，2020年中央一号文件从土地供给端为康养产业进一步扩充土地资源；投资机构被康养产业这块“万亿大蛋糕”吸引，房产、旅游、科技等企业开始大手笔投资康养领域，为其发展提供资金支持。虽然康养产业获得了诸多发展所需的要素支持，但目前的康养供给水平仍不能满足快速增长的康养需求，据不完全统计，市面上有年均5000亿~7000亿元的康养产品是为满足老年人需求而提供的，这仅仅能满足约16%的老年群体。康养产业的供需结构仍存在较大的错位，巨大的市场潜力有待发掘。

在康养产业快速发展、市场供需不匹配的背景下，本报告通过梳理2020年疫情下康养产业的发展历程、康养产业的业态分布、不同资源的康养模式发展和未来趋势，归纳康养产业的发展模式和市场格局，试图为社会各方参与康养产业提供参考和建议。

一　疫情下康养产业发展

新冠肺炎疫情对国内经济的影响是快速显现的，暂时性的人员流动限制导致大量企业无法复工，生产与工作的停滞给大众带来经济压力，整体消费需求持续下降，实时影响着各行各业的运营和未来趋势。复杂的疫情变化态势，同样是2020年康养产业的晴雨表，以下将根据2020年新冠肺炎疫情的变化情况，划分不同阶段，分析阐释康养产业发展历程。

综合国家针对疫情态势采取的措施以及疫情新增确诊人数的变化趋势，报告将新冠肺炎疫情的发展阶段划分如下。

（一）疫情初期：疫情对康养产业的影响尚未显现

2020年1月上旬，疫情给康养产业带来的影响尚未显现。

在老龄化加剧、亚健康与慢性疾病渐受关注的背景下，老年人口的增多与人们对高品质健康美好生活的向往，给康养产业带来前所未有的发展机遇。与康养产业相关的基因测序、干细胞研究、运动康复、康养旅居、养老地产等概念都备受政府、市场与资本的关注，规范化、多领域合作是康养产业2019年、2020年的发展基调。

1. 政策红利持续培育发展康养产业

针对养老问题，相关顶层政策设计持续加码，28项相关政策措施从国务院办公厅发出，全力支持养老服务业的成长，为养老产业的市场培育和规范保驾护航。七年来出台相关的专项鼓励计划百余项，养老服务设施用地得到保障，养老支付体系逐渐完善，养老服务市场逐步培育激活。

康养文旅方面，中央一号文件连续三年提出相关措施，明确到2019年

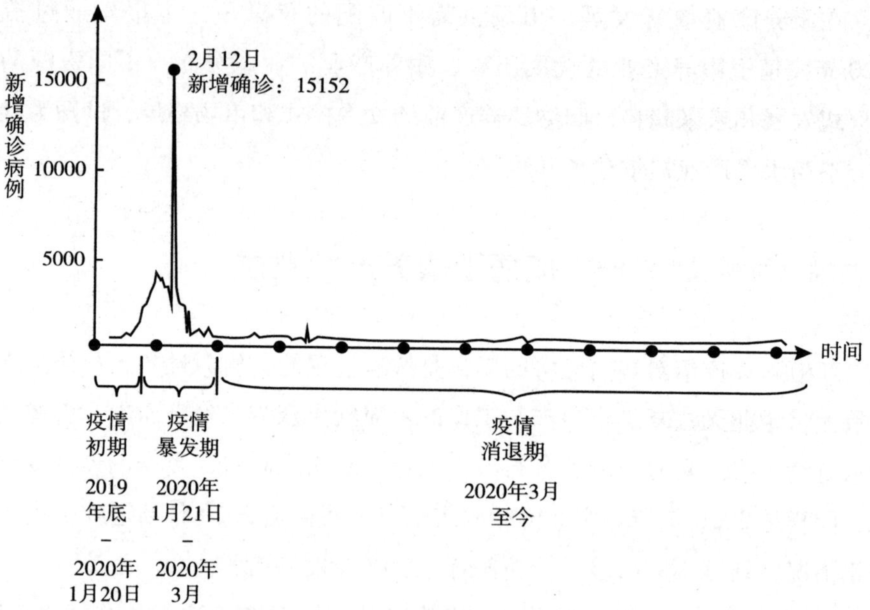

图1　2020年新冠肺炎疫情的发展阶段

资料来源：项目团队整理。

打造一批养老基地、休闲旅游目的地的示范点，关注系列养生养老、休闲度假基地的发展质量与市场影响力。另有财政方面的大力支持，120亿量级的旅游基建基金，将由国家有关部门统筹，投向康养文旅方向，为开发新产品新服务提供资金支持和保障。

连续多年的政策文件从产业重要性、产业发展方向、建设资金以及竞争协调机制等多方面大力支持，使得康养产业在2019年、2020年交替之际仍享受巨大的政策利好。

2. 市场需求巨大：健康意识与养老需求持续增长

由丁香园与健康报社联合发布的《2019国民健康洞察报告》显示，在公众心目中，健康越来越受到重视，93%的受访者将身体健康作为最重要的事项。在受访者的自评中，“健康”这一选项的重要性高达9.6分，但是自我健康状况打分却仅有6.8分，其中“90后”的自评健康得分最低。可见国民健康意识已逐渐增强，但距离理想的健康水平仍有较大落差，健康需求市场规模可观，健康消费的增长潜力不容忽视。

各年龄阶层都对健康意识展现广泛关注，并且展现出不同的健康诉求。“70 后”及以前的人群的健康困扰主要来自身体的机能健康；而人到中年、面临工作家庭双重压力的“80 后”们对于身心健康、美容保养都展现出同等重视；年轻的“90 后”们更为关注美容保养、心理健康层面的问题；追求“养生”已不再是专属中老年人的标签。从 2019 年步入 2020 年，各年龄段群体更关注生活质量、生命丰度的提高，康养需求和保养手段更加多元化，康养产品及服务的种类和模式存在巨大的市场消费力。

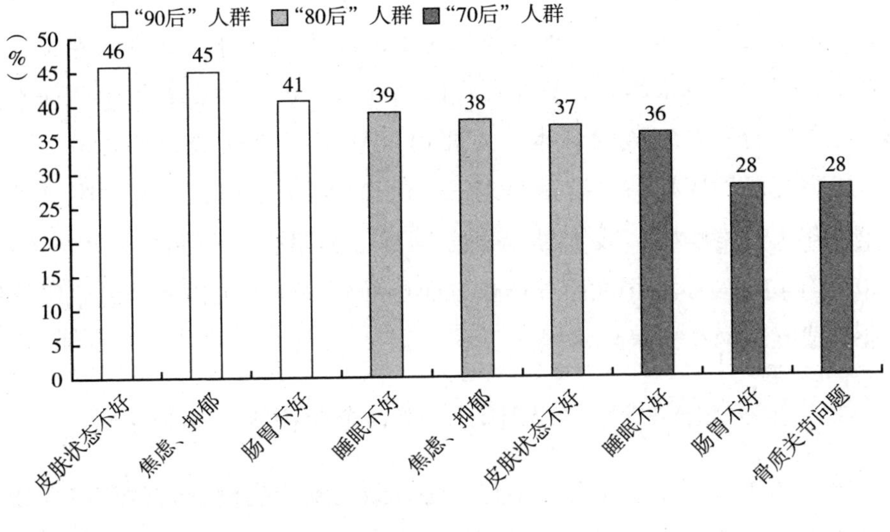

图 2　各年龄段人群健康困扰 Top 3

资料来源：《2019 国民健康洞察报告》。

养老作为康养产业的重要组成部分，人口老龄化的现实显露出巨大的市场缺口。全国老龄办数据显示，我国老龄化程度随着时间的推移仍不断加深，到 2020 年或将达到 17%，总体养老产业市场规模迅速扩张到 3.4 万亿元。老年人的养老模式逐渐从普通的家庭养老模式向社区养老再到康养旅居养老等新兴养老模式发展，养老消费不断升级，满足老年群体多层次多元化的养老养生需求成为当今养老市场的重要方向。

3. 供给侧：养老地产、智慧医疗备受资本青睐

据《2019年康养产业分析报告》，投入康养产业的资本有三大来源：一是以房地产和医疗机构为代表，主要通过原先主营业务介入养老服务，较早进入康养领域抢占风口。国内房企龙头万科于2009年就进军养老地产，目前养老业务已布局16个城市；其他房企也紧跟其后，恒大健康已开发12个恒大养生谷项目，融创中国已着手开发22个康养项目，分别涉及养老病房、养老社区和候鸟式养老服务，已布局康养项目22个。二是以险企为代表的金融资本，具有天然的融合优势和强大的投资能力，泰康人寿当先涉足保险、医养、大健康，已基本完成了在国内东、西、南、北、中的养老社区布局；当前有越来越多的险企关注并尝试进入养生养老行业，投资力度越来越大，具体可行的商业模式已逐渐由龙头企业探索成形。三是来自科技领域的资本，主要由互联网企业腾讯、阿里和百度领衔，发展互联网医疗和“智慧养老”，腾讯、阿里健康、百度健康等纷纷推出老年人网络购物、线上健康医疗问诊、健康管理等服务。2019年与2020年年初，资本市场在康养产业方面更加青睐养老机构、养老旅居等地产业务或互联网智慧医疗领域。

（二）疫情暴发期：陷入困境，康养企业积极开拓新渠道

自2020年1月下旬至2月中旬，每日新增确诊病例不断攀升到达最高点，是新冠肺炎疫情的高峰期；2月下旬，在举国贯彻最彻底最严格的防疫措施下，新增确诊病例持续下降，进入3月后基本稳定。1月20日起，国务院开始对新冠肺炎疫情的防控工作进行全面部署；1月24日，文化和旅游部办公厅印发《关于全力做好新型冠状病毒感染的肺炎疫情防控工作暂停旅游企业经营活动的紧急通知》，在全国范围内暂停旅行社及在线旅游企业经营团队旅游及“机票＋酒店”旅游产品，我国跨省跨境旅游全面进入“暂停”状态。

1. 流动受限：康养旅游遭受较大损失

文旅部的数据显示，2020 年第一季度，全国旅游人次为 497.80 万，同比减少 84.08%；各地旅行社接待人次为 566.09 万，同比减少 81.65%。

疫情高峰期内，国内人口流动性受限、各主要景点关闭，以异地化消费体验为经营内容的养老旅居、疗养旅游、研学旅游等康养旅游类业态基本停滞。在康养旅游业态中，旅行社等提供康养产品的中介机构，主要商业模式为轻资产，企业的场地租赁、人员工资成本、运营成本等支出占比大，在没有收入来源的情况下，现金流断裂风险远高于其他细分业态；而康养旅游目的地的景区商业模式大多相对简单，以重资产投入为主，利用国有资源和自有资本开展经营，商业模式相对简单，短期内承受巨大的经营压力，营销、人工、折旧等成本在持续发生，但从长期看绝大多数景区不至于陷入倒闭危机；以提供住宿服务、其他配套康养设施为主营业务的康养酒店、旅居小镇等地产类项目，入住率下滑，均受到较为明显的冲击。

2. 实体经营关闭：线上康养产品与服务逆势增长

与康养旅游业态受损严重相对的是，不受旅游流动性干扰的业态仍在持续运营，保持稳中有升的发展趋势。养老机构、健身休闲、健康食品、在线医疗等业态经营较为稳定，在诸多业态开拓线上发展渠道下，保有持续增长的态势。

养老机构运营承压，积极防疫，管控措施卓有成效。疫情高峰期间，养老机构进行封闭式管理，养老机构最直接且最困难的挑战是运营成本不断加大。发表在《中国劳动关系学院学报》上的养老机构调研报告显示，2 月中旬已有高达 51.7% 的老人返院，检查老年人身体状况以及进行 14 天隔离给机构带来巨大的管理成本；仅有 69.0% 的养老机构护理人员能够满足需求，表明机构需要临时招募员工以保障正常服务，大大提高了人力成本；防疫物资和生活物资价格上涨，有 62.1% 的养老机构仍存在防疫物资缺口，采购成本增长的同时，更面临老人年老体虚易感染的安全风险。根据相关抽样调查，疫情高峰期间，养老机构运营支出平均增加 20% ~30%，而收入则缩减至原先80%的水平。

在运营成本快速上升的情境下，国内养老院仍承担起防疫重任，疫情期间我国养老院护理人员坚守防疫及日常照护工作的一线，养老机构的疫情状况稳定，未发生老人大面积感染的现象。这得益于国家和地方政府及时出台相关防控措施和补助办法，牢牢巩固了养老机构的防线，以及养老机构在具体管理措施上的落实和进步。养老机构服务的规范性得到提升，疫情期间在民政部的统一指挥下，国内所有的养老机构从人员组织、出入管控到老人防护及心理观察，以及疫情发生时采取的措施，全方面统一了操作要求，沿用这种模式进行安全、专业的服务质量的提升，推动公众形成对机构养老的信任和认可，养老机构很快走上规范和快速发展的轨道。

表1　疫情高峰期国家级养老机构防疫文件

发布时间	发布机构与文件
2020年1月28日	国家卫健委发布《关于做好老年人新型冠状病毒感染肺炎疫情防控工作的通知》,并出台《养老机构疫情防控措施》
2020年2月7日	民政部印发《养老机构新型冠状病毒感染的肺炎疫情防控指南(第二版)》
2020年2月17日	国家卫健委下发《关于印发新型冠状病毒肺炎疫情防控期间养老机构老年人就医指南的通知》

资料来源：项目团队整理。

健身康体领域线下闭馆，积极开拓线上业务。由于人员密集场所多数存在空气流动性较差的问题，1月下旬至3月，线下健身房及体育馆等运动康体场馆基本关停，无论大小型场馆都面临着“闭馆”“空场”“房租和员工工资”“客户流失”等运营压力，行业健身展会IWF、斯迈夫体育大会、ChinaFit展会的推迟也加剧了整体健身行业线下业务的低迷。然而，从客观角度看，疫情加速了健康生活方式的渗透趋势，促进了网络健身的需求，家庭健身一度成为主流。新浪微博上发起了“宅家健康运动计划”的话题，到2月18日阅读量已经累计达到6.2亿次。市场需求的短期激增，引导着运动健身商家纷纷推出线上业务，教练通过线上公开课与会员们进行视频互动、提供健身指导、维系顾客关系，成为健身行业在 2020 年 2 月的热点。互联网健身概念也在公众中兴起，Keep、乐刻运动健身类 App 下载量激增，各健身平台抓住这一契机，与直播平台开展合作，针对不同运动习惯、不同运动场景开设居家健身课程以吸引用户。室内运动的蓬勃发展促进消费者体育用品相关需求呈爆炸性增长，不受场地限制的瑜伽垫、划船机、跳绳等居家健身器材销量自 2 月以来均同比增长 50% 以上。在此期间，各方研究报告皆认为疫情后健身领域将反弹增长，线上线下业务结合的模式将更具市场发展潜力。

健康食品需求释放，迎来发展新机遇。疫情的暴发加速提振人们的健康意识，老龄化程度加剧的现实和国家食品相关政策频出为健康食品提供保障，多种核心因素驱动下消费者对于健康安全饮食的关注达到前所未有的新高度，百度指数统计显示，疫情期间，“提高免疫力”和“健康”等词条的搜索量猛增，大量的搜索关联指向了“提高免疫力的食物”，健康食品迎来前所未有的发展机遇。诸多健康食品中，乳制品因自带健康基因，多年来在消费者的生活中渗透率达 30%，疫情期间乳制品逆势取得 36% 的销售增长。保健食品作为健康食品中的重要组成部分，消费群体从中老年向全年龄段拓展，调节人体机能和营养素补充剂等功能备受重视，尤其是中药类保健食品在疫情发生以来更受关注，目前国内中药类保健食品约占保健食品的 70% 以上。健康零食类的休闲食品，作为“85 后”“90 后”“00 后”的“第四餐”，对其需求随着健康消费意识的推广而快速上升，有超 8 成的消费者将健康视为零食选择要素；从京东的春节数据看，坚果类零食销量同比翻倍增长，仅坚果一类健康零食形成亿元级市场，零食行业的“健康化”趋势已经成为市场共识。

在线医疗发挥重要作用，短期需求加速爆发。出于防疫需要，避免物理空间的交叉感染，疫情期间在线问诊成为大多数普通患者的第一选择。根据国家卫健委统计信息中心负责人的介绍，在线医疗的运作模式有三类：一是以第三方自建平台为载体，由医生入驻平台或者平台构建医生团队，向在线问诊的患者提供简单的病情分析与相关建议，此类模式对于病患的实际治疗参与度较低，仅作为患者对病情的预期准备与治疗参考；二是对线下优质专业医院的网络化，线上提供实体医院的部分医疗服务（比如预约挂号、发热门诊等），这一模式主要是简化实体医疗机构的看病流程，帮助病人最快地完成挂号、就诊、取药、缴费等步骤，同时也提高了医院的诊疗效率；三是区域互联网医院，可以通过多家在线医疗平台对接线下医院的医疗资源。疫情期间在线问诊的渠道主要是通过第一种模式，向在线医疗服务平台寻求普通病症、慢性病的诊疗和购药服务，诸多网络问诊平台迎来创建以来的流量高峰。2020 年春节期间，在线问诊领域独立 App 日活最高值达到了 671.2 万人次，最大涨幅 31.28%，接近 160 万人。巨大的市场需求推动在线医疗平台快速发展的同时，国家政策的支持也是在线医疗行业的重要保障，国家卫生健康委办公厅接连下发文件鼓励发挥在线诊疗的独特优势，扩大医保协议管理范围，新增的符合条件的医药机构将被纳入管理范畴，实现医保在线支付，破解互联网医疗最后的闭环。在线医疗的发展机遇在此期间被空前放大，据前瞻研究院预测，2020 年在线医疗将迅速成长为千亿元市场；但来自市场的疑问同样存在，疫情期间的特殊条件突出了在线医疗的作用，当疫情过后线下医疗恢复秩序，在线医疗的用户黏性和赢利模式将是日后亟待解决的关键问题。

表 2　疫情高峰期在线问诊平台接待情况

平台	在线问诊情况
39 健康网	网站访问量日均百万级别，疫情专线浏览量近 1.16 亿
阿里健康	截至 2 月 10 日 20 点，其问诊页面累计访问用户 1116 万，累计在线问诊量超过 104 万人次
春雨医生	截至 2 月 25 日 17 时，该平台发起的线上义诊已累计服务用户超 150 万人次，其中 60% 为新增用户；义诊期间的日均问诊量较之前增加近 100%
微医	上线新冠肺炎实时救助平台，截至 2 月 25 日 9 时，平台访问量超过 1.16 亿，已集结 41196 名医生在线接诊，累计提供医疗咨询服务 143.71 万人次
丁香园	在线问诊用户环比增幅为 215.32%，问诊量环比增幅为 134.91%

续表

平台	在线问诊情况
好大夫	截至2月19日，平台在线问诊服务168万人次，问诊量环比增长接近6.5倍
平安好医生	疫情期间，平台访问人次达11.1亿，App新注册用户增长10倍，App新增用户日均问诊量是平时的9倍
医联	截至2月8日，抗冠在线问诊平台累计服务19.8万名患者
小鹿医馆	一个中医诊疗平台，截至2月10日，联系超过1126位中医专家提供义诊服务，累计接受咨询3623次
企鹅医生	截至2月8日，有超过5000名医生参与免费咨询，累计帮助100万个家庭实现居家自我隔离
微脉	从1月21日起，微脉App累计访问量为4234万，累计服务人次超72万

资料来源：项目团队整理。

疫情高峰期间，由于人口流动限制，康养产业中的旅居业态颇受影响，其他业态仍保持稳定发展，并且如在线医疗、健康食品等业态在消费者健康意识显著提振的情况下呈现快速增长趋势。从消费者视角看，老年群体在这段时间的康养消费相对低迷，养老机构封闭、旅居暂停；中青年群体在此期间的康养消费更受瞩目，运动健身、健康食品方面的消费占比更大，宅家期间线上运动教程、家庭场景运动设施的消费大幅提升，保健食品、健康零食的购买主力年轻化趋势在这一时期逐渐显现。防疫最为紧张的时期，诸多行业遭受重大损失，康养产业因其多领域关联性强、生活场景渗透率高、消费人群年龄段全覆盖逆势而出，康养产业具有巨大的市场规模和前景已成为共识。

（三）疫情消退期及常态化防控：康养产业发展遇双重契机

进入2020年3月，我国部分省份开始出现“零增长”趋势，疫情得到有效控制。疫情进入消退期，国内新增确诊病例基本稳定在两位数，除了6月中旬北京、11月新疆、天津、上海和黑龙江等地出现局部的疫情反弹现象，大部分地区的常态化防疫工作重心是保持本土疫情稳定，严防境外病例输入。

疫情消退及常态化防控期间，复工和恢复经济水平是国内生产工作的主调。早在2月份，各地政府陆续发出复工通知；根据《人民日报》的报道，3月2日，央企复工率达91%，中小企业复工复产率超30%；从区域上看，广东企业总体复工复产率已达82%，浙江外资企业复工率超过85%，长三角一体化示范区企业复工率达96%，全国范围内的复工复产持续推进，经济运行状况得到一定修复。康养产业因其倡导健康生活、从身心神多层次提供健康产品及服务，深受市场及消费者青睐，正值风口最佳期。

1. 政府投入机遇：加大对康养产业的投入力度和支持力度

据北大法宝法律数据库资料，自2020年3月以来，国家层面发布了50多份提及“康养”及其关键词的文件与通知。2020年5月，《关于新时代推进西部大开发形成新格局的指导意见》指出，西部地区应快速推进旅游业、休闲养生服务业的发展，牢牢把握旅游风景区和边境旅游先行试验区作为探索道路的基础，是构筑区域支柱产业的重要方法。这是国家政策第一次将发展康养产业定位为区域支柱性产业，康养产业在国民经济中的作用得到充分肯定。随后，《第一批国家森林基地名单》《开展第四批智慧健康养老应用试点示范》《粤港澳大湾区中医药高地建设方案（2020～2025年）》等通知文件陆续出台，表明国家已关注康养产业的各类业态发展，逐步建立示范基地，引导产业的规范稳健发展。从康养产业的投资环境看，国家发改委多次批复同意康养旅游景区项目、康养中心项目等社会领域或养老产业项目的专项债券发行，通过重点打造良好的债券融资环境，加大对旅游休闲、养老健康领域的支持力度。

疫情进入消退期，各省区市在防控到位的前提下，进一步刺激开发国内市场的供需潜能，推动康养产业和不同资源相结合，促进康养与旅游、养老、体育、教育、互联网等领域线上线下融合发展。山西省政府多次发文表示将建设十大康养特色品牌、五个晋东南康养基地，并为后疫情时期的市场营销宣传工作做好准备，全力支持文旅企业研发“旅游+运动”“旅游+康养”等特色线路产品；山东省鼓励健康医疗与大数据技术融合，制定医疗大数据管理方法，在医疗实践中创新大数据的应用发展方式；广东省则更关注康养与中医药资源相结合，推动建设中医药高地，积极发展康养保健、中医药健康旅游等消费业态。各省份根据各地资源及养老养生需求，实施扩大内需战略，支持多业态的康养产业发展。康养产业在释放消费潜力、刺激经济增长方面有良好的带动效应。

2. 消费转变机遇：“健康”理念成为主流

疫情的暴发给消费者带来巨大的冲击，显著增强了消费者对产品的健康功能的关注，提升了消费者的健康知识和对健康生活的认知，消费者从身体到心理上的消费更注重健康理念，掀起康养产品和服务的消费热潮。

运动康养加速融入大众生活。疫情高峰期间，运动健身领域已逐渐开拓线上渠道，向消费者提供在线健身指导课程与销售居家健身装备等。得益于大众健身休闲意识的提高，疫情形势好转后，实体健身房、休闲体育场馆快速复苏。广州市体育场馆预订平台显示，预订恢复首月，全平台总订单增长23%；4月和5月平台注册人数同比增长78%，合计订单同比增长35%，交易额同比增长28%，全面健身休闲已步入快速发展的阶段。在日常生活场景外，运动康养还结合旅游，推出更多休闲运动旅游与赛事旅游产品，迅速成为消费者青睐的旅游方式。由于疫情高峰期间正值冰雪运动旺季，许多运动爱好者的户外运动旅游需求不断累积，并且文旅部启动全国冰雪旅游宣传推广活动，预计在2021年冬季冰雪旅游将快速成为康养旅游的新热点。运动与康复医疗的结合也逐渐进入大众视野，日常运动频率较高的人群对身体造成运动损伤的可能性达到85%以上，根据这一数据进行预估，2020年的运动损伤人群将达3.7亿的规模。随着消费者对健康理念认知的加深，科学运动、合理开展运动旅游项目以及及时对损伤病症进行康复，都将是消费者参与运动康养活动时不可缺少的服务，运动康复正快速向大众市场发展。

康养旅游全面引爆“身心”需求。旅游是消费者重要的休闲娱乐活动，过去消费者更加强调旅游中的休闲度假功能，如今疫情逐渐消退，旅游经营活动复苏，旅游产品中的“健康疗养”功能更受关注，康养旅游产品及服务成为旅行社和游客青睐的“爆款产品”。主打健康、养生的城市近郊自然生态旅游景区开始火爆，浙江金华磐安、湖州长兴、台州仙居等地在“五一”期间成为浙江省内热门的旅游产品，亲近自然、森林“洗肺”、温泉静养、中医疗养等项目皆成为游客的首选。消除身体疲惫、满足肌体健康需求的同时，消费者也追求心理、精神上的健康状态与升华，对于研学旅游等有助于收获知识、提升情怀、促进思想层面发展的旅游项目同样热衷。随着素质教育和终身学习理念的深入人心，研学旅游成为在校学生的刚需，而且在青年与老年人市场的渗透率不断提升。中国旅游研究院的调查显示，80%左右的受访者表示对研学旅游很感兴趣，能接受人均花费在3000～1万元的比例占8成，研学旅游市场总体规模预估将超千亿元。但仅有64%的受访者对目前的研学旅游产品满意，市场亟待开发研学内容、形式更丰富的项目。

健康保险迎来发展新时机。消费者不仅重视当下的身体健康问题，受疫情突发的影响，对于未知的身体健康风险有更深的认知和感受，推动其对健康保险产品的关注和配置意愿快速提升。健康险在2003年的“非典”期间也存在迅速增长的情况，主要是在重疾险业务范围，经济上的储蓄功能较强；2020年健康险产品主要为医疗保障型，消费者的健康险需求从储蓄投资、谋求利益增长向提高健康风险意识、保障身体健康安全的方向转变。根据银保监会的数据，2020年上半年，健康险保费同比增长19.72%，收入4760亿元，是上半年少有的两位数增长的保险业务之一。随着国民保险意识的提高和对健康生活的重视，健康险不仅仅局限于提供风险补偿，将向着健康管理、健康风险干预等产品内容进行创新，很可能发展成为第二大险种。

2020年康养产业万亿元级的蓝海市场在新冠肺炎疫情的冲击下，产业的损失和发展机遇并存。疫情高峰期间，康养市场中旅游产品、运动休闲产品等异地化、实体化的场景消费遭受较大损失，而线上产品如健康食品销售、在线健身、在线医疗等业态的发展均呈现稳健上升的劲头。疫情进入消退期，运动康养领域由于与人体健康有最直接密切的关系，消费水平恢复较快；而康养旅游领域也在五一、国庆等假期有快速复苏的趋势，从消费者的健康安全意识和风险感知程度看，对于康养旅游产品和线路的偏好出现改

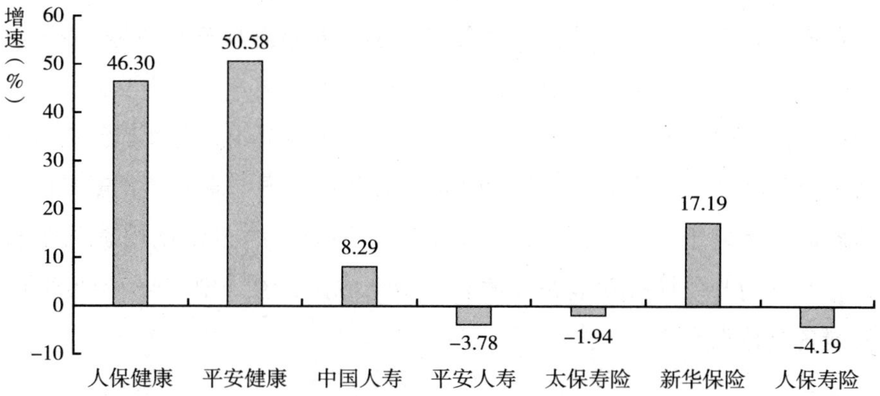

图3　2020 年前 11 个月主要保险公司保费收入增速

资料来源：项目团队整理。

变，总体需求仍持续上升。

从供需角度看，目前康养产业的供给处于相对适度水平，不同健康状态、不同年龄阶段人群的康养需求在市场上基本存在对应的康养产品或服务。供需模式上显然发生了改变，近年来康养市场供给的产品如机构养老、康养旅游等有真正提升适老化、疗愈式的服务，火爆的康养地产则更多是营销噱头。新冠肺炎疫情使公众健康意识和危机意识迅猛提升，消费者不再满足于仅以“健康”冠名的产品，而对于康养产品的种类和效果的要求也随之提升，康养市场尚需对产品服务及时进行丰富和升级，推动康养项目开发模式走向成熟化、多元化。

二　2020年康养业态多元化趋势

产业业态，即产品及服务通过何种方式完成从生产领域向消费领域的转移，是向确定的消费群体提供确定的产品和服务的具体形态，是达成经营目标的手段。康养产业业态，是指康养市场供应商向康养消费人群提供具体的产品和服务，也是消费人群通过使用康养产品或体验康养服务而实现“健康、养生、养老”目标的手段。自康养产业市场快速拓展以来，国家对康养产业的培育和扶持不断推进，出台《国家康养旅游示范基地标准》、推动国家中医药健康旅游示范基地创建、开展国家森林康养基地建设工作、公布全国中小学生研学实践教育基地及营地名单，从各个业态类型都创建示范基地或示范实践点，对康养产业的发展进行规范和引导。康养产业逐渐形成以康养旅居、运动康养、疗愈康养、研学康养等为主的多元化业态分布的结构，各业态的开发模式和消费客群趋于稳定成熟，在2020年经历疫情以来的发展各有特点。

（一）旅居康养发展趋于稳定

1. 旅居康养模式成熟：两大类别体系格局清晰

旅居康养是服务于养生保健和休闲度假的具有复合功能的康养产品，使消费者通过休闲度假或旅居的方式实现健康养生的目标。根据旅居康养产品的类型及提供的服务，按旅居时间可划分为候鸟式旅居、社区式旅居，这两类旅居方式在康养资源利用、康养业态开发模式上存在较大的区别；从康养资源和康养场景角度，可划分为田园旅居、疗养旅居、文化体验旅居以及依托长寿自然资源旅居等方式[1]。

从出行时间与旅居时间长短看，候鸟式旅居为随着惯常居住环境的四季变化而前往气候条件更为舒适的区域进行旅居，包含暖冬旅居康养和避暑旅居康养。冬季康养旅居目的地以滨海型的海口、三亚或山谷型的攀枝花等城市为代表，因纬度或地形因素这些南方城市冬季气温较高、环境舒适宜人；夏季康养旅居典型区域有西南高原型、东北平原型以及环渤海低山丘陵型，主要以昆明、六盘水、哈尔滨、大连、青岛、秦皇岛等城市为代表，这些城市在避暑生态环境、旅游资源、旅游休闲体验和旅居服务等方面都有良好表现[2]，发展避暑旅居的态势较强。候鸟式旅居的特征是季节性强，更强调旅居康养的休闲度假功能。社区式旅居则指依托良好的生态气候环境，与地产结合，开发建设旅居社区与其他生活配套设施，提供功能齐全的综合一体式旅居服务。社区式旅居在大城市发展较快，是我国近年来房地产市场发展的一大趋势，但大部分社区式旅居产品还停留在开发地产提供住宅区等简单功能上，需要专业的旅居服务提供和设施配置。

按实现康养效果的方式和场景划分，旅居康养包括田园旅居、疗养旅居、文化体验旅居以及依托长寿自然资源如森林、海洋、温泉或其他特色资源旅居。第一类为田园旅居，通过整合村落的闲置宅基地或村集体建设用地，以及原汁原味的“乡土”“民宿”文化，利用当前大力建设新农村、促进城乡统筹协调发展的契机，开发田园或民俗观光、乡村拓展运动项目、节庆民俗活动、农耕科普以及农村精品民宿等特色田园项目，使消费者通过亲近自然、体验乡土文化进而达到放松身心、促进健康的目的。第二类为疗养旅居，主要凭借疗养地所拥有的中医药资源、膳食资源或西医技术资源，将疾病治疗保健与休闲度假结合起来。中医药康养旅居以我国传统中医文化或中草药资源为核心，开发中医理疗、药膳养生、中草药种植、中医知识讲座等项目；膳食康养是围绕我国饮食文化打造素斋、养生茶汤、地方特色膳食等食疗餐饮，主要从饮食营养搭配入手调理身体的蛋白质或各类元素的营养摄入水平。西医护理康养旅居的发展基础是专业化的医疗资源和医疗服务，主要面向消费者提供健康体检、健康管理与咨询、医疗护理等多方面身体照护服务。第三类是文化体验旅居，以古城古镇旅居、民俗旅居和宗教禅修旅居等不同类别的文化资源，建造观光、节庆、养心修行等不同程度的体验项目，从而满足消费者放松身心、获取知识以及精神升华等需求。第四类是发展相对成熟的依托长寿自然资源旅居，开发当地特色长寿养生资源，利用森林的空气、海洋的运动休闲空间、温泉的水浴理疗效果等，挖掘特色资源的康养效果，为消费者提供沉浸式的主题康养体验，此类模式更为依赖当地自然环境及资源，难以通过人工打造。

2. 疫情下旅居业态受损，未来发展前景仍较乐观

旅居康养在疫情下运行先降后升，稳步复苏。在康养产业中市场规模占比大、发展模式相对成熟的旅居业态在2020年1~2月基本陷于停滞，疫情的蔓延导致旅居消费者纷纷居家防疫，正值候鸟式旅居旺季的旅居康养目的地不仅失去第一季度大部分订单，而且前期投入的宣传费用、人工费用和建

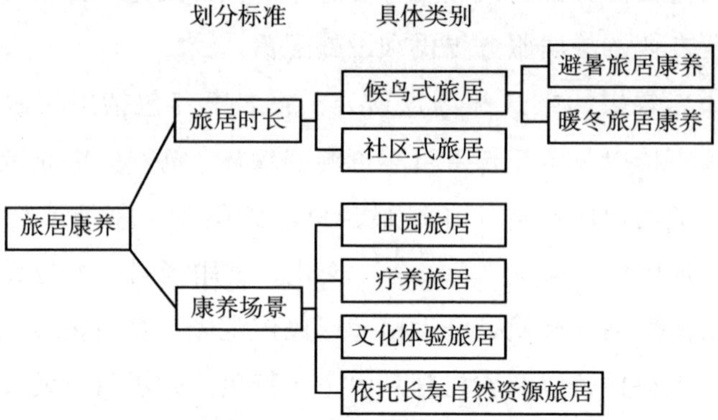

图4　旅居康养类别划分

资料来源：项目团队整理。

设维护费用都无法收回，在疫情期间场地的租赁和维护随时都在产生成本费用，遭受巨大损失。3月份，得益于对疫情的有效控制，周边游、本地游的生态类康养景区率先恢复，清明、五一等小长假显著刺激了国民的旅游需求，全国游客接待达到2.07亿人次，整体恢复至上年五成。进入第三季度，随着跨省游的恢复，国内的旅居康养业务迅速回暖，根据携程、艺龙、美团等在线预订平台的财报数据，第三季度营收均环比增长50%以上，国内主线业务基本恢复至疫情前水平。

中青年群体关注增加，旅居需求稳步提升。旅居康养的市场客群覆盖全年龄段，其中老年人市场规模占更大比重，如避寒胜地海南岛每年接待的游客有60%以上是退休老人，银发群体对国内旅居康养产品更多是偏向于避寒或者避暑度假，目的性较强。2020年在突如其来的疫情冲击下，第一季度消费群体对于康养旅居的需求降至最低，基本取消在短期内开展远距离旅居度假活动的计划；疫情形势好转后，旅居康养产业受到广泛关注，中青年群体的旅居意愿提升，如免疫力低下群体、职业原因产生病症的群体以及有心理健康问题人群等，他们更加关注健康行为和健康生活方式，选择旅居康养则是他们主动寻求健康生活方式的最佳选择。由于尚在疫情常态化防控期间，大众的预期旅居支出有所恢复但仍没有出现报复性增长，并且出于健康安全意识和危机意识，旅居康养需求在缓慢平稳恢复。

各地政策加强对旅居康养的指导，政策利好信息持续释放。随着文化和旅游部正式确立康养旅游为新的旅游方式，对康养旅游发展方向进行把控，提出相关的指导建议，正式将其纳入我国旅游发展战略，各地的政策也紧跟国家层面的政策方向，康养方面的相关支持政策陆续落地。随着疫情缓解，各省区市更是推出一系列促进文旅消费、倡导健康旅游的扶持政策。各地不约而同把发展康养旅游产业作为恢复旅游市场的重要措施[3]，广西壮族自治区2月中旬就发出全面振兴文旅经济的通知，鼓励文旅企业在保护生态稳定的基础上，充分开发当地的环境资源优势，在健康旅游产品方面推出更多新内容新形式；吉林省也推出“二月春风”文旅计划，调整文旅产业的开发思路，鼓励康养与生态、乡村等资源融合发展，打造具有复合多样化康养功能的核心产品；福建省快速开展第四批省级养生旅游休闲基地创建工作，推动各类特色资源与旅游服务整合，开发温泉、中医药等康养旅游，打造旅居康养基地。疫情消退期间，旅居康养消费环境进一步优化，将迎来新的发展时期。

旅居康养行业投资结构亟待改善升级。金融资本投资旅居康养领域还处于前期探索阶段，投资者在国内地产大热的背景下也偏向于投资建设养老公寓、康养社区等[4]，但“旅游+居住+养老/其他配套项目”的综合体投资规模大、回收期长，运作模式以“圈占资源、概念康养、地产为王”为主，约有70%是亏损状态，20%勉强持平，仅有10%能够赢利，投资结构不合理的问题亟待解决。2020年国内房地产行业因疫情原因相对回落，前11个月房地产新开工和土地销售面积恢复不及预期，同时也反馈到旅居康养领域，投资者对于政策调控后的市场预期有所改变，旅居房产的投资热情趋于稳定；整体旅居市场正从“卖房”向“运营”导向转变，投资者逐渐推进社区运营、旅居体验等项目，旅居康养投资与供给正走向成熟。

（二）运动康养成为康养新热点

1. 运动康养领域概念及业态

运动康养是在康养产业大发展的背景下，运动与旅游、医学相结合发展的一类重要业态，消费者通过日常休闲运动、运动旅游、运动康复方式达到健身、娱乐、诊疗等效果。运动康养领域按康养效果可分为健身运动康养、健美运动康养、娱乐运动康养以及医疗运动康养；从经营内容看，运动康养业态包含运动体育场馆、运动旅游小镇以及运动节事运营等。

消费者需求视角下，健身运动康养是消费者参与最广泛的领域，消费者在时间、场地允许的情况下通过身体的物理运动过程，达到增强免疫体、强健体魄、促进心理健康并提高社会适应能力的效果。健美运动康养并非职业健美，而是在运动效果上与健身运动进行区别，消费者在通过运动达到身体技能健康的基础上，进一步追求全身肌肉的匀称以及线条美感，这一细分类别的运动更受年轻群体的青睐。娱乐运动康养，更多指消费者对该类运动项目持有极大兴趣，注重运动过程中休闲、兴奋乃至刺激的体验，如钓鱼、狩猎、登山、帆船、滑雪等运动。医疗运动康养是运动与康复治疗相结合，以运动为辅助手段进行疾病治疗，目前在癌症、心血管病领域已有良好的实践效果；另一类是通过康复设备或服务，缓解身体疲劳，让运动损伤、生产损伤等得到更快的修复。

市场供给视角下，运动康养业态为以上各类运动项目提供相应的场所和服务。运动体育场馆包括健身房、体育馆或运动类俱乐部等，是最常见的提供健身或娱乐运动的场所，前期进行场所租赁、设备配置以及搭建专业指导团队，投入较大，运营中主要通过会员制赢利。运动旅游小镇，也称体育旅游小镇，以特色运动目的地、体育赛事或体育文化为核心资源，聚集地产企业或投资机构注入资本，又吸引来体育企业、旅游企业参与运营。国家体育总局已在2017年初步选定96个体育小镇作为运动休闲特色小镇建设的示范性试点，开发模式如主题赛事型小镇、运动休闲型小镇，以“专业赛事节事运营或引入全年龄段可参与的运动业态 + 大众休闲体育旅游”的模式运营；运动康复型小镇，依托专业医疗设施资源，向游客提供专业运动康复诊疗及指导服务。运动节事运营通过策划观赏型或参与型的大众业余运动赛事等，吸引大众消费者参与，塑造运动节事品牌，从而通过与各类赞助商、转播方合作获取盈利，如北上广等一线城市的马拉松比赛、泥泞跑或观赏娱乐性较强的哈尔滨冰雪节等。

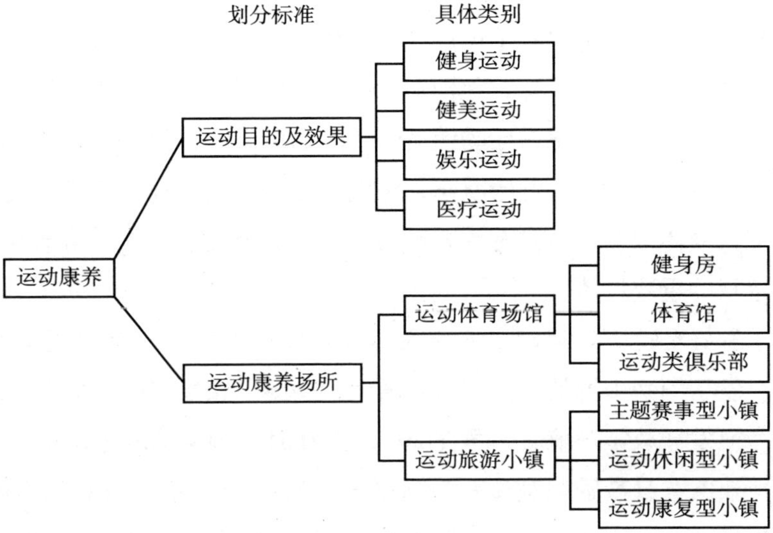

图 5　运动康养类别划分

资料来源：项目团队整理。

2. 运动康养从未停止，增长呈迅猛趋势

运动康养在疫情高峰期发展略受影响，后恢复发展速度极快。在疫情高峰期，运动康养业态全面受到冲击，各类运动休闲场馆、运动小镇项目等出于防疫需要暂时关闭，运动体育赛事取消，运动康养领域的企业皆承受着巨大的运营压力；由于大众消费者强烈的健康需求以及与互联网技术的结合，线上健身运动项目受到欢迎，带动线上运动课程、相应运动装备的销量逆势上行，成为运动康养的新业态和新方向。疫情消退期以来，运动与体育活动成为人们提升健康水平的刚需，运动康养加速进入消费者视野；运动体育场馆快速复苏，场馆的会员注册数以及预订订单量与2019年同期相比皆为增长；户外运动旅游的需求积压不断释放，2020年冰雪运动康养旅游成为冬季的运动康养新热点。随着大众消费水平的提高和对健康体魄的追求，越来越多的消费者愿意深度体验户外运动活动，将带动运动旅游小镇快速发展。

运动康养需求增长势头强劲，老年群体需求不容忽视。运动康养活动适合全年龄阶段、各类健康状态的人群参与。年轻的“90后”群体已经领跑运动消费，这一年龄阶段的上班族或学生族们，工作或学习压力以及不良的生活习惯导致身体素质下降，他们对于提升身体素质以及各类户外运动的兴趣更高。老年人实际上也是运动消费市场的目标人群，他们由于身体衰弱或慢性疾病而需要运动维持健康状态，更偏好通过太极、静蹲等运动强度稍小的方式进行身体锻炼，并且有更充足的时间和资金支持，是运动康养未来发展不容忽视的重要群体。

双重利好环境下，运动康养成为资本追捧焦点。2020年新冠肺炎疫情的突发触发了消费市场的运动需求暴增，运动康养领域将迎来最大的市场红利。从产业发展政策环境看，早在2014年10月，国务院就印发相关文件支持体育产业，并且鼓励刺激体育消费增长；2016年国家体育总局发布《体育产业发展“十三五”规划》，政府着手大力扶持运动体育产业发展；随后一系列政策出台，促进体育产业结合旅游、健康、养老等资源，以探索更加多元化的方向，国字号体育小镇基金的成立更是直接加速推动发展。根据前瞻研究院预测，2020年体育小镇在运动康养领域的投资仍是风口，具有投资主体的来源较为多样化、单个投资规模与金额较大的特点。目前已建设的特色小镇单个投资额高达50亿元以上，2020年国内体育小镇投资规模将达到5000亿元以上。

（三）疗愈康养发展持续升温

1. 疗愈康养资源及科学疗法

疗愈康养面对处于亚健康状况、常见病、老年病、伤残或手术治疗恢复期等人群[5]，充分发挥各类疗愈方法和疗养因子的功效，取得健康状况改善、病症缓解的效果。疗愈康养不包含专业的临床治疗，强调遵守自然疗法，用不干预身体自然运作的方式来增强身心自愈的能力。疗愈康养活动依赖于良好的自然环境和科学的疗养方法，可以按环境或资源类别分为中医药疗愈康养、森林疗愈康养、温泉疗愈康养、园艺疗愈康养。

中医药疗法是指以中医理论为指导，采用外治或内治等治疗途径向消费者提供预防疾病、强身健体或医疗保健等服务；外治方法主要为中医特色疗法如针灸、推拿、拔火罐、刮痧、熏洗等，通过各类物理或化学手段刺激皮肤、黏膜、肌肉等，达到预防疾病的效果；内治方法主要是结合中草药资源提供口服药剂或食品，如中药药膳、中药汤剂、膏剂、丸剂、散剂等疗养形式。森林疗法主要指利用森林环境（气候及地形条件、不同林分植物杀菌素、光环境、声环境、气压环境、空气负离子浓度等）的影响[6]，开展森林浴等休闲游憩活动、在森林中食宿冥想以及森林康复锻炼等活动，通过压力状态的减轻实现改善身心状态的疗养效果。温泉疗法的主要形式是温泉浴，基于温泉水温高产生“热疗作用”以及泉水化学物质产生“康体养护作用”。温泉水中富含的硫化氢、氟、偏硼酸等多种有益矿物质和微量元素，对于人体皮肤、原发性高血压、肥胖、糖尿病等均有改善功效[7]。园艺疗法利用景观规划和园艺操作，综合视听嗅味触五觉进行环境场景营造，或使理疗者参与植物的栽培、护理、采收果实等园林流程，来缓解压力、增强活力、强化运动技能和提高社交能力。

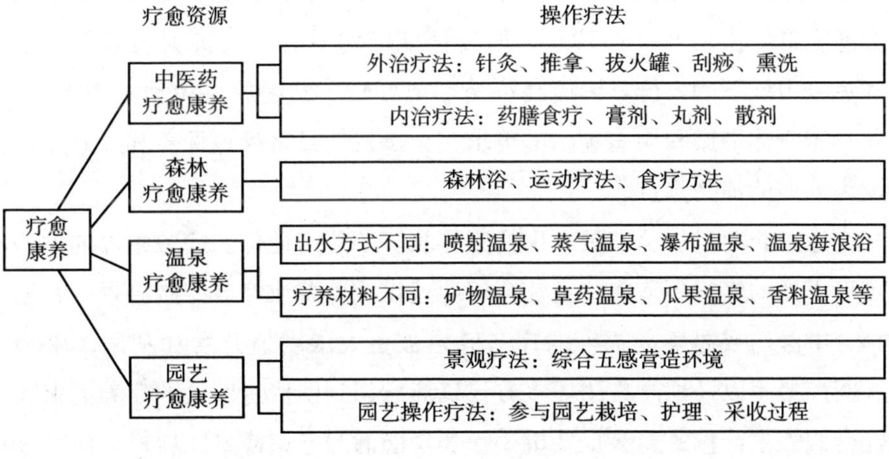

图6 疗愈康养类别划分

资料来源：项目团队整理。

疗愈康养的经营业态主要表现在疗养院或疗养旅游景区。疗养院以物理治疗为主要手段来改善病人健康状况，具体疗法表现为食疗、环境疗法、运动疗法等，主要面向患轻度疾病或慢性疾病的人群，更强调医疗康复功能。国内早期疗养院主要是事业单位或是企业向职工提供的医疗福利，近年来由于我国经济体制的转变，民营疗养机构也逐渐发展，疗养院逐渐向大众开放，疗养院的产品和服务也在以医疗康复为主的基础上逐渐拓展其他保健、休闲功能。疗养旅游景区主要依托当地优越的自然条件或特色资源，将治疗与观光休闲相结合；依托当地森林、中医药或温泉等特色资源，开发相应的观光、洗浴、休闲运动等体验项目，配套酒店、购物中心等设施建设，主要面向身体健康状况良好的各年龄阶段人群，更强调疗养旅游的度假休闲、保健养生功能。

2. 疫情激发疗愈需求，促进疗愈康养提速发展

疗愈康养在疫情影响下先停后升，后发需求十足。疗愈康养的各类项目在疫情期间基本封闭，无论是本地运营的疗养院或是异地旅游的疗愈旅游景区，人员的流动限制导致疗养院或疗养旅游景区旅游总收入遭受巨大损失，疗愈康养业态发展一度陷于停滞。随着经济社会的发展速度不断加快，高压的工作和生活环境导致越来越多的人出现亚健康、慢性疾病等问题，中国的亚健康人群约占总人口的70%，而疫情期间的易感染人群就是老年、亚健康和免疫力低下的人群。因此在疫情形势好转、国内旅游活动限制放松后，大众对于身体健康和疾病预防的需求完全爆发，日常疗愈保养和疗养度假很快成为人们的消费焦点。

疗愈康养项目加速发展，保持康养投资的热门地位。疗愈康养的发展依赖当地天然的气候环境或特色疗愈资源建设疗养院或疗愈型旅游景区，随着森林、中医药或温泉资源等的疗愈效果被更大限度地开发和利用，旅游集团、医疗集团以及地产集团等多方投资商意识到消费者巨大的疗养需求和综合性度假需求，投资趋势也从单一疗养功能的服务馆或景区项目，向综合疗养、观光、娱乐等大型疗愈度假综合体转变。

（四）研学康养发展趋于回暖

何莽认为，康养是对生命的长度、丰度和自由度三位一体的全方位拓展过程[8]。生命的长度和自由度受人体的健康程度和寿命影响，而生命的丰度则更多由健康稳定的心理状态以及不断进步的思想和精神层次所决定，研学康养是文化素质提升、思想精神升华的重要学习休闲活动，是实现心灵康养效果的重要业态之一。

1. 研学康养：精神洗礼，资源形式丰富

研学康养的主要经营形式即研学旅游，研学旅游指以提高国民素质为主旨，以一定的修学资源为依托，以特定的旅游产品为载体，以个人的知识研修为目标的市场化专项旅游项目[9]。按修学资源类别与个人研修目标区分，研学旅游模式大致可分为研学户外营地和研学旅游基地。研学户外营地指主要依托自然资源和环境，通过自然景观观光、野外生存、探险体验等方式，提供课程学习、线路游览、食宿接待等服务，丰富研学者的自然相关知识，培养研学者的野外生存技能、心理素质以及合作能力。研学旅游基地指能为研学者提供开展研究性学习或实践活动的优质单位，此种旅游基地规模较大，主题性较强，如特色文化类、农业类、工业类和科技类等不同研学类型，具有教育、观光、娱乐、接待等综合功能。文化类研学旅游以本地传统文化、红色文化、民族文化以及教育为资源，通过参观历史遗迹、访问高校、体验传统或少数民族特色的技艺和节庆等活动形式，提升研学者对各地文化的认识理解，激励研学者艰苦自强的奋斗精神。农业类研学旅游由农业研究型和田园体验型构成，农业研究型依托现代化农业示范基地、农业研究院、农业示范园等进行参观、讲解等农业科普教育活动；田园体验型以农庄或田园综合体为载体，以旅游体验活动为主，让研学者参与农业生产、交易、手工制作、餐饮等活动，在体验中获取农业知识与劳动经验。工业类研学产品指参观工业城、高新技术园区或企业、国防科工园区等，具有较强的知识学习性。科技类研学产品主要指通过科技手段对研学内容进行展示，凭借 VR、AR、3D 或 4D 等高科技手段向研学者提供观看或体验服务。

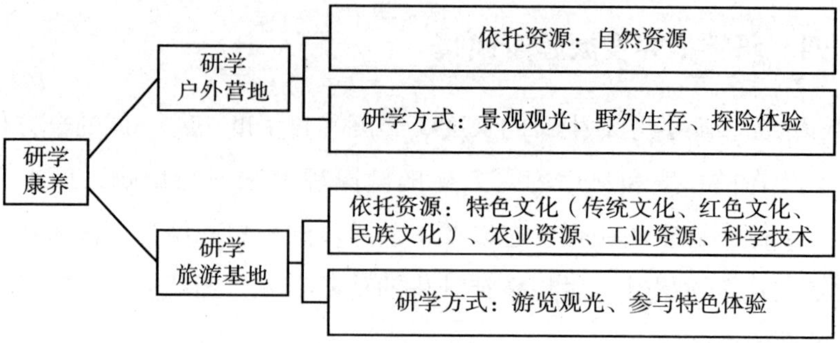

图7 研学康养运营模式

资料来源：项目团队整理。

2. 实地研学受到一定影响，疫情稳定后快速恢复业务

实地研学受阻不大，线上形式活跃。新冠肺炎疫情的发生让研学旅游市场进入“暂停”，3月份国内各行业开始推动复工复产时，仍有成都、苏州等多地教育部门发出倡议，提醒“家长不要让孩子参加诸如社会实践、研学旅行等聚集性活动”，疫情给研学旅游的发展带来较大影响。据调研数据判断，2020年的研学旅游企业营收大致将缩减为上年的60%～65%。出于“自救”需要和顺应疫情“停课不停学”的全民网课模式，研学机构积极推出线上亲子沟通、VR游景区、防疫红色课程等活动，努力通过原有渠道维护客户关系，研发新产品新业态。从时间节点看，疫情对研学旅游造成的实际影响低于预估，进入暑期研学高峰，疫情形势已明显好转，研学旅游项目也尝试恢复，本地研学项目成为更热门的选择，研学旅游市场稳步回暖。

研学人群以中小学生为主体，成人研学需求有待满足。研学旅游自盛行以来与亲子游市场密切相关，来自同程旅游的调查数据显示，从目标人群结构上看，“70后”和“80后”父母及其子女们是研学旅游的主力消费人群。随着研学旅游成为在校学生的刚需，研学旅游未来在中小学校的渗透率会进一步提升，中小学生市场规模会迅速扩大。市场需求不断扩大的同时，已有的研学产品却与实际研学需求有所偏差；研学旅游产品的开发来自成人想法，但研学旅游部分目的是引导中小学生从“书本知识”拓展体验社会现实的“复杂知识世界”，如何以“儿童视角”研发，让中小学生理解、体验到现实世界的复杂，是研学旅游产品的改进重点；供需的偏差还存在于对成年人研学群体的忽视，在成年人知识和生活技能都有积累储备的基础上，开发在知识广泛性和专业性、思想深度上都有进一步提升的研学旅游产品，对于深入拓展成年人研学市场的重要性不言而喻。

政策鼓励研学，规范研学市场发展。自 2013 年起，国家政策文件鼓励地方政府逐步推行中小学生研学旅游，探索设置中小学的春假及秋假，到 2016 年国家旅游局公布首批“中国研学旅游目的地”和“全国研学旅游示范基地”，2020 年 12 月教育部答复《关于完善研学旅游市场秩序的提案》，对于研学旅游的持续重视程度可见一斑。如今政策文件更重视研学旅游市场的规范性，从研学企业或机构的准入和服务标准、研学产品质量、研学人才培养、研学旅游示范基地的规范性上，多方面推动研学旅游市场的持续、健康发展。

资本关注涉入，研学投资持续火爆。随着研学政策的研究制定和支持，研学市场快速爆发，2017 年投融资达 3.22 亿元，投融资规模增速超过 250%。但研学旅游行业仍处于成长期，约 84% 的投融资事件分布在 A 轮及之前，资本市场对于研学市场十分看好，期望短期内通过 B2B 模式快速打开市场，长期运用 B2B2C 转换品牌价值，实现规模化赢利。2020 年以来，出现研学机构与投资公司并购，逐渐打破传统的“拉人头”赢利模式，在资本加持下通过实打实的资源注入，放大“研学课程研发”核心竞争力，凭借更专业的研学服务进行发展，良好的研学投资与整合模式逐渐显现。

三　资源依托型康养旅游目的地转型升级

2020 年以来，康养产业的业态格局逐渐显现，旅居、运动、疗愈和研学成为人们达到康养效果的主要途径，康养产业的业务内容也多以此展开。通过梳理各业态的发展概况，发现康养业态经营的核心支撑实际为地区的资源类型，长寿或康养自然资源的开发和利用能有力聚集起各类休闲业态，形成以资源为核心的康养综合体或康养目的地。从资源类别分析康养产业的发展，更有利于识别康养资源或目的地的成功开发模式，为社会各方参与康养产业提供借鉴。康养目的地按资源开发利用类别可大致分为气候型康养目的地、森林康养目的地、温泉康养目的地、中医药康养目的地和特色农业康养目的地。

（一）气候型康养目的地

气候型康养是指人体处于体感舒适和积极刺激的气候环境下，避免消极气候因素的影响，从而缓解疲劳、增强体质，改善身心健康状况。气候型康养目的地的核心支撑是当地优越的气候条件，在不同的季节中，受气温、湿度、海拔、日照和空气质量等气候因素的影响而形成。具有较高康养价值的气候表现为温和湿润、空气洁净、低过敏原，这些保护性因素为人体营造舒适的体感环境，有利于亚健康或患病人群的身体康复；而微冷、昼夜温差大、高日照和低气压等作为积极的刺激因素，有利于提高人体机能韧性和免疫系统恢复力[10]。经过临床实验探究，气候的辅助治疗功效和康养作用逐渐被人们认同。

影响气候型康养目的地的首要因素是季节。我国避暑、避寒的旅居形式在古代就已出现，进入现代社会以来，候鸟式养老旅游属于最早发展的气候康养类型。2009 年，“山屿海”企业首先探索国内的候鸟式养老产品，将地产、养老与度假等需求有机结合，聚焦康养服务全产业链，不断探索在服务模式上的创新升级。随着大众休闲度假和健康养生需求的提升，冬季避寒、夏季避暑旅游产品越来越受欢迎，短暂停留的观光或体验产品也逐渐向旅居方式发展。人们为气候型康养目的地整体优越的生态环境所吸引，愿意购置或租赁第二居所，在气候型康养目的地的宜居季节进行长达数月的居住，使得身心得到最大限度的休养康复。

地形对于气候型康养目的地的康养类型同样有深刻的影响。在《2018 年中国康养产业发展的环境评价报告》中，按地形对气候与康养活动的影响，划分了高原康养、山地康养、丘陵康养和平原康养[11]。在高原康养中，高原气候的温差小、空气质量优以及气压较低等特点，对人的呼吸功能、体力耐力和心脏功能有积极的锻炼作用，适合发展面向健康状况良好人群的休闲旅居业态。山地康养以山地自然环境和人文资源为核心，开发山地观光、休闲运动、研学活动，目前国内较为成熟的山地康养地如长白山度假区，融合“滑雪”“雪景观光”“女真历史文化”等多类型资源，提供综合性的度假服务产品。丘陵和平原的地形高度、气候环境与日常生活相近，康养更依赖于特色生态景观和农业种植，这些地形区域的资源优势在于蔬果、茶叶等绿色农产品种植，适合开发“旅游 + 农业种植或健康食品”等研学或疗愈康养项目。

气候型康养目的地在2020年遭受较大损失，以各类休闲旅游、旅居为主的经营业态在疫情形势严重时基本关闭。但疫情得到基本控制后，消费者的健康需求快速释放，气候型康养旅游产品相较疫情前更受关注，在政府大力推动旅游与健康养生发展的背景下，气候型康养模式恢复速度快，未来仍具有巨大的市场前景。

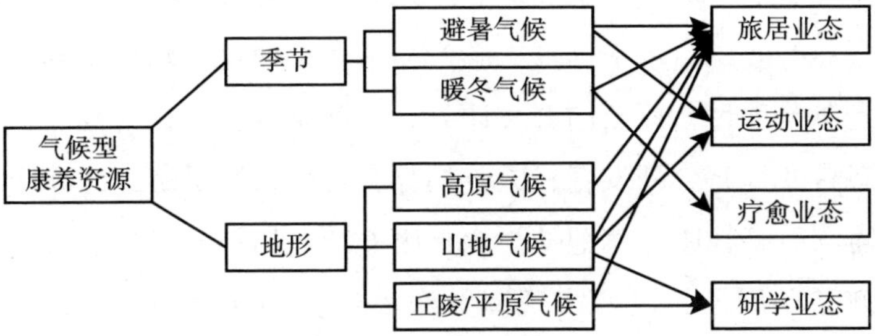

图8　气候康养资源与业态开发

资料来源：项目团队整理。

不同气候类型的康养目的地在康养业态发展上各有侧重。其中，季节性气候康养以旅居业态为主，配套其他生活消费设施。以旅居中占更大比重的养老旅居为例，养老旅居在气候型康养目的地的经营项目实际为各类老年社区等地产模式，旅居养老项目的运营方是地产开发商，通过会员制、连锁经营、分时度假等经营方式，盈利主要来源于一次性售房收益、长期租赁收益、配套养老物业服务收益。不同地形对应下的气候型康养目的地的运营模式较为简单，主要依托优质气候因地制宜开发旅游项目，并通过景区和各类休闲项目获取客群，获利的渠道是收取门票、酒店住宿等费用。

（二）森林康养目的地

森林康养以优质的森林资源和良好的森林环境为基础，以健康理论为指引，开展以森林疗养、保健、养生为主，兼顾休闲、游憩和度假等一系列有益人类身心健康的活动[12]。森林康养产业包括森林康养环境培育、森林产品研发、森林养生休闲旅游产品设计等，涵盖农业、工业和旅游休闲服务业等产业链。

国内对于森林康养发展持续大力提供政策扶持与引导。森林康养起源于20世纪德国创建的森林浴疗法，指出森林环境能调节人的血压和心率，改善心血管功能。2012年北京率先引入“森林康养”概念，四川、湖南等省份首先探索森林康养产业的试点实践。2015年，四川省公布首批森林康养试点示范基地名单；次年，国家林业局在全国范围启动森林养生基地试点建设。《林业发展“十三五”规划》提出，到2020年要建成森林康养和养老基地500处。

森林康养有效供给水平提高，新产品新业态涌现。森林康养产品由开始的单一观光游览项目，逐渐向森林体验、运动康复、知识科普、林下种植采集等多业态转变，充分开发森林康养的综合功能，满足游客的休闲、健康养生等多种需求。森林康养基地作为森林康养产业的基础，是通过提供丰富的森林康养产品和服务，进而实现森林康养价值的实践单位。2020年6月，国家林草局、民政部、国家卫健委和国家中医药局联合发布第一批国家森林康养基地名单，经过多重标准认定和专家审核，代表着国内森林康养项目的领先水平。表3从名单中的107个国家森林康养基地挑选出经营业态不尽相同的基地作为示例进行分析。

表3　国家森林康养基地经营业态示例

国家森林康养基地	经营业态
九龙山森林康养基地	九龙山森林康养基地是一座以森林景观为主体的生态型自然景区，集古洞、幽林、奇峰、秀水于一体，森林覆盖率达95%以上

续表

国家森林康养基地	经营业态
奥伦达部落·丰宁森林康养小镇	经过十几年的运营,奥伦达部落已在全国运营原乡、海坨山谷、崇明岛等多个特色小镇
太行洪谷森林康养基地	基地位于太行、太岳、中条三大山系衔接处,康养基地还是北方山水画派鼻祖荆浩故里,人文历史和非物质文化遗产资源丰富,中药材资源异常丰富,是绝佳的生态胜地。连续多年开展半程马拉松赛、徒步穿越赛、漫步洪谷等特色活动,引导城市居民去森林呼吸、运动、游憩,进而养心、养生、养眼
伊春西岭森林医养度假基地	该项目在不破坏生态的前提下,利用林场和原林业工人居住过的废弃地,建设了酒店、民俗住宿、会议中心、温泉、农场和多项娱乐设施。并配套了雪猪养殖、种植有机蔬菜和采摘储存山野菜、食用菌等健康食材,这些为发展森林医养大健康产业提供了较好的基础条件
永嘉书院森林康养基地	永嘉书院森林康养基地位于永嘉县,该基地的森林康养产业围绕静态康养、运动康养、中医药康养、文化康养四大功能区块进行规划布局,建成了森林食品、康养住宿、文化交流、教育培训体验等配套设施,是目前温州地区康养产品较丰富、活动形式多元的森林康养基地
石台西黄山富硒农旅度假区森林康养基地	西黄山富硒农旅度假区森林资源丰富、土壤肥沃富硒,基地呈"一核"即度假区综合服务中心,"两轴"即水上游乐动感轴和乡村休闲养生轴,"四大片区"即以西黄山茶博园为核心的茶文化聚集区、以桃山溪农场为核心的富硒田园观光区、以固元桥为中心的民俗文化休闲区、以秧田坞为中心的富硒康养原始农耕体验区的格局,充分发挥了保健养生、生态观光、休闲度假、山地运动、户外娱乐、民俗体验等综合功能,着力打造区域特色中医养生保健品牌
萍乡市麓林湖养生公馆	麓林湖养生公馆为萍乡市都市农庄生态园开发有限公司旗下的养老机构,总占地面积500亩,涵盖居家自理型养老住宅、养护院、综合大楼等功能院区,环境优美,设施配套齐全,目前,麓林湖养生公馆建有拎包入住式客房200套,能进一步满足老人们的幸福需求,是一个不可复制的生态养生福邸
六万大山森林康养基地	六万林场积极发挥生态资源优势,以"中国香海·康养圣地"为主题,推动森林康养和林下经济、八角等特色产业融合发展,建成现代八角产业核心示范区,开发绿色康养产品,满足健康旅游人群的养生需求

资料来源：项目团队整理。

疗愈、运动业态在森林康养产业中占有重要地位。森林康养与疗愈业态的关联最为密切，疗愈功能是森林康养的产业逻辑起点，是产业的核心圈所在，森林康养最初发展的契机即为缓解病情、促进患者康复；如今森林的疗愈产品主要呈现为疗愈住宿机构、森林健康饮食疗愈、森林农产品种植、森林温泉泡浴，通过护理诊断、食疗、劳动或洗浴熏蒸疗法，促进森林环境对于人体自律神经的调节功效，最大限度实现森林的康养价值。采取多种手段、活动实现身心健康的体验类项目，是森林康养的产业逻辑中端。在国家森林康养基地中，森林健身步道、各类山地运动等体验设施建设几乎成为每个项目的标配，开发舒缓的森林康养体验活动如森林浴、漫步、森林瑜伽，或强度较大的森林马拉松、森林徒步探险、山地骑行等，满足了不同年龄阶段、不同健康状况的人群的森林养生需求，是现今森林康养基地的重点发展方向。而森林康养产业链的最外围体系即森林康养的文化、娱乐项目，强调森林康养在思想、精神上的康养价值，森林康养成为一种生活方式的未来趋势所在，在目前发展阶段并不占主要地位。

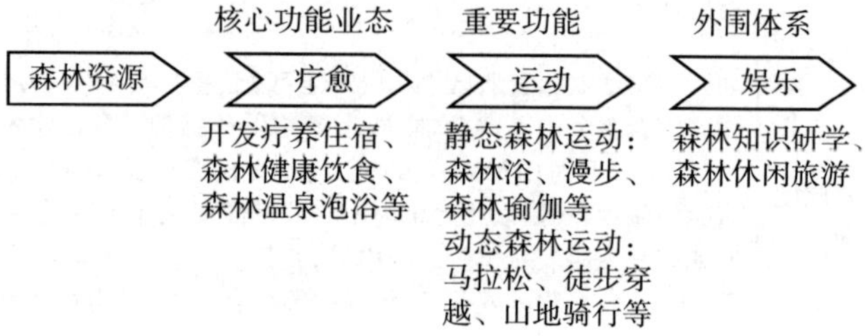

图9　森林康养资源与业态开发

资料来源：项目团队整理。

投资运营主体相对稳定，投资吸引力十足。作为近年来新兴的商业模式，森林康养能实现有价值的资源配置，具备利润生成功能。森林康养基地的主要模式为借助地方政府资源，锁定森林康养需求并建设森林康养基地，通过森林资源、森林体验项目吸引市场客群，以门票、项目经营收入、酒店以及其他配套设施收入获取盈利。森林康养基地中大部分作为国家自然保护区，其生态价值极为重要，因而国家森林康养基地中超过40%的运营主体方为林业管理局或各地政府投融资的平台企业，在保障森林林场质量、康养基地建设标准方面执行力到位。森林康养市场的规模和发展速度之快，吸引来诸多旅游景区开发公司、酒店管理公司以及投资机构，其在森林康养基地投资中也占据重要地位，森林康养的具体观光、运动体验、疗愈康复等项目由专业运营公司参与开发，会更符合市场需求趋势。

森林康养积极把握时机，为后续发展蓄力。新冠肺炎疫情的发生给森林康养领域带来暂时的损失与停滞，暂停营业的数月也给森林带来休养生息的机会，保持区域内森林生态系统的稳定是森林康养可持续发展的基础，疫情期间仍持续不断进行的育林护林工作让森林资源获得恢复和发展的时间。国内疫情得到控制后，人们对于亲近自然、健康养生的迫切需求，以及森林天然的康复疗养功能，势必使森林康养目的地成为人们出行的重要选择地之一。

（三）温泉康养目的地

温泉是天然的重要康养资源之一，温泉资源所在地的开发和运营将成为康养产业的重要模式。我国对于温泉的疗养功效的认知已有千年的历史，进入现代社会，我国温泉康养发展大概可分为三个阶段：一是计划经济体制下的温泉疗养院模式，此时温泉的疗养保健功能被重新重视，主要面向政府机构、企事业单位、部队等单位的员工开放，以疗养院为载体的温泉康养产业空间分布零散；二是进入改革开放时期，国内旅游业开始发展，大众旅游消费也逐渐关注到温泉康养项目，根据市场需求的变化，温泉康养由单一的疗养院模式向休闲、旅游行业延伸，形成以温泉资源为核心的疗养、度假、观光、会议等的产品集合，温泉康养的产业链逐渐成形；三是21世纪后，温泉康养与旅游、地产的融合更加深入，消费者的养生度假需求进一步爆发，开发以温泉为核心的康养旅游综合体成为近年来温泉康养的主流商业模式[13]。

温泉康养以旅居、疗愈业态为主，以运动类业态为补充。温泉康养业态模式受温泉体验形式影响，温泉的高温和泉水矿物元素的化学疗效为消费者提供康养效果，沐浴浸泡温泉的服务使得温泉康养地必须搭配相应的住宿业，温泉康养一直以来的产业载体是酒店。随着健康养生逐渐成为消费者追求的生活方式，温泉与地产的关系愈加密切，围绕温泉主题的度假公寓、旅居社区等温泉小镇地产项目呈井喷式爆发。温泉康养项目的商业模式是以旅居地产为主，具体的康养业务内容则大致分为各类温泉泡池、特殊疗浴（如泥疗、沙疗、盐浴等）、按摩、养生膳食、健身运动。

业态模式单一，核心资源开发不到位。从上文经营业态分析中看出，温泉康养主要以温泉度假酒店和温泉旅游综合体为模式，具体运营温泉泡池和住宿业等业务类型，主要通过一次性销售住宅收入或长期运营住宿业获利。随着投资市场上对温泉康养项目的规模投资越发扩大，温泉康养项目趋向娱乐化、休闲化，温泉的疗养功效在投资和消费过程中反而被忽视。市场的盲目开发使得温泉康养的发展同质化严重、市场供给趋于饱和。疫情的到来使得消费者对于休闲旅游产品中的健康养生疗效更加重视，这将引导温泉康养的开发和运营重新回归温泉的养生本质，并且倒逼温泉康养在温泉核心资源的开发基础上，融合更多样的业态，充分利用好资源优势，寻求未来的市场突破。

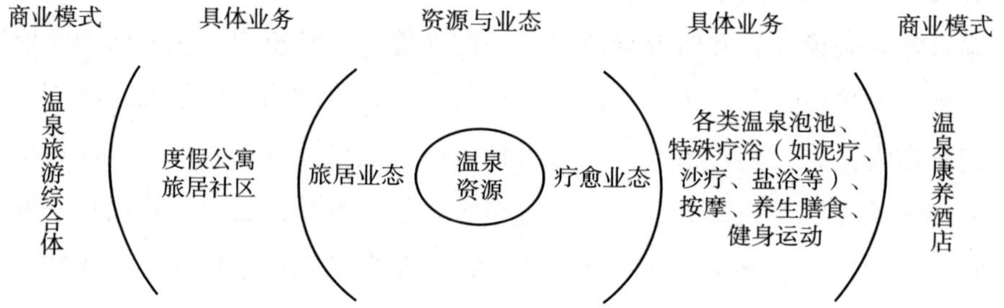

图 10　温泉康养资源与业态开发

资料来源：项目团队整理。

（四）中医药康养目的地

中医药文化作为中国特有的医学体系和传统文化，是中国千百年来与疾病进行抗争的智慧与经验结晶。中医治疗在大众中具有极为广泛的认同度，国内中医类医疗卫生机构总数已有 6 万个以上，中医类医院将近 5000 个，中医类研究机构42个，已基本能够满足消费者的日常中医诊疗需求。中医药诊疗与现代医学的不同之处在于，中医是在中国哲学的基础上发展起来的，认为“上医医未病之病，中医医欲病之病，下医医已病之病”，强调人应该顺应自然生态环境的变化、四季时令的变更，调整生活作息和运动习惯，以达到健康养生的目的。这种“防病于未然”的思想与康养理念不谋而合，中医药是与康养产业最为直接相关的资源；中医药康养即依托传统中医、中草药与中医疗法，通常与文旅结合，向消费者提供疾病诊断、康复、健康管理服务的业态集合。

中医药康养业态类型多样，产业链相对完整。2018年，国家旅游局与国家中医药管理局联合公布了“国家中医药健康旅游示范基地创建单位名单”，这些基地可作为国内中医药康养发展的代表性案例进行分析。在73家中医药康养基地中，从产业链视角看，中药材种植或加工基地是中医药康养产业的起点，以种植基地、产业园、博物馆以及旅游景区的形式进行运营，主要发展中医药种植参观、中医药知识科普和文化宣传等观光、研学业态。中医诊疗和中药应用等服务是中医药康养产业的下一环节，通过提供推拿、针灸、熏蒸等物理疗法以及汤药、药膳、丸剂散剂等药物疗法的中医保健服务，以中医药疗养主题的酒店或度假村、中医院等为产业载体，发展疗愈康养业态。中医药健康旅游示范基地包含了从草药种植、加工、销售到发挥药用价值等产业链的全环节，对于当地经济的产业转型升级和经济结构调整有良好的连带效应。

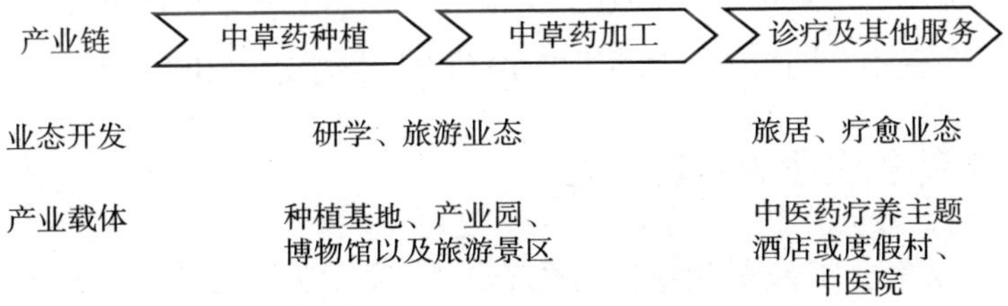

图11　中医药康养资源与业态开发

资料来源：项目团队整理。

政策全面扶持中医药康养，疫后密集发布推动发展。自2014年国家旅游局、国家卫生和计划生育委员、国家中医药管理局签署《关于推进中医药健康旅游发展的合作协议》，中医药领域和各级旅游机构的深度合作就此展开。随后国务院发布《中医药健康服务发展规划（2015～2020年）》，推动了中药材的种植、中医药特色旅游服务、中医健康养老服务等产品内容的创新，制定中医药健康旅游标准以规范市场秩序，鼓励社会力量加入中医药健康旅游示范区开发，培育促进投资市场发展。新冠肺炎疫情发生以来，中医药全面介入，广泛收集数据并在治疗中尝试使用中医药配方颗粒和汤药，全国新冠肺炎疫情确诊患者中有90%使用了中医药，中医药总有效率也达到了90%以上，中西医结合成为推动中国抗疫取得阶段性成果的特色方案。2020年3月，多地密集出台与中医药相关的政策，倡导以多种方式推动中医药传承创新发展。上海市、安徽省都提出加强中医药与文化旅游产业的融合，利用多方资源打造中医药康养文化旅游目的地。

中医药康养投资热度不足，市场需求尚待满足。中医药康养领域由于产业链较为完整、投资周期长但抗风险能力较低，中医药项目开发需要专业运营团队进行指导，在投资风险较高、人才储备不足的情况下，中医药康养项目相对于其他康养目的地类型的投资热度较低。在中医药疗效认同度快速提升、健康旅游需求增加的市场背景下，中医药康养项目尚未形成成熟、完整的资本运营模式，市场对于中医药康养产品和服务的期待远不能满足。目前中央财政对中医药发展建设的投入维持在每年15亿元左右，平均每省投入仅为几千万元；相关领域专家提议中央设立中医药发展基金，重点投资国内成长型中医药产业项目，引导社会资本共同投入，为实现中医药发展提供指引和保障。

（五）特色农业康养目的地

特色农业康养主要围绕乡村特色农产品或农业景观资源，根据农产品或其他环境的健康养生功能，推动第一产业与第三产业深度融合发展。将农业由单一的种植业拓展到其他休闲体验经营形式，最早并非特色康养农业，而是观光农业、休闲农业等，早在20世纪末就在国内起步发展。而“农业+

康养”近年来才开始受到关注，随着居民消费水平的提升和对养生养老的诉求增加，发掘农产品以及农业景观的健康价值才逐渐成为农业旅游的开发趋势。特色农业康养的发展能有效延伸农业产业链条、推动农村经济转型升级，符合农业农村经济可持续发展的战略方向。

两大核心开发资源，农业康养模式各有不同。按特色农业康养的开发资源类别，可分为本地自发性特色资源型和健康养生概念引入型。第一类为乡村本地有“国家地理保护标志农产品”或各地“优质农产品”等典型或著名的农产品，以特色农产品为核心进行从生产加工到销售全环节的康养业态研发，如特色农产品种植园、特色农产品产业加工园、特色农产品观光或博物展览，形成特色农产品的旅游观光和科普研学康养业态，主要通过特色农产品及副产品销售、各类体验项目收费以赢利。四川省攀枝花市仁和区较早探索“康养＋农业”的新路径，深挖当地葡萄资源，建设葡萄生产基地、葡萄酒厂、葡萄酒文化体验中心等，通过发展生态观光、养生葡萄酒等产品，推进了特色化农业与康养产业的深度融合。第二类为乡村本地无特色健康长寿资源，通过对整体农业环境赋予健康养生主题，围绕农业景观、农耕文化和农事活动等特色资源，配套田园社区，开发旅居、运动、研学等多业态聚集的田园康养综合体，地产开发与住宅销售是此类田园综合体的主要商业模式。

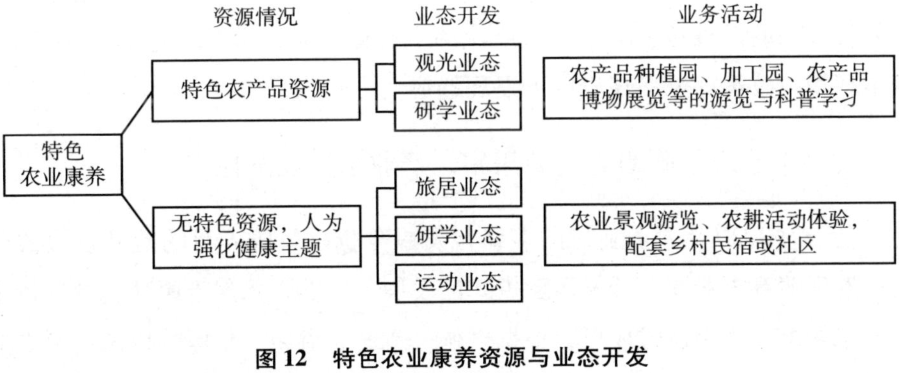

图12　特色农业康养资源与业态开发

资料来源：项目团队整理。

政策与需求齐发，成为未来乡村发展趋势。2016 年以来，国家层面推出的《“健康中国 2030”规划纲要》《关于促进健康旅游发展的指导意见》以及多份中央一号文件，提及充分发挥乡村特色资源富集的核心竞争力，推进农林业与旅游、教育、康养等产业深度融合，发展具备乡村野趣的农业康养示范基地。在规划文件的基础上，关于休闲养生农业的用地政策以及创新用地方式等文件的出台，为发展特色农业康养领域培育良好的投资和建设环境。在需求方面，随着城市生活节奏的加快以及人们健康问题的出现，对于乡村农园、亲近自然、回归土地的休闲养生生活的向往愈加强烈。中小学生群体对于特色农业康养的需求即为求知与娱乐，农业康养旅游是学生们了解自然、学习农业知识的最佳途径；久居城市的中青年群体在工作之余倾向体验田园慢生活、参与农事体验；银发市场则更多是怀念乡野气息、渴望健康安静的晚年生活，田园康养综合体最为合适。新冠肺炎疫情的发生，对特色农业康养造成一定冲击，随着人们对健康休闲的需求爆发，城市近郊或大城市卫星城的特色农业康养项目恢复最快，并且有效提高了市场渗透率和资本吸引力，为未来进一步发展积累了市场基础。

四　后疫情时代的康养产业展望

近年来被资本和市场认同为万亿级蓝海市场的康养产业，在新冠肺炎疫情暴发以来的发展备受瞩目。从产业的生态体系看，康养产业的业态格局、资本环境与政策环境呈现出以下发展趋势。

（一）业态依附康养资源集聚，产业结构逐渐显现

基于对 2020 年康养业态的多元化发展分析以及康养目的地开发模式分析，发现随着康养项目开发运营模式的发展与成熟，依附于康养资源进行康养业态的组合发展模式成形。根据气候、森林、温泉、中医药以及特色农业等资源的特点，各类资源下的业态组合以及商业模式已经基本形成，旅居、运动、疗愈或研学等康养业态在具体康养项目中实现业务功能的配合和互补，

不断延伸康养产业链，以资源为核心的康养产业的生态体系也逐渐构建。

不同康养业态和资源的融合程度更为紧密。康养产业发展以优越的长寿健康资源为基础，而产业的丰富与赢利则是需要利用多元化的业态模式来实现。随着康养项目的投资运营模式不断探索成形，康养业态与资源的开发和利用的吻合程度和发展效率快速提升。旅居康养业态的特点是消费者停留时间长、追求将健康养生作为一种生活方式，需要能长期融合在生活中，从衣食住行多方面提供具有健康保健功能的资源，优越的气候资源、让人身心放松的田园农业生活、日常可享受的温泉泡浴等康养资源的适配程度较高。疗愈业态更强调相应的康养项目对于患有慢性疾病或亚健康状态的人群，真正起到缓解病痛、改善身体状况的疗效，因而作为中国传统医学体系的中医药资源将更适合与疗愈业态结合，能最大限度地开发出有疗愈功效的产品。研学康养业态，消费者不仅追求身心的健康，更崇尚思想精神的进步和升华；为满足此类需求，研学业态与温泉、中医药以及特色产业等具有深厚历史底蕴或特色地域文化的资源更加契合。运动康养业态，主要通过各类运动项目的体验来达到健身、塑形或娱乐等康养目的，更适合与气候资源、森林资源以及农业资源相结合，在环境舒适、森林地形多样或农业活动丰富的地区开发运动项目，能提供更健康舒适、丰富有趣的康养运动服务。

业态相互关联结合，康养功能趋于完善。旅居业态在康养产业中主要为旅居地产模式，追求将健康养生作为生活方式，与运动、疗愈类业态结合，能有效补充旅居业态的其他康养功能，开发成为运动康养小镇或疗养小镇。运动业态在锻炼身体机能提高免疫力的同时，可能会带来运动损伤风险；损伤风险的存在使得运动与疗愈业态紧密结合，为运动康养人群提供更全面的健康或康复保障。多元业态的配套和补充，使得康养项目的功能更为齐全、业务类型更加丰富，提供更专业的康养服务，有利于康养项目的规模化发展。

（二）投资与开发模式转变，运动、研学类康养更具吸引力

旅居投资火爆，开发模式有所转变。由于国家对“健康中国行动”、乡

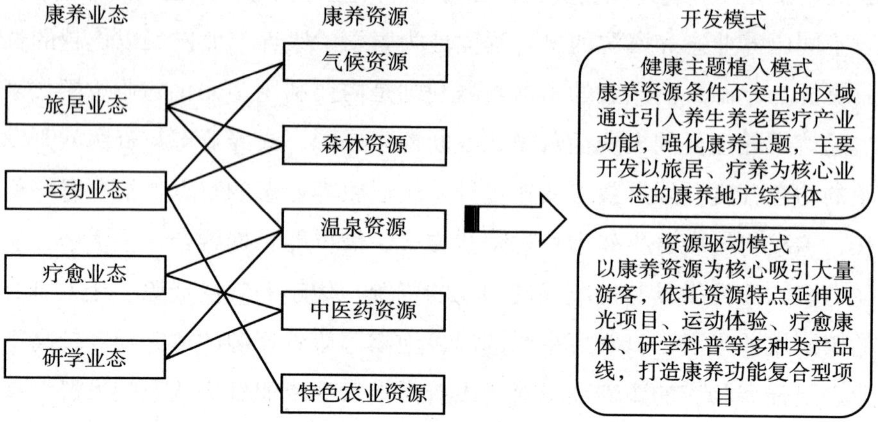

图 13　康养产业开发模式

资料来源：项目团队整理。

村振兴以及文旅产业的重视，在康养领域内的扶持与优惠政策频出；并且康养产业成为许多城市产业转型升级的方向，资本势必会抓住时机投资康养产业。来自房地产企业或保险等金融机构的传统的资本，最早进入康养养老领域，主要通过投资养老机构、养老公寓或社区等地产赢利。康养地产模式也是近年来最热门的投资方向，但投资规模大、回收周期长等特点导致诸多项目处于亏损状态。2020 年新冠肺炎疫情的发生给地产行业又带来冲击，康养地产项目的获客量和融资环境都处于收紧状态，旅居业态的投资恢复较慢。万科、保利等国内房地产龙头企业，对于养老和旅居的布局已久，如今对于养老或旅居地产的项目，更多从销售住房获取收益，拓展地产项目的运营模式，重视养老旅居地产的配套设施和功能，真正将“健康”“养老”的细节融合在后期项目运营中。

运动业态成为热门康养投资方向。运动康养小镇的投资近几年来逐渐兴起，并且随着各类小众运动、极限运动的受众越来越广，以及科学运动的理念成为社会共识，运动旅游基地、运动康复中心等业态将持续发展。2020 年的运动康养项目仍密集签约或开工，攀枝花市和川投集团打造的红格国际运动康养·温泉度假区开工，总投资近 300 亿元；云南绿地香港与昆明市晋宁区政府联合签约大型运动康养文旅项目，计划投资200亿元；云南省另一重点项目东川大峡谷运动康养旅游度假区，由中青旅产投投资40亿元；运动康养景区、康养小镇的投资规模大、热度高。

生物医药备受看好，或成康养未来投资新方向。《全球视野下的中国医疗健康资本市场》报告数据显示，2020年1～8月中国医疗健康投资额达67亿美元，生物制药领域交易总额达34亿美元。受疫情影响，国内生物医药行业热度持续上升，2020年有144家企业或机构成为生物医药投资行列的最新加入者，国内生物医药投融资市场活跃度进一步提升。

（三）政策关注新热点新业态，重点规范引导康养发展

康养是实现健康中国战略的重要支撑和乡村振兴的重要路径，作为生态文明建设的重大成果，康养产业的定位及相应产业政策的导向趋势增强[14]。

中医药成为政策关注热点，多方面推动新业态新发展。中医药康养在2020年成为康养产业的新焦点，在疫情中发挥重要作用的中医药疗法，其传承和创新发展受到国家和社会的关注，国家中医药管理局鼓励中医药与康养紧密结合，围绕以中医药资源为核心的康养模式搭建服务平台，支持项目购买以及人才培育储备。康养产业作为推动经济发展和产业结构转型升级的重要方向，在政策上也得到认可与支持。农业农村部多项政策积极推动养老、健身休闲与旅游等多产业融合发展，推动实现乡村振兴。康养产业的发展逐渐围绕资源进行业态聚集、建设，其成为综合性的康养生活目的地的趋势也为政府所重视，政策上将打造健康生活目的地作为目标，鼓励各地建设健康城市和健康村镇。

善用环境型政策工具，主要对康养产业进行引导规范。通过项目组对各地级市的康养相关政策分析，发现政府出台的“环境型”政策工具的使用数量超过“供给型”政策工具以及“需求型”政策工具的使用数量。康养产业发展处于初期探索阶段，产业的发展格局和商业模式尚未成熟，因而需要政府文件从策略性措施、目标规划、金融支持、服务体系建设等方面

为康养产业发展营造良好的环境。供给型政策工具的使用情况适中，政府在康养基地建设和康养科技研发方面的投入较多，直接从硬件设施和技术支持上推动建设康养示范性基地，为康养产业的健康发展提供指引。但对于康养领域资金和人才培养的关注较少，对于康养产业专业化发展的推动略显不足。

从康养产业在2020年的总体发展来看，新冠肺炎疫情的突然暴发对于康养产业的影响具有两面性，一方面导致康养产业诸多营业项目暂时关停，遭受运营损失和成本压力，发展进程放缓；另一方面直接带来消费者的健康养生需求高涨，疫情进入消退期后康养产业的休闲旅居、健康运动、疗养和研学等多业态的经营基本恢复，呈现较快的增长速度。

康养产业的生态体系正逐渐成形，政策资本等多重环境因素利好。政策环境从多方面支持康养产业发展，打造良好市场发展环境，引导康养新业态发展；资本市场热度不减，旅居康养投资仅稍显遇冷，运动康养、研学康养以及生物医药领域成为资本青睐的方向。经过投资大热潮和康养项目的实际运营后，康养产业形成了旅居、运动、疗愈以及研学等四大业态形式，消费者主要通过购买及体验这几类业务形式来实现个性化的康养目标。随着对康养资源的认知和开发利用程度加深，各业态依附于康养资源而聚集的康养目的地模式显现，气候型康养、森林康养、温泉康养、中医药康养以及特色农业康养等目的地以资源为核心，构建多业态相互配套补充的康养综合体模式，提供囊括生活各个方面的健康养生服务。

康养产业资源与业态吻合程度提高、产业发展环境良好，康养产业未来的市场需求还能深度扩容，将继续带动大众的健康消费稳步升级。为推动康养产业的进一步发展，仍需养老、文旅、体育以及医疗等多产业之间实现资源协调配置，重点培育建设专业化的人才团队，推动康养产品和服务向专业化、定制化的趋势发展，有利于持续扩大康养市场规模和盈利水平，促进城乡以及各区域之间的产业联动，推动实现经济结构优化和升级发展。

参考文献

[1] 龚娜：《谈老年旅居康养的现状及发展路径选择》，《旅游纵览（下半月）》2019 年第 20 期，第 25 ~ 26 页。

[2] 王文华、王荣成：《中国避暑旅居城市的指标体系构建与分类评价》，《资源开发与市场》2021 年第 1 期，第 1 ~ 5 页。

[3] 潘雅芳、王玲：《后疫情时期我国康养旅游发展的机遇及建议》，《浙江树人大学学报（人文社会科学版）》2020 年第 3 期，第 1 ~ 5 + 13 页。

[4] 张映芹、冯亚江：《“南漂老人”旅居养老服务需求研究》，《哈尔滨商业大学学报（社会科学版）》2018 年第 1 期，第 94 ~ 101 页。

[5] 刘亮、李秀增：《鼓浪屿疗养院疗养类别季节性差异分析》，《中国疗养医学》2014 年第 2 期，第 169 ~ 171 页。

[6] 张志强、谭益民：《森林疗法场地设计：概念与原理》，《中南林业调查规划》2016 年第 3 期，第 20 ~ 24 页。

[7] 杨成鹏、曾奇兵、张丽娟等：《温泉泡浴对亚健康人群肥胖、血压及心率的改善作用》，《贵州医科大学学报》2020 年第 5 期，第 552 ~ 555 + 599 页。

[8] 何莽：《康养蓝皮书：中国康养产业发展报告（2017）》，社会科学文献出版社，2017。

[9] 陈素平、梅雨晴：《近 20 年我国研学旅游研究综述》，《湖南工程学院学报（社会科学版）》2017 年第 3 期，第 16 ~ 21 页。

[10] 李正泉、贺忠华、胡中民：《气候与健康及气候康养研究进展》，《海洋气象学报》2020 年第 1 期，第 107 ~ 116 页。

[11] 何莽：《康养蓝皮书：中国康养产业发展报告（2018）》，社会科学文献出版社，2019。

[12] 吴后建等：《森林康养：概念内涵、产品类型和发展路径》，《生态学杂志》2018 年第 7 期，第 2159 ~ 2169 页。

[13] 王玲、曾驰：《中国现代温泉产业发展展望——温泉产业 4.0》，《中国市场》2019 年第 26 期，第 51 ~ 53 页。

[14] 何莽：《康养产业发展的六大趋势》，《中国老年报》2020 年 9 月 9 日。

[15] 刘芸希：《运动养生在康养产业中的发展研究——以攀枝花市为例》，《攀枝花学院学报》2019 年第 2 期，第 76 ~ 81 页。

[16] 李东：《健康中国战略背景下康养休闲体育旅游的内涵及对策研究》，《攀枝花学院学报》2020 年第 6 期，第 45 ~ 50 页。

[17] 彭海英、王进、董萍：《大连海滨自然疗养因子对老年高脂血症的临床研究》，

《中国疗养医学》2015 年第 1 期，第 42 ~ 43 页。
[18] 杜朝云、蒋春蓉：《森林康养发展概况》，《四川林勘设计》2016 年第 2 期，第 6 ~ 9 页。
[19] 张欣欣：《广东温泉旅游资源开发模式与经营现状分析》，《现代商贸工业》2010 年第 20 期，第 152 ~ 153 页。
[20] 刘晓农：《我国温泉旅游的发展路径》，《湖南科技大学学报（社会科学版）》2019 年第 6 期，第 179 ~ 184 页。
[21] 曾芳芳、朱朝枝：《新冠肺炎疫情背景下康养休闲农业发展研究》，《华北水利水电大学学报（社会科学版）》2020 年第 2 期，第 1 ~ 4 页。

分 报 告

Sub-reports

B.2
2020年全国各地康养产业政策调研与分析报告

康养旅游与大数据调研组*

摘　要：良好的政策环境可以帮助建立稳定、有序的行业秩序，对康养产业的健康发展起着引领作用。本调研报告通过收录、整理2020年以来我国从中央政府至地方各级政府颁布的“康养”产业发展相关政策，分析得到了我国国务院、省、市、县四个层级的康养产业发展趋势。研究发现，2020年国家康养产业政策呈现出了六个发展趋势，内容涉及康养产业的业态融合、技术支撑、人才培养等方面；省级层面，广西、江西、四川是康养产业政策支持力度较大的省份；地级市层面从政策工具的视角入手，发现各地级市政府更加偏好环境型政策工具；县级层面对康养强县的政府工作报告展开分析，

* 指导老师：何莽、彭菲；组员：邓巧巧、吕飞燕、苏松涛、吴睿涵、吴沅琳、朱柯静；执笔人：邓巧巧，中山大学旅游学院。

得出了各县政府在施政过程中对康养产业的重视程度。

关键词： 康养政策 康养产业 政策支持

一 引言

康养产业政策是国家及地方政府部门为了改善康养环境、发展康养产业、提升养老服务而出台的与健康、养生、养老等相关的政策法规和发展规划，它可以反映地方对于康养发展的重视程度、康养产业布局以及康养规划进程等。良好的政策环境可以帮助建立稳定、有序的行业秩序，对康养产业的健康发展起着引领作用。

2020年新冠肺炎疫情发生，健康中国战略的实施面临新的挑战和机遇。在此背景下，国家和地方政府纷纷出台康养产业相关政策，一方面完善相关保障制度，积极应对疫情环境给康养产业发展带来的困境；另一方面抓住疫情后人们更加关注健康消费的机遇，出台相应的产业支持政策。调研团队选取新冠肺炎疫情背景下全国各地自中央政府到地方各级政府出台的康养产业政策文本，分析得到了我国国务院、省、市、县四个层级的康养产业发展趋势。报告研究发现，国家层面，康养产业政策呈现出了六个发展趋势，内容涉及康养产业的业态融合、技术支撑、人才培养等方面；省级层面，广西、江西、四川是康养产业政策支持力度较大的省份；地级市层面从政策工具的视角入手，发现各地级市政府更加偏好环境型政策工具；县级层面对康养强县的政府工作报告展开分析，得出了各县政府在施政过程中对康养产业的重视程度。

二 调研设计及调研过程

（一）调研对象

本报告所选取的新冠肺炎疫情背景下全国各地康养产业政策文本检索自

中央政府及地方各级政府的公开资料，时间范围为2020年1月20日至2020年12月9日。本报告制定了以下三点规则对政策文本进行筛选和整理：

（1）所提出的政策必须与康养产业发展密切相关；

（2）县（区）级选取2020年政府工作报告作为分析对象；

（3）纳入的政策文本类型主要是法律法规、纲要、规划、计划、方案、意见、通知、办法、条例以及政府工作报告，其他文件（诸如讲话、会议）均不计入。

（二）调研过程

本报告利用国务院及其行政机构政府网站、北大法律信息网、地方政府门户网站、县情资料网等，通过检索"康养""大健康""健康""养老""养生""文旅""医养结合""老年""老龄""中医药""温泉""森林"等关键词，经过进一步剔除重复和无关文件，筛选得出新冠肺炎疫情期间与康养产业发展相关度较高的政策文本，将其中的核心条文或规定摘录出来，进行分析整理，研究得出我国国务院、省、市、县四个层级的康养产业政策归纳表。

三　国务院（各部委）康养产业政策分析

（一）康养产业政策的数量变化及阶段性分析

本报告收录、整理得到国务院及各部委层级有关康养产业的政策文本共54个。首先按照时间顺序，以月为单位对该时期的康养产业政策文本进行阶段性的数量统计，并绘制出折线图以呈现变化趋势。

观察图1可知，从2020年1月至3月，国务院及各部委层级的康养产业政策发布数量呈现急剧上升趋势。进一步分析该时期政策文本内容，有接近一半的康养产业政策文本与疫情防控工作直接相关，内容多涉及养老机构的疫情防控与服务秩序恢复、老年人就医与老年群体关怀等。该时期民政部作为政策发文的主要部门，出台了多项政策，帮助养老机构建立科学有序的疫情管理体系。在疫情防控的关键时期，中央层面相继出台了多项应急、补救和防范政策，因而康养产业的相关政策在该时期受疫情影响也较大。

4~6月康养产业政策的发布数量呈现逐月递减的趋势，进一步分析该时期内的康养产业政策文本内容，并结合国内疫情发展形势，3月19日以后国内疫情进入消退期，因而该时期内与疫情防控工作直接相关的康养产业政策文本数量有所下降，政府将重心转移到促进企事业单位复工复产的工作中来，相继出台了多项帮助养老机构恢复服务秩序等政策。

2020下半年以来，国务院及各部委在各月发布的康养产业政策数量波动较大。从图1中不难看出，7月和9月是康养产业政策发布的密集期，中央层面分别出台了9项和8项康养产业相关政策，合计占到了6月以来国家康养产业相关政策数量的60%以上。

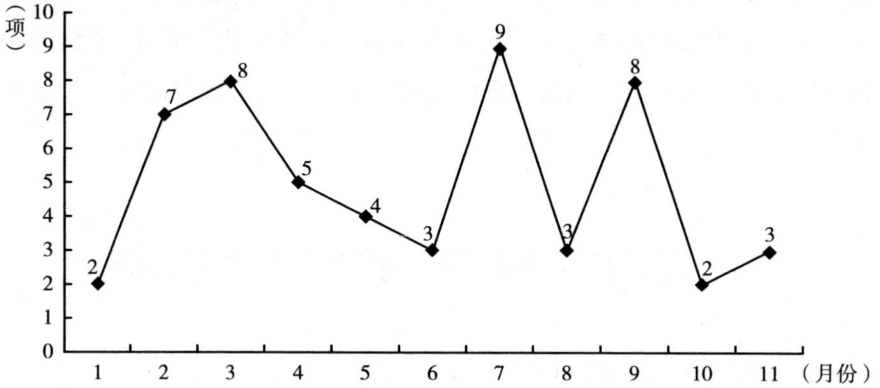

图1　2020年1月20日以来国家康养产业政策文本的数量变化趋势

资料来源：项目团队整理。

（二）康养产业政策的发展趋势

在明确了国家康养产业政策文本的数量变化趋势的基础上，报告进一步总结了国家康养产业政策文本的关键词，按照政策的产业支持方向，分析得到了2020年1月20日以来国家康养产业政策的六个发展趋势。

1. 政府加速助推康养产业与养老服务业、旅游业、互联网产业、健身休闲业等融合发展

2020 年 1 月以来，国家进一步深化对实施健康中国战略以及加快发展康养产业的重要性和必要性的认识。如疫情期间得到广泛应用的线上健康服务平台，包括线上医生问诊、电子健康档案等，是康养产业与互联网产业融合发展的结果。而康养产业与养老服务业、旅游业等的融合，催生了老年旅游、健康旅游等消费热点。此外，基于健身休闲业的运动康养也成为政府关注的焦点，如《全国马产业发展规划（2020～2025）》中，提出利用马资源培育森林康养、体育健身、休闲旅游等产业。

表 1　国家颁布的相关政策

序号	颁文机构	时间	文件名称	涉及康养的主要内容
1	农业农村部	2020－02－13	农业农村部办公厅关于印发《2020 年乡村产业工作要点》的通知	以功能拓展带动业态融合，促进农业与文化、旅游、教育、康养、服务等现代产业高位嫁接、交叉重组、渗透融合，积极发展创意农业、亲子体验、功能农业等业态
2	农业农村部	2020－07－09	农业农村部关于印发《全国乡村产业发展规划（2020～2025 年）》的通知	依托都市农业生产生态资源和城郊区位优势，发展田园观光、农耕体验、文化休闲、科普教育、健康养生等业态
3	农业农村部、国家体育总局	2020－09－18	农业农村部办公厅、国家体育总局办公厅关于印发《全国马产业发展规划（2020～2025）》的通知	马饲养环节与马术运动、体育健身、民族文化、休闲旅游、保健康养等利用环节缺乏有效的衔接机制。立足利用马资源培育观光马车用马和森林康养休闲用马

资料来源：项目团队整理。

2. 康养产业被赋予新的功能，在实施乡村振兴战略、巩固脱贫攻坚成果方面发挥着重要作用

观察表 2 可知，在整理得到的 12 项康养产业政策中，农业农村部共参

与制定了9项政策，是该类康养产业政策最为活跃的制定者，其次是国家发展和改革委员会以及人力资源和社会保障部等部门。政策鼓励康养产业范围向农村延伸，借助健康养生产业尽快恢复发展乡村旅游。同时完善制度及配套政策，引导各类民营资本参与传统村落的保护利用工作，通过吸引社会力量发展乡村特色康养产业，增强传统村落的自我造血能力。

此外，在巩固国家脱贫攻坚成果方面，康养产业也发挥着重要作用。一方面，康养产业作为一种生态红利，可以帮助实现资源枯竭型城市的转型发展，另一方面，康养产业也是让环境优良、自然资源丰富的边远贫困地区脱贫的重要支撑。如国务院在《关于新时代推进西部大开发形成新格局的指导意见》中提出，大力发展健康养生等休闲服务业，鼓励将康养产业打造为区域的重要支柱产业；2020年6月4日，生态环境部、农业农村部、国务院扶贫办联合发布《关于以生态振兴巩固脱贫攻坚成果进一步推进乡村振兴的指导意见（2020～2022年）》，文件提出努力发掘地方生态资源的健康养生功能，利用“生态+”等模式，推进生态资源与康养产业的融合。

表2　国家颁布的相关政策

序号	颁文机构	时间	文件名称	涉及康养的主要内容
1	农业农村部	2020－02－13	农业农村部办公厅关于印发《2020年乡村产业工作要点》的通知	以功能拓展带动业态融合，促进农业与文化、旅游、教育、康养、服务等现代产业高位嫁接、交叉重组、渗透融合，积极发展创意农业、亲子体验、功能农业等业态
2	国家发展和改革委员会、工业和信息化部、农业农村部、商务部、文化和旅游部	2020－03－23	国家发展改革委办公厅、工业和信息化部办公厅、农业农村部办公厅等关于发挥国家农村产业融合发展示范园带动作用进一步做好促生产稳就业工作的通知	尽快恢复发展乡村旅游、健康养生、文化体验、订单农业，拓展更大就业空间，吸引农民就近就地就业

续表

序号	颁文机构	时间	文件名称	涉及康养的主要内容
3	农业农村部、人力资源和社会保障部	2020 - 03 - 26	农业农村部办公厅、人力资源社会保障部办公厅关于印发《扩大返乡留乡农民工就地就近就业规模实施方案》的通知	依托农业农村资源，发掘农业多种功能和乡村多重价值，催生加工流通、休闲旅游、健康养生、农事体验、电子商务、直播直销等新产业新业态
4	农业农村部	2020 - 04 - 13	农业农村部办公厅关于印发《社会资本投资农业农村指引》的通知	鼓励社会资本发展休闲农业、乡村旅游、餐饮民宿、创意农业、农耕体验、康养基地产业
5	中国共产党中央委员会、国务院	2020 - 05 - 17	中共中央、国务院关于新时代推进西部大开发形成新格局的指导意见	大力发展旅游休闲、健康养生等服务业，打造区域重要支柱产业
6	财政部、住房和城乡建设部	2020 - 05 - 25	财政部办公厅、住房城乡建设部办公厅关于组织申报2020年传统村落集中连片保护利用示范市的通知	通过完善制度及配套政策、采取政府和社会资本合作(PPP)模式等，鼓励吸引各类民营资本参与传统村落保护利用，结合地方特色，发展旅游、文化、康养等特色产业，增强传统村落自我造血能力
7	国家发展和改革委员会、自然资源部	2020 - 06 - 03	国家发展改革委、自然资源部关于印发《全国重要生态系统保护和修复重大工程总体规划(2021～2035年)》的通知	鼓励各地在坚持生态保护优先的基础上，结合有关重大工程建设，积极推动生态旅游、林下经济、生态种养、生物质能源、沙产业、生态康养等特色产业发展
8	生态环境部、农业农村部、国务院扶贫办	2020 - 06 - 04	生态环境部办公厅、农业农村部办公厅、国务院扶贫办综合司关于以生态振兴巩固脱贫攻坚成果进一步推进乡村振兴的指导意见(2020～2022年)	鼓励发掘生态涵养、休闲观光、文化体验、健康养老等生态功能，利用“生态+”等模式，推进生态资源与旅游、文化、康养等产业融合

续表

序号	颁文机构	时间	文件名称	涉及康养的主要内容
9	农业农村部	2020－07－09	农业农村部关于印发《全国乡村产业发展规划（2020～2025年）》的通知	依托都市农业生产生态资源和城郊区位优势，发展田园观光、农耕体验、文化休闲、科普教育、健康养生等业态
10	国家发展和改革委员会、中央网络安全和信息化委员会办公室、工业和信息化部、教育部、人力资源和社会保障部、交通运输部、农业农村部、商务部、文化和旅游部、国家卫生健康委员会、国务院国有资产监督管理委员会、国家市场监督管理总局、国家医疗保障局	2020－07－14	国家发展改革委、中央网信办、工业和信息化部等关于支持新业态新模式健康发展激活消费市场带动扩大就业的意见	鼓励康养服务范围向农村延伸，培育农村消费新业态
11	人力资源和社会保障部、国家发展和改革委员会、工业和信息化部、民政部、财政部、自然资源部住房和城乡建设部、交通运输部、水利部、农业农村部、商务部、文化和旅游部、国家统计局、国家林业和草原局、国务院扶贫办	2020－08－06	人力资源社会保障部、国家发展改革委等十五部门关于做好当前农民工就业创业工作的意见	大力发展农林产品加工业、农林产品物流冷链和产销对接等相关产业，推动休闲观光、健康养生、农事体验等乡村休闲旅游业健康发展
12	农业农村部	2020－09－23	农业农村部办公厅关于开展第十批全国"一村一品"示范村镇认定工作的通知	聚焦主导产业，聚集资源要素，延长产业链条，发展电子商务、休闲体验、健康养生等新业态，推动农村一二三产业融合发展

资料来源：项目团队整理。

3. 康养产业的信息化、数字化趋势显著，智慧康养正成为产业发展的标配

由表3不难看出，工业和信息化部作为第一部门制定了多项促进智慧康养产业发展的政策。在疫情防控的初期，国家颁布了《关于支持产业技术基础公共服务平台开展疫情防控支撑工作的通知》，政策要求加强智慧健康养老领域的信息平台建设工作，不断提高健康养老服务平台的综合水平与能力。进入疫情消退期后，又出台相关政策培育智慧健康养老领域的消费热点，推动康养产业的复工复产。

此外，工业和信息化部、民政部以及国家卫生健康委员会联合出台了多项政策，引导养老机构、社区和相关企业参与智慧健康养老示范试点的建设工作，并引导社会力量参与其中，如支持企业开发智慧康养产品和服务，加快推进康养产业的信息化、数字化和智能化进程。

表3　国家颁布的相关政策

序号	颁文机构	时间	文件名称	涉及康养的主要内容
1	工业和信息化部	2020－02－15	工业和信息化部科技司关于支持产业技术基础公共服务平台开展疫情防控支撑工作的通知	在医疗器械、医用防护产品、机器人、智慧健康养老等领域提高平台的综合服务水平与能力
2	工业和信息化部	2020－03－23	工业和信息化部办公厅关于开展产业链固链行动、推动产业链协同复工复产的通知	培育智慧健康养老、绿色产品等消费热点
3	工业和信息化部、民政部、国家卫生健康委员会	2020－05－30	工业和信息化部办公厅、民政部办公厅、国家卫生健康委办公厅关于组织申报《智慧健康养老产品及服务推广目录(2020年版)》的通知	对已纳入《智慧健康养老产品及服务推广目录(2020年版)》的产品或服务,鼓励社会资金予以支持
4	工业和信息化部、民政部、国家卫生健康委员会	2020－07－09	工业和信息化部办公厅、民政部办公厅、国家卫生健康委员会办公厅关于开展第四批智慧健康养老应用试点示范的通知	支持建设一批示范企业,包括能够提供成熟的智慧健康养老产品、服务、系统平台或整体解决方案的企业

续表

序号	颁文机构	时间	文件名称	涉及康养的主要内容
5	健康中国行动推进委员会	2020－08－24	健康中国行动推进委员会办公室关于印发推进实施健康中国行动2020年工作计划的通知	继续开展智慧健康养老试点示范工作（工业和信息化部牵头，民政部、卫生健康委按职责分工负责）
6	工业和信息化部、中国残疾人联合会	2020－09－11	工业和信息化部、中国残疾人联合会关于推进信息无障碍的指导意见	加快推动智慧养老产业发展
7	国务院办公厅	2020－11－15	国务院办公厅印发关于切实解决老年人运用智能技术困难实施方案的通知	建设智慧健康养老终端设备的标准及检测公共服务平台
8	工业和信息化部、国家卫生健康委员会	2020－11－18	工业和信息化部办公厅、国家卫生健康委员会办公厅关于组织开展5G＋医疗健康应用试点项目申报工作的通知	

资料来源：项目团队整理。

4. 中医药康养迎来发展的重要契机

在我国的疫情防控工作中，中医药发挥了巨大的作用，坚定了政府、社会和人民传承、发展中医药的信心。观察表4不难看出，国家中医药管理局制定颁布了促进中医药康养发展的多项政策，包括政府购买中医药服务、中医药高地建设以及中医药创新人才培养等方面。如国家中医药管理局分别在9月、10月发布了有关中医药高地建设、项目购买以及人才培养等政策，鼓励地方结合产业发展需要创建中医药产业园，同时注重海外交流，积极开拓中医药产业的国际贸易市场，充分发挥中医药在推动康养产业发展过程中的独特优势。

5. 打造健康生活目的地成为政府追求的目标

新冠肺炎疫情的发生，加速了康养理念的传播，也坚定了政府推动康养产业发展的决心，打造健康生活目的地成为政府、社会、家庭以及个人追求的目标。目前，政府已经在国家康养旅游示范基地、国家康养产业示范区、国家中医药健康旅游示范基地、体育旅游示范基地等的建设方面进行了积极的实践探索。

表 4　国家颁布的中医药康养相关政策

序号	颁文机构	时间	文件名称	涉及康养的主要内容
1	农业农村部、财政部	2020 - 03 - 06	农业农村部办公厅、财政部办公厅关于开展2020年国家现代农业产业园创建工作的通知	鼓励结合产业发展需要创建中药材产业园
2	国务院	2020 - 08 - 28	国务院关于深化北京市新一轮服务业扩大开放综合试点建设国家服务业扩大开放综合示范区工作方案的批复	支持国家中医药服务出口基地和中医药服务贸易重点机构开拓国际市场，搭建中医药健康养生国际综合服务平台
3	国家中医药管理局	2020 - 09 - 14	国家中医药管理局科技司2020年局机关专项“中医药传统知识保护与发展”政府购买服务项目入选单位公告	
4	国家中医药管理局	2020 - 09 - 27	国家中医药管理局、粤港澳大湾区建设领导小组办公室、广东省人民政府关于印发《粤港澳大湾区中医药高地建设方案（2020～2025年）》的通知	大力发展粤港澳大湾区中医药健康旅游和健康养老服务，面向国际消费者推出中医药健康旅游路线和健康养老服务产品
5	国家中医药管理局	2020 - 10 - 20	国家中医药管理局关于印发中医药创新团队及人才支持计划实施方案的通知	

资料来源：项目团队整理。

在对康养基地进行整体布局的同时，政府也制定了支持基地发展的环境政策以及规范基地发展的限制性政策。国务院发布《关于促进特色小镇规范健康发展意见的通知》，在小镇的空间布局、功能叠加、运营模式以及产业配套等方面提出了较为明确的政策要求，在金融方面也提供了政策支持，如“加大中央预算内投资对特色小镇建设的支持力度。鼓励地方通过安排相关资金、新增建设用地计划指标等方式，对特色小镇发展予以支持引导”。此外，在对康养小镇的规范管理方面，政策也要求各省份按照严定标准、严控数量、统一管理、动态调整原则，加强监督管理，切实促进了康养特色小镇的规范健康发展。

表 5 国家颁布的康养基地相关政策

序号	颁文机构	时间	文件名称	涉及康养的主要内容
1	国家发展和改革委员会	2020－04－25	国家发展改革委关于印发江西内陆开放型经济试验区建设总体方案的通知	大力发展远程医疗、中医养生保健、疗养康复、健身休闲等健康服务业，探索异地型养老、农家式养老、“智慧养老”等新型养老模式，打造一批健康养老基地
2	国务院办公厅	2020－09－16	国务院办公厅转发国家发展改革委关于促进特色小镇规范健康发展意见的通知	错位发展先进制造类特色小镇，信息、科创、金融、教育、商贸、文化旅游、森林、体育、康养等现代服务类特色小镇，以及农业田园类特色小镇

资料来源：项目团队整理。

6. 康养产业的人才保障列入政府议程

分析表 6 可知，康养产业的人才保障政策可以分为两类，一是增加康养产业人才的数量，国家通过颁布扩大就业的相关政策，如引导和鼓励高校毕业生从事健康养老领域的工作，以及通过发展乡村健康养生产业，增加返乡留乡农民工的就业岗位等；二是提升现有康养产业人才的质量，通过开展职业技能培训、优化职业教育课程体系等方式，加强康养产业复合型、创新型人才的培养。值得关注的是，国务院在 2020 年 9 月 17 日发布的《关于加快医学教育创新发展的指导意见》中将医学发展理念从疾病诊疗提升拓展为预防、诊疗和康养，更加关注对疾病的预防和对生命全周期的养护。

表 6　国家颁布的康养人才相关政策

序号	颁文机构	时间	文件名称	涉及康养的主要内容
1	中共中央组织部、人力资源和社会保障部、民政部、中央精神文明建设指导委员会办公室、教育部、财政部、国家卫生健康委员会	2020－06－22	中共中央组织部、人力资源社会保障部、民政部等关于引导和鼓励高校毕业生到城乡社区就业创业的通知	各地可结合实际需要,对高校毕业生从事城乡社区服务开展就业技能培训和创业培训,重点围绕“互联网＋”健康、养老、托育、家政等领域组织专项培训,有针对性地提升技术技能水平
2	教育部	2020－07－03	教育部关于公布首批国家级职业教育教师教学创新团队课题研究项目的通知(附:国家级职业教育教师教学创新团队课题研究项目管理办法)	全国职业教育教师企业实践基地“产教融合”专项课题研究项目:健康养老服务领域教师培训基地规范化建设
3	国家卫生健康委员会	2020－07－15	国家卫生健康委办公厅关于印发2020年度干部教育培训计划的通知	医养结合工作培训班:医养结合政策解读、智慧健康养老等
4	教育部	2020－07－30	教育部、江西省人民政府关于整省推进职业教育综合改革提质创优的意见	开展健康养老专业人才培养专项突破计划
5	国务院办公厅	2020－09－17	国务院办公厅关于加快医学教育创新发展的指导意见	将医学发展理念从疾病诊疗提升拓展为预防、诊疗和康养,加快以疾病治疗为中心向以健康促进为中心转变,服务生命全周期、健康全过程
6	国家中医药管理局	2020－10－20	国家中医药管理局关于印发中医药创新团队及人才支持计划实施方案的通知	

资料来源：项目团队整理。

四　各省区市政府的康养产业政策分析

本报告收录、整理得到各省区市政府2020年1月20日以来有关康养产业的政策文本共268个，并分别统计各省区市的康养产业政策数量，以柱状图的形式加以呈现。首先对各省区市康养产业政策的数量特征进行分析，由图2可知，我国大陆地区除西藏自治区外30个省区市均发布了与康养产业相关的政策文本。其中，广西壮族自治区发布的康养产业政策数量最多，共计18项，明显高于其余各省份。江西省和四川省也发布了数量较多的康养产业政策，分别为14项和13项。内蒙古自治区和新疆维吾尔自治区发布的康养产业政策数量较少，分别仅有4项和3项。计算30个省区市康养产业政策数量的平均值和标准差，分别为9和3，观察图2容易发现，除了上述提及的康养政策极多和极少的5个省份，其余省份出台的康养产业政策数量均处于6～12的区间内，这说明我国大部分省份的康养产业政策支持水平基本相同。基于全国各省区市康养产业政策的数量特征，可将30个省区市分为康养产业政策数量较多、数量居中以及数量较少三个层级，第一层级由广西壮族自治区、江西省、四川省共三个省份组成，第三层级由内蒙古自治区和新疆维吾尔自治区共两个省份组成，其余省区市被纳入数量居中的第二层级。进一步分析三个层级省区市的康养产业政策内容，得到以下三点特征。

（一）广西、江西、四川三省区康养政策兼具规划性和可操作性

康养政策的规划性体现在政府能够从宏观层面做好康养产业发展的顶层设计，构建科学的康养产业体系和合理的产业布局。广西、江西、四川三省区在规划发展区域康养产业方面均进行了有益的探索，如四川省提出构建“一核四区”的康养产业发展格局，全力打造西部医疗康养胜地；广西壮族自治区提出围绕“医、养、管、食、游、动”全产业链，加快打造国内一流、国际知名的宜居康养胜地；江西省积极实施了“2＋6＋N”的产业高质量跨越式发展行动。

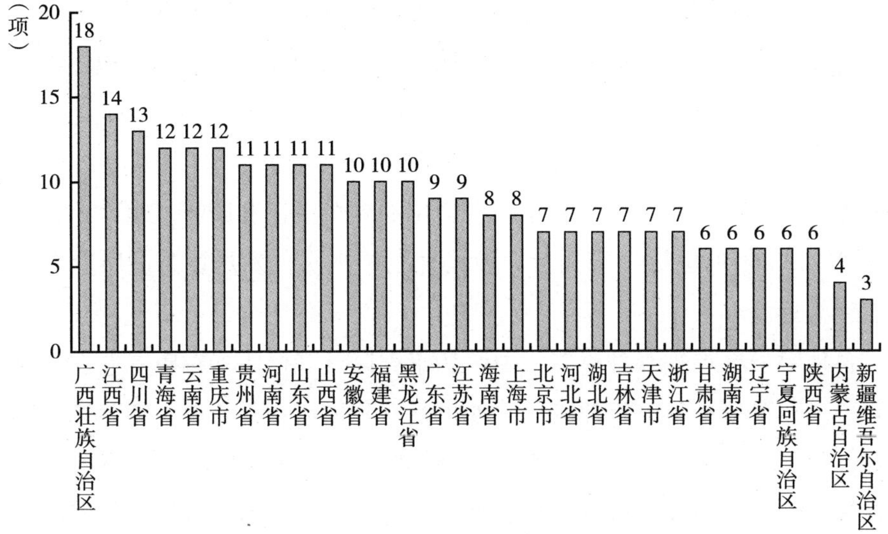

图2　2020 年各省区市出台的康养产业政策数量统计

资料来源：项目团队整理。

康养政策的可操作性要求政府健全康养产业发展的资本、人才、土地等多领域的制度保障。如广西壮族自治区在康养产业用地方面提供金融和土地制度支持，积极引导社会资本投资健康养老产业项目，并在供地价格上给予优惠。江西省鼓励地方结合财力情况发放旅游消费券和康养券，激发旅游消费和康养消费潜力，同时积极开展海外交流，鼓励外资投入本省健康养老、医疗卫生等领域。四川省积极探索发展第三支柱个人养老保险，鼓励养老金融产品创新。此外，江西省和四川省均制定了有利于康养产业人才培养的政策，如开展健康养老专业人才培育专项突破计划，重点支持健康养老领域的学科专业建设等。

（二）依托资源特色和产业优势，各省份康养产业政策规划各有侧重

上述分析得出我国大部分省份的康养产业政策的支持水平基本相同，进一步分析这些省份的政策内容可知，在政策支持力度基本相同的情况下，各地

方政府康养产业的规划各有侧重，充分展现了地方资源特色和产业发展优势。

北京市、广东省、浙江省依托区域内良好的产业技术基础，积极组织开展国家智慧健康养老应用示范试点的建设工作，加快推进康养产业的信息化、数字化。如北京市鼓励健康养老领域应用互联网、5G 等技术，创新产业发展模式；广东省鼓励数字化、智能化的乡村民宿和康养基地建设；浙江省在其 2020 年的国民经济和社会发展计划中提出，发展智慧健康养老的新业态新模式。

各地政府在促进森林康养、中医药康养以及气候康养等康养业态发展的过程中，充分依托地方资源特色，如贵州省积极培育具有地方特色的苗医药疗养、侗医药疗养；黑龙江省发挥大森林、大湿地、大冰雪等特色资源优势，深度开发生态度假旅游新品、冰雪旅游名品、康养旅游精品；安徽省积极推动气象旅游资源保护与开发，促进康养产业的发展，打造“气候好产品”品牌。

此外，各省份在发展休闲运动康养方面也各有侧重。以北京市、上海市为代表的经济社会发展水平较高的地区更加注重体育生活化，积极创建全民健身示范街道、市民健身活动中心、市民健身步道等，培育居民健康的生活习惯。而一些具有特色资源的省份则强调大力发展具有地方特色、民族特色的运动康养产业，如东北三省以发展有地域特色的冰雪体育旅游为主；甘肃省则重点组织山地自行车等山地特色体育比赛，打造陇东南和少数民族地区的休闲康养中心。

（三）内蒙古、新疆康养产业政策引导趋势明显

由收集到的数据可知，内蒙古、新疆两省区的康养产业政策数量较少，低于全国各省份康养产业政策数量的平均水平。进一步分析两省区的康养产业政策文本，虽然数量较少，但两省区政府对康养产业的政策引导趋势较为显著。如内蒙古自治区以深入推进医养康养结合为发展特征，积极探索符合区情的医养结合体制，构建医养康养相结合的服务体系。新疆维吾尔自治区则结合当地特有的气候条件和物候景观，重点促进当地康养旅游产业的发展。

值得关注的是，虽然内蒙古、新疆两省区政府在康养产业方向引导上做出了积极的努力，但支持性、规范性政策数量较少，与康养产业发展相关的金融、税费、土地、人才政策数量较少，标准设计、法规管制等产业规范性政策存在缺失。

五　地方政府的康养产业政策分析

（一）政策工具视角下的地级市康养产业政策分析

政策工具是决策者用来实现政策目标的手段和方式。本报告借鉴了Rothwell 和 Zegvelad 的政策工具分类思想，将各地级市的康养产业政策分为环境型、供给型和需求型，对收集到的223 个地级市康养产业相关政策进行了分析。具体方法为从政策文本中抽离出与康养产业发展相关度较高的内容作为基本分析单元，采用内容分析法归纳出三类政策工具下的次级政策工具，并进行频数统计（见表7）。

表7　各地级市康养产业政策工具的使用情况统计

工具类型	工具名称	含义	频数	占比(%)
环境型	策略性措施	推进多业态融合等策略性政策	52	23.53
	目标规划	对地区康养产业发展的总体规划	12	5.43
	金融支持	给予新创立的康养企业财政补贴，对获评康养品牌的企业进行奖补	10	4.52
	服务体系建设	建立完善健康养老、老年健康等服务体系建设	7	3.17
	标准设计	康养相关产业标准及评价体系建设	3	1.36
	组织实施	政府层面成立专门领导组织，开展部门分工，统筹推进	2	0.90
	税收优惠	对文旅康养项目给予免税或减税等奖励	1	0.45
	法规管制	通过各种法规、制度监管康养市场，保障其有序发展	1	0.45
合计			88	39.82

续表

工具类型	工具名称	含义	频数	占比(%)
供给型	基地建设	康养相关产业示范基地、项目等的建设	38	17.19
	科技支撑	对各项科学技术的发展和应用直接或间接的鼓励与推动	14	6.33
	基础设施建设	对康养产业的软、硬件基础条件建设	6	2.71
	人才培养	对康养产业人才队伍的建设	5	2.26
	用地保障	对康养项目建设用地的优惠政策	4	1.81
	资金投入	对康养产业的财政支持	3	1.36
	信息服务	建设康养相关产业，如医疗养老信息平台，实现信息共享	2	0.90
		合计	72	32.58
需求型	市场塑造	政府培育消费新热点与健康消费习惯，释放消费潜力等行为	25	11.31
	服务外包	政府鼓励与引导社会资本参与合作	22	9.95
	海外交流	借鉴国外成熟经验和先进做法，鼓励引进国外先进技术	11	4.98
	政府采购	将符合条件的康养服务纳入医保支付范围等政府出资购买康养服务的行为	3	1.36
		合计	61	27.60
		总计	221	100.00

资料来源：项目团队整理。

由表7可知，总体上我国各地级市在发展康养产业的过程中，三类政策工具均有涉及，政府综合利用了多种政策工具从多方面为我国康养产业的发展提供了制度保障。进一步比较各类政策工具的使用频率，可以看到，这三类政策工具的使用频率存在差异。其中，环境型政策工具占到了总体的39.82%，供给型政策工具次之，占到了总体的32.58%，需求型政策工具所占比例最小，仅占27.60%。这表明，在当前的康养产业发展中，政府在为康养产业提供良好的发展环境方面做出了较多努力，更多地使用了环境型政策工具，而在提升公众的康养消费需求等方面缺少足够比例的政策支撑。此外，在各类基本政策工具内部的次级政策工具的使用上也各有侧重。如环境型政策中策略性措施占比远高于其他次级政策工具，法规管制等规范性政策较少；供给型政策中基地建设占比较大；需求型政策中以市场塑造为主，海外交流和政府采购仍待加强。下面将对各地级市政策工具的使用进行较为详细的分析。

1. 环境型康养产业政策工具最多，但缺乏明确的操作细则

环境型政策工具是指政府通过康养产业的策略性措施、目标规划、金融支持、服务体系建设、标准设计、组织实施、税收优惠以及法规管制等为康养产业的发展提供有力的发展环境。

根据整理得到的数据可知，环境型政策工具居多。究其原因，一方面是因为政府在发展新兴的康养产业过程中，偏好采用环境型工具引领和规范康养产业的发展方向，为康养产业的可持续发展营造良好的发展环境。另一方面是因为康养产业融合了养老服务业、旅游业、互联网产业等多种业态，需要政府、市场、社会等多方参与才能取得更好效果。进一步分析环境型政策工具下的次级政策工具，其中，政府采用策略性措施和目标规划工具的占比超过七成，说明政府在积极促进康养产业与养老服务业、旅游业、互联网产业等多种业态相融合，同时研究制定康养产业发展规划，从宏观层面调整和把控康养产业的发展方向。

金融支持和税收优惠是非常重要的次级政府工具，在释放康养市场活力、营造企业良好的投融资环境方面起着关键作用。如阳泉市积极推动落实《支持康养产业发展行动计划 2019～2021)》，大力推进地方康养小镇、康养社区建设项目，并在立项、用地、财政、金融、税费等政策上给予支持。在税费优惠方面，三明市对引进本市的固定资产投资额超过 1 亿元的文旅康养项目，前两年上缴税收地方留成部分给予全额奖励，后三年奖励 50%。

与此同时，政府采取标准设计和法规管制工具来考核、监督和规制康养市场，如阳泉市提出建立康养产业标准体系，内容涵盖养老服务标准、医养结合服务标准以及“康养＋农业”“康养＋医疗”“康养＋旅游”“康养＋运动”等产业标准。值得关注的是，金融支持、税收优惠、标准设计和法规管制工具占比分别为 11%、1%、3% 和 1%，合计占比不到两成。这类政策工具的缺失，表明政府在使用环境型政策工具时缺乏较为明确的操作细则，对康养产业的方向指引和政策鼓励往往成为一种口号式的宣传，使得康养产业发展后劲不足。

2. 供给型康养产业政策工具数量适中，资金和人才投入不足

供给型政策工具是指政府通过基地建设、科技支撑、基础设施建设、人

才培养、用地保障、资金投入以及信息服务等直接推动康养产业的发展。

根据整理得到的数据可知，供给型政策工具数量适中，但其内部次级工具的使用占比差异较大。其中，基地建设的占比超过了五成，其次是科技支撑占比 19%，基础设施建设（主要是硬件设施）占比 8%。这表明政府大力促进康养产业的硬件设施建设和科学技术的研发，同时建设康养示范基地，促进产业发展的扩散效应。如聊城市致力于将阿胶养生产品打造成聊城建设“全国康养旅游示范基地”的核心项目，梅州市努力打造集南药种植、中医药养生、休闲旅游于一体的健康养生产业示范基地，柳州市重点培育一批规模化、标准化、规范化、品牌化中药壮瑶药药材生产示范基地和知名企业等。

此外，目前支撑康养产业发展的人才和资金领域的政策较少。根据收集整理到的数据，在人才培养方面，只有四川省自贡市和浙江省湖州市提出依托院校、机构培养老年健康人才，建设康养人才培训基地；在资金投入方面，山西省大同市提出加大对康养项目申报资金支持力度，宁夏回族自治区鼓励利用中央预算内资金和服务业引导资金等支持健康养老领域的企业发展。大部分地方政府政策还未涉及人才、资金领域，即使有所关注，政策的具体要求也不够细致，阻碍了康养产业的标准化、专业化发展进程。

然而，供给型政策工具中信息服务的占比很低，仅为 3%。结合本报告对于中央层面的康养产业政策分析，未来信息技术将成为康养产业发展的重要内容。在疫情防控常态化的背景下，建设以大数据技术为基础的全民健康信息平台，一方面可以帮助实现医疗机构信息互联互通，另一方面帮助涉老服务机构之间实现信息共享，从而更好地为智慧康养的实现夯实基础。因此，地方政府需要加强对康养信息服务的支持力度。

3. 需求型康养产业政策工具较少，更多倚重市场塑造和服务外包

需求型政策工具是指政府通过采取市场塑造、服务外包、海外交流、政府采购等工具来降低康养产业发展的市场阻碍，减少外部因素对康养产业的影响，拉动康养产业的发展。

在三类康养产业政策工具中，需求型政策工具占比最少。分析数据可知，政府在市场塑造和服务外包的供给上力度最大，两者合计占到了需求型

政策工具的77%；在海外交流上的供给力度较小，占比为18%，政府采购占比最少，仅为5%。这表明政府在拉动康养产业发展方面更多地倚重市场塑造和服务外包，而政府采购方面的供给较少。

市场塑造是指政府采取的培育消费新热点与健康消费习惯，释放消费潜力等行为。在新冠肺炎疫情防控的背景下，政府着力培育居民线上消费、非接触式消费、健康保健消费等消费习惯，同时鼓励企业加大对消费市场的研究与产品供给，达到释放消费者需求、增强消费者购买力的目的。服务外包指政府通过引导社会力量、引进社会资本进行康养产业的项目开发与运营，如辽宁省鞍山市，广东省东莞市、云浮市、中山市，福建省龙岩市，河北省邢台市以及云南省曲靖市纷纷鼓励社会力量根据市场需要兴办医养结合机构、参与休闲健身设施建设运营；山东省烟台市、淄博市鼓励各县市区运用政府和社会资本合作（PPP）模式，吸引和撬动社会资本投入康养领域。

政府采购中比较重要的一部分内容是有关医保支付体系的建立和完善，如广西来宾市将本市符合条件的医养结合单位，优先纳入医保和长期护理险定点范围；浙江省湖州市正在探索康养服务与医保、养老服务补贴等政策相互衔接的支付保障机制；山东省青岛市也在考虑将符合条件的互联网诊疗服务纳入医保支付范围。政府将部分康养服务的费用纳入医保报销范畴，能够有效地降低康养企业的运营成本，但同时也会加大医保基金运行压力，因而在使用该项政策工具时需要谨慎。

（二）县级政府工作报告分析

考虑到目前县级政府的文件还未被纳入政策法律文献数据库，同时为了保证分析文本的一致性，本报告以75个康养强县2020年的政府工作报告作为分析对象，通过统计康养产业相关表述在政府工作报告中的比重来反映康养产业相关政策在县级政府施政中所占的比重情况。

具体的操作方法是，首先确定分析文本的内容范围，由于政府工作报告内容同时包含了对2019年政府工作的总结和对2020年政府工作的安排，本报告只研究后者。因此在进行康养政策的占比统计时，将政府工作报告中有关“工作总结”的部分去除，只保留关于2020年的工作计划。之后，报告依次对各县政府工作报告中涉及康养产业发展政策的文字内容进行了提取，然后分别计算出这部分内容的表述字数占所选取的该报告中所有政策领域总字数的比重，并制作了相应的柱状统计图。

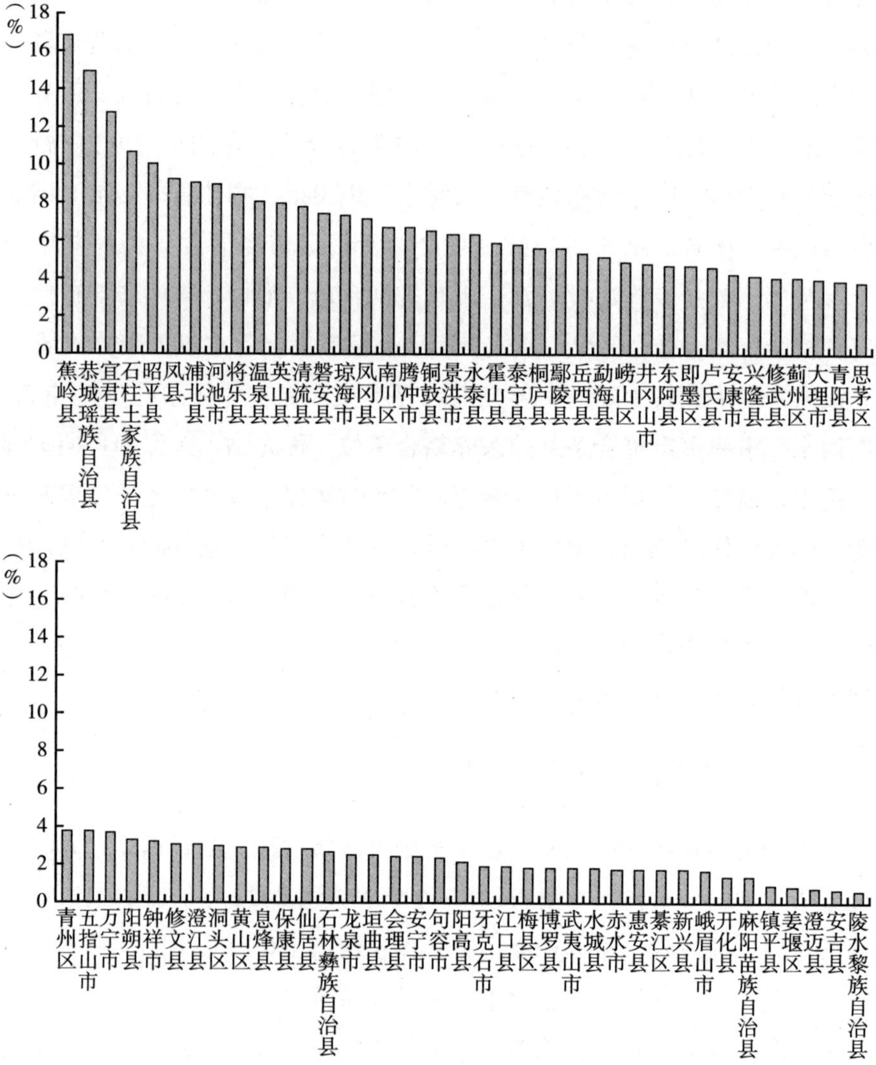

图3　强县政府工作报告中康养产业的占比统计

资料来源：项目团队整理。

1. 强县康养政策的比重数据呈现两极分化特征

从图中不难看出，各康养强县的政府工作报告中康养政策的比重数据呈现两极分化的分布特征。蕉岭县、恭城瑶族自治县、宜君县、石柱土家族自治县以及昭平县的康养政策比重都达到了10%以上，而镇平县、姜堰区、澄迈县、安吉县、陵水黎族自治县的比重不足1%，两极分化较为明显。

2. 康养相关关键词出现位置多为政策一、二级标题，且出现频率高

报告整理得到了蕉岭县、恭城瑶族自治县、宜君县、石柱土家族自治县以及昭平县政府工作报告中“康养”相关关键词出现的一、二级标题，具体数据见表8。其中，蕉岭县和宜君县均在2020年政府工作目标中提出发展康养产业，明确了康养产业的发展定位。石柱土家族自治县在2020年政府工作安排中专设第二部分，以“做大做强康养产业，深入推动高质量发展”为一级标题，下设“开创文旅融合发展新局面”“有效增加‘六养’产品供给”“构建现代山地特色高效农业新格局”等二级标题，从各方面提出促进本县域康养产业发展的政策。浦北县也在2020年的政府工作安排中专设第五部分“以‘两山理论’为引领，聚焦绿色发展，全力打造‘山水长寿乡　康养目的地’品牌”，引导和支持康养产业的发展。

表8　部分康养强县政府工作报告中康养关键词出现位置统计

序号	县名称	一级标题（包括2020年政府工作目标）	二级标题
1	蕉岭县	建设“世界寿乡·富美蕉岭”，打造梅州寿乡品牌之星	做精大健康产业
			优化大健康产业布局
2	恭城瑶族自治县	—	不断推动康养旅游发展
			加快健康工程建设
3	宜君县	发展好旅游、文化、体育、健康、养老五大幸福产业，全力让幸福更有“质感”，让发展更有“温度”	做靓避暑康养产业
			做优中医药产业
4	石柱土家族自治县	做大做强康养产业，深入推动高质量发展	开创文旅融合发展新局面
			有效增加“六养”产品供给
			构建现代山地特色高效农业新格局
			提升康养产品供给能力，旅游人均消费达到740元

续表

序号	县名称	一级标题 （包括2020年政府工作目标）	二级标题
5	昭平县	—	提升大健康和文旅产业发展质量
6	凤县	—	加快推进健康凤县建设,5月底前中医院迁建项目竣工投用
7	浦北县	以“两山理论”为引领,聚焦绿色发展,全力打造“山水长寿乡 康养目的地”品牌	重点推进健康产业发展

资料来源：项目团队整理。

参考文献

［1］刘成、徐思敏、刘兰娟、潘怡雯：《江浙沪三省市运动休闲特色小镇公共政策文本的量化分析》，《体育科技文献通报》2020年第10期，第1～2+14页。

［2］周言、李永鑫：《老龄政策发展的五个转变》，《企业管理》2020年第8期，第122～123页。

［3］戚湧、张锋：《基于内容分析的战略性新兴产业政策评价研究》，《科技进步与对策》2020年第17期，第118～125页。

［4］林洁、胡慧敏、王硕、郭冬梅：《粤港澳大湾区中医药政策现状及完善建议》，《中国药房》2020年第13期，第1543～1549页。

［5］丁文珺：《健康中国视域下康养产业发展对策研究》，《老龄科学研究》2020年第6期，第11～22页。

［6］敬乂嘉：《老龄社会的复合治理体系：对1982～2015年老龄政策变迁的分析》，《中国行政管理》2020年第5期，第63～70页。

［7］姜广义：《我国区域体育产业政策聚类分析——基于各省关于加快发展体育产业促进体育消费实施意见的比较》，《体育科技文献通报》2020年第5期，第1～3+34页。

［8］曾芳芳、朱朝枝：《新冠肺炎疫情背景下康养休闲农业发展研究》，《华北水利水电大学学报（社会科学版）》2020年第2期，第1～4页。

［9］邹毅：《土地政策利好 文旅、康养产业或将起飞》，《中国花卉报》2020年4月2日。

［10］成海军：《新冠肺炎疫情下健全养老服务业发展的政策建议》，《中国社会报》2020年3月2日。

[11] 黄剑锋、章晓懿：《中国智慧养老产业政策研究——基于政策工具与技术路线图模型》，《中国科技论坛》2020 年第 1 期，第 69 ~ 79 页。
[12] 孙昌赫、翟铁民、王荣荣、邹长青、季惠斌：《基于政策工具的我国“互联网 + 医疗健康”政策内容分析》，《中国卫生经济》2020 年第 1 期，第 13 ~ 17 页。
[13] 刘忠艳、赵永乐、王斌：《1978 ~ 2017 年中国科技人才政策变迁研究》，《中国科技论坛》2018 年第 2 期，第 136 ~ 144 页。
[14] 马丽丽、陈娜、汤少梁：《医养结合养老机构养老服务发展政策研究》，《医学与社会》2016 年第 4 期，第 40 ~ 43 页。
[15] 韩艳：《中国养老服务政策的演进路径和发展方向——基于 1949 ~ 2014 年国家层面政策文本的研究》，《东南学术》2015 年第 4 期，第 42 ~ 48 + 247 页。
[16] 王辉：《政策工具视角下我国养老服务业政策研究》，《中国特色社会主义研究》2015 年第 2 期，第 83 ~ 89 页。
[17] 李广华：《建设健康城市的公共政策分析》，《江苏卫生保健》2005 年第 1 期，第 31 ~ 33 页。

B.3
新冠肺炎疫情背景下康养休闲农业发展研究

杜聪慧　崔永伟　徐力兴*

摘　要：　新冠肺炎疫情的暴发对康养休闲农业发展产生了直接和间接负面影响，我国康养休闲农业具有市场需求潜力大、经营主体类型多、经营模式内容丰等特点，“十四五”期间面临双循环格局、新消费理念、信息大数据技术应用、产业优势彰显等新机遇，要把握新阶段、贯彻新理念、融入新格局，应在完善基础设施建设、进行数字化智慧化改造、加快新产品开发、加强从业人员培训等方面加快推进。政府应在加强金融支持、加大财政补贴、完善营销体系、建立应急预案等方面强化政策支持，经营主体更应依靠科技支撑推进转型，共同推进康养休闲农业实现绿色高质量发展。

关键词：　新冠肺炎疫情　康养休闲农业　高质量发展

2020年新冠肺炎疫情的暴发，对经济和社会各个方面都产生了巨大影响，我国休闲农业也受到了巨大的冲击。康养休闲农业是更高层次的休闲农

* 杜聪慧，北京工商大学嘉华学院副教授，主要研究方向为大学数学课程教学、计量经济学模型方法及应用；崔永伟，中国科学院农业经济管理学博士，农业农村部规划设计研究院高级经济师，主要研究方向为乡村振兴政策与规划、智慧农业与数字乡村、康养农业发展；徐力兴，农业农村部规划设计研究院农业工程信息研究所所长，高级工程师，主要研究方向为农业农村信息化与乡村振兴。

业，如何在危机中脱困而出，抓住机会，转型升级，值得深入思考。在分析我国康养休闲农业发展特点的基础上，剖析疫情对其产生的影响，思考未来的发展方向及实现高质量发展的对策。

一 我国康养休闲农业发展的特点

2021年中央一号文件强调，要充分发挥农业产品供给、生态屏障、文化传承等功能，促进农业高质高效、乡村宜居宜业、农民富裕富足，为全面建设社会主义现代化国家开好局、起好步提供有力支撑。加快发展“农业+休闲+康养”，推动生产、生活、生态、生命“四生”融合的康养休闲农业发展，是深化农业供给侧结构性改革的具体实践，是加快农业发展方式转变的必然要求，是促进乡村产业兴旺的重要途径，是满足城乡人民日益增长的美好生活需要的有效方式，对于加快乡村振兴战略实施，具有十分重大的意义和作用。

（一）市场需求潜力巨大

随着人们收入和生活水平的提高，日常闲暇越来越多，生活消费方式在改变，我国休闲农业和乡村旅游的市场需求不断增长，消费能力持续旺盛。据统计，随着收入的增长，城镇居民国内旅游支出保持在10%以上的增长速度，2019年，我国城镇居民用于旅游方面的支出达到4.75万亿元，比2018年增长了11.6%，我国休闲农业和乡村旅游的消费人数也在不断增长，2019年达到32亿人次。

在需求拉动下，社会资本投资活跃，家庭经营、合作经营、集体经营、企业经营等成为我国休闲农业和乡村旅游的主要经营方式。据统计，截至2019年底，我国从事各种领域、各类经营模式、成规模的休闲农业经营主体，发展休闲农庄、观光农园等康养休闲农业基地30多万个，其中休闲农业聚集村9万多个，休闲农业园区4多万家，直接带动各类人员就地就业人数达到1200万，800多万农户直接受益。2013年以来，我国休闲农业和乡村旅游投资额逐年快速增长，从960亿元增长到2019年的3200多亿元。由此拉动休闲农业快速发展，近几年，我国休闲农业行业经营收入增长迅速，从2013年的2700亿元增长到了2019年的8500亿元，复合增长率达到了21.06%。

（二）主体多元化经营

1. 农民专业合作社

农民专业合作社，是指在农村家庭承包经营基础上，农产品的生产经营者或者农业生产经营服务的提供者、利用者，自愿联合、民主管理的互助性经济组织①。农民专业合作社以其成员为主要服务对象，是小农户和现代农业发展实现有机衔接的主要力量。

我国制定了农民专业合作社法，并于2007年开始实施。2007年以来，我国农民专业合作社快速成长和发展，截至2020年底，全国有220多万家依法登记的农民专业合作社，有1.2亿多户农户加入合作社，成为合作社的成员，其中95.4%的成员是普通农户。在合作社基础上成立了合作社联合社，已经超过1.2万家，平均来看每个联合社带动成员社达到12个。在相关政策的支持激励下，通过组织农户、服务农民，农民专业合作社发挥“抱团”作用，参与生产和市场竞争，在促进产业发展、提高农民收入等方面发挥了重要作用。统计显示，在合规正常运营的合作社中，全国从事康养休闲农业、乡村旅游的农民专业合作社超过1万家，其中与民间工艺品制作、民俗手工品制作等相关的有2000多家。

农民专业合作社的运作模式，使其在土地、农产品上具有资源优势，在此基础上，可以延伸出把农产品加工成旅游产品，并开发出游客参与的项目，结合农事体验、采摘、参与农产品加工环节等，提供参与、体验、教育等集成的一种休闲模式，扩大收入渠道，延伸农业产业链，促进产业融合，带动经济发展。在促进融合发展方面，合作社在产业发展中还能通过推进康

① 《中华人民共和国农民专业合作社法》（2006年10月31日第十届全国人民代表大会常务委员会第二十四次会议通过，2017年12月27日第十二届全国人民代表大会常务委员会第三十一次会议修订），http：//politics.rmlt.com.cn/2018/0130/510207.shtml。

养休闲农业发展，使产业链、价值链不断延伸变长，融合发展不断加快（刘北桦、詹玲，2016），融合发展的过程中可在不增加农业资源的投入和不加大对环境影响作用的基础上实现农村经济的发展，缓解了资源环境对农业农村经济社会发展的制约（廖祖君、郭晓鸣，2015）。从众多实践可以看出，农村产业融合发展可以有效缓解合作社发展中单一的经营业态、较低的产品附加值、较弱的赢利能力等制约因素，同时合作社参与多种经营，可以加快农村产业融合发展，进而促进产业兴旺，带动农民增产增收，加快乡村振兴。

2. 家庭农场

家庭农场是以家庭成员为主要劳动力，从事农业规模化、集约化、商品化生产经营，并以农业收入为家庭主要收入来源的新型农业经营主体。家庭农场是为了促进我国农业生产规模化、集约化、商品化而发展的新型组织形式，对提升农业生产效率、效益，推进农业现代化、提升乡村居民家庭收入具有极大的作用①。截至 2019 年底，全国家庭农场名录系统登记数超 79 万家，家庭农场的形成和发展，对于推动农业农村经济发展、加快农业商品化进程、提高农村居民收入具有重要作用。

家庭农场是以家庭联产承包为基础发展起来的，保持了农户以家庭为单位进行经营的基本内核。整体来看，家庭农场从事农业生产经营活动，具有特有的比较优势，因经营规模适中可以灵活应对市场变化，对新技术、新品种、新装备的接受和采用接纳反应较快。家庭农场在市场竞争中，主动采取绿色化生产，从事集约化经营，发展形成多种经营模式，形成多种业态，成为农业农村发展活力的重要源泉，是促进产业兴旺，提升农业效益、增加农民收入的重要渠道（赵阳，2020）。家庭农（牧、渔）场在采摘、养殖、农耕生产活动体验的基础上，针对不同的人群打造相应的康养休闲农业项目，比如“亲子采摘乐园”“儿童农耕俱乐部”等，很受市场的欢迎。

---

① 《农业部关于促进家庭农场发展的指导意见》，http：//www.moa.gov.cn/nybgb/2014/dsanq/201712/t20171219_ 6105426.htm。

3. 农业企业

新时代，城乡居民消费结构和消费方式发生了很大变化，以农业产业化龙头企业为代表的各类农业企业加快推动农业与“互联网＋”“康养＋”“旅游＋”等融合，促进康养休闲农业发展。据统计，截至2019年底，全国经农业农村部门认定的县级以上的农业产业化龙头企业有9万多家，在这些龙头企业带动下，有超过1.25亿农户实现产业发展。

农业产业化龙头企业是指以农产品加工或流通为主，通过各种利益联结机制与农户相联系，带动农户进入市场，使农产品生产、加工、销售有机结合、相互促进，在规模和经营指标上达到规定标准并经政府有关部门认定的企业（陶维乐，2007）。

农业企业一般是从产业出发进行康养休闲农业产品打造的，比如以企业文化、基地为基础，打造农业科技教育中心、农业博物馆、果蔬采摘、参与体验、康养休闲等基地。

此外，一些地方在推进农村集体产权制度改革试点的基础上，乡村集体经济组织也开展了康养休闲农业的生产经营活动。直接依靠村集体的力量，将整个村庄进行升级改造，打造特色乡村旅游，既能提高农民收入，还可以获得较大的政策支持力度。

（三）经营模式内容丰富

康养休闲农业利用农业景观资源和农业生产条件，集生产、生活、生态、生命于一体，以发展观光、休闲、体验、旅游等为生产经营形态，因此康养休闲农业涉及的经营内容丰富，范围广泛，模式多样。

田园农业旅游。这种模式主要以乡村农田景观、农业生产活动和农产品生产为主题，发展农业、果蔬、花卉、水产、畜禽等各类旅游体验活动。

民俗风情旅游。突出一个地区、地域民族历史文化特点，提供农业、农事、农家各种体验方式的乡村旅游活动。

农家乐旅游。走进乡村，走进原始的真实的农家院，体验住农家院、吃农家饭的农家生活，感受自然放松的环境。

村落乡镇旅游。以独具特色的古村镇、新农村等的建筑、民居、院落为主题，提供休闲、观光、体验活动。

休闲度假旅游。以乡村优美的自然环境、清新的空气、安静舒适的状态，提供休憩、休闲、度假等服务。

科普教育旅游。以不同发展时期农业农事农家活动的文化、历史、生活等为主题，突出农业生产、农民生活、生态环保、动植物科学等的知识传播、普及等活动。

总体来看，康养休闲农业是以农业生产为基础，“接二连三”，按照一二三产业相互融合促进的模式进行发展，不断拓展农业的多功能性，发展了采摘农业基地、观光体验基地、生态餐厅、农家乐、农家大院、民俗村、美丽新村、博物馆、展览馆、美食馆等康养休闲农业项目，不断延长农业产业链，提升产业价值链，增加就业，促进农民收入不断增加，同时还促进了城乡间要素流动，缩小城乡差距。

二　新冠肺炎疫情对康养休闲农业发展的影响

（一）直接影响

新冠肺炎疫情的暴发，使我国经济发展受到巨大影响，旅游、休闲等产业受损严重。旅游景区关门停止运营，旅游团组停发，游客出行取消，造成巨大的经济损失，据估计，2020 年中国旅游收入比 2019 年减少 8000 亿元。同样，农产品加工与流通、农村物流、餐饮、信息与技术等农村服务业也受到严重影响。

过去一年，疫情暴发后农村服务业中受影响最严重的是休闲农业，而康养休闲农业损失更加惨重。一是康养休闲农业经营惨淡，收入损失巨大。康养休闲农业停业、无门票收入、无经营收入，基地销售渠道关闭，农副产品滞销，各类花卉、食材等配套产品因停业造成了巨大浪费。二是康养休闲农业停止营业，就业和农民收入受到严重影响。康养休闲农业基地无法正常运营，一些企业和经营主体受损倒闭，提供的就业岗位减少，相关从业的农民收入大幅减少。

以休闲渔业为例，据李东萍等（2020）的研究，我国休闲渔业2019年接待游客2.74亿人次，产值达943.18亿元，其中，休闲垂钓及采集业284.16亿元，旅游导向型休闲渔业446.16亿元，合计占休闲渔业产值的77.43%。由于休闲渔业不是以生产为主，而是依托水产品生产发展餐饮、休闲、体验活动，受疫情的影响，基本没有收入，损失巨大。

具体的，“依靠高质量”“打造名品牌”“聚集旺人气”促进发展的康养休闲农业，受疫情影响停止发展和前进，表现在两个方面：一是从发展阶段分析，从长期和短期考虑，疫情的发展不定，各种计划和安排与原来发生了很大变化，节奏也不同步，尤其是恰逢春节期间暴发疫情，各种休闲、节庆活动前期的建设和投入全部落空。比如种植的各类果蔬、花草因停业没有消费者，全部浪费在田间地头。二是从较长时间的经营效益分析，休闲基地、乡村民宿受损较重。疫情防控期间，康养休闲农业经营主体按照疫情防控的要求全部停业，各类具有乡村民俗特色的康养休闲活动被取消，春节假期休闲度假旺季受疫情防控影响，经营收入大幅减少，据北京市统计局统计数据，2020年农业观光园和乡村旅游一季度总收入分别为24861.3万元和4267.4万元，分别比上年同期下降42.1%和69.7%，游客接待量分别为50.6万人次和59.6万人次，分别比上年同期下降74%和72.2%。疫情对北京乡村地区的休闲、观光、体验等康养休闲农业造成严重冲击，影响涉及约1000个农业观光园、1万多户民俗体验经营农户、6万多相关产业就业人员。乡村民宿经营惨淡，损失较大。大多数康养休闲农业订单取消，而一些民俗前期投资大，还要交付房租，支付职工的工资、报酬，再加上运营成本支出，入不敷出。

从本身业态分析，康养休闲农业消费存在明显的淡旺季，并且无法在空间和时间层面实现平滑消费。尽管春节“黄金周”旅游消费的主要产值来自重要旅游景点景区，并非康养休闲农业消费最重要的消费旺季，然而随着春节结束、气温回暖，康养休闲农业消费，尤其是康养休闲农业观光消费和乡村果园采摘消费开始进入旺季，各地往年依托康养休闲农业基地举办的赏花节等踏青迎春活动以及果蔬采摘活动全部停办，由于农事活动的季节性，这两项康养休闲农业消费活动无法在疫情结束后得到代偿性的恢复。时间区段错过后，便只能留待来年。

从经营主体分析，从事康养休闲农业经营的大多数企业规模小，务工人员多是当地劳动力。与旅游行业其他类别的企业和从业人员相比，康养休闲农业固然由于产业体量较小、业态发展分散等原因，具有现金流相对健康、企业资金负担相对不重、从业人员就业方式和就业时长易机动调整等优势，但康养休闲农业的抗风险能力依然较弱。康养休闲农业消费相较于其他旅游门类，受到了更“紧”的时间和空间约束。康养休闲农业产业所附属的花卉业、蔬果业，都存在最佳观赏期与最佳采摘期，新冠肺炎疫情使 2020 年的康养休闲农业失去这两大最佳消费期，进而直接导致 2020 年康养休闲农业产值大幅萎缩。继而，大量在盈亏平衡线附近微利经营的从业企业，利润可能直接由正转负，而康养休闲农业从业人员的收入也将大幅下降。因此，积极鼓励和推动康养休闲农业自救，帮助康养休闲农业在抗击新冠肺炎疫情的中后期“重启”尤为重要。

从发展模式分析，康养休闲农业主要的几种经营模式，如农家乐、休闲农庄、观光农园等，主要提供休闲、观光、娱乐、采摘、食宿、会议、科普活动、农产品销售等服务，受疫情影响，寥寥无几的门票收入，趋于零的产品销售额，致使经营收入基本为零，但是每天都会发生的产业发展的场地租金、人员投入成本等经营费用成本，只有支出没有收入，经营遇到巨大困难。

（二）间接影响

疫情防控常态下，消费者对康养休闲农业的选择和偏好将发生变化。人们对休闲消费的首要关注将是卫生条件和安全状况，也更在意是否有人或者自助商店、餐厅服务等，更加关注服务的无接触、便捷性和智能化，这些偏好对服务的设施配套水平和安全性等方面提出了更高的要求。人们对健康的渴望达到新高度，更关注接近自然、增进社交活动的乡村康养休闲活动，更向往到康养休闲农业基地进行消费。无接触式的消费方式更加流行，线上消费将呈现止跌逆向增长的态势。在线休闲、消费、体验需求更加旺盛，直播带货、网上直销、电子商务等将呈上升增长发展态势。

三　“十四五”时期康养休闲农业发展的方向

进入“十四五”时期，随着我国脱贫攻坚目标任务的完成，全面建成小康社会，人们收入越来越高，随之人们的消费和休闲的方式、习惯都发生很大变化，对健康生活的偏好趋于多样化和个性化，更加关注健康，康养消费的理念越来越成熟，康养休闲的需求越来越普遍、越来越旺盛。不难预测，疫情防控常态下，突出“健康养生”的生活方式和康养休闲方式将越来越受关注，人们在休闲中保持以健康为目的的康养休闲农业，其更契合消费者的需求，因此，我国康养休闲农业将迎来新的发展机遇。

“十四五”践行新发展理念，就是要坚持绿色发展。康养休闲农业项目由于建在广袤的农村大地上，空间开阔、空气流通性好、人口密度相对较低，以家庭自驾小规模出游为主，在满足人们回归自然、接触自然的愿望和娱乐、消费及社交需求的同时，将会成为新的消费热点。因此，应坚持“绿水青山就是金山银山”的理念，推进乡村振兴战略实施，提早布局疫情解除后的康养休闲农业市场，第一时间推出一批康养休闲农业示范村镇，推出特色康养休闲农业项目品牌，开展以“绿水青山休闲行”为主题的城乡居民乡村休闲游活动。通过大力发展康养休闲农业，推出更多的健康生活产品，吸引更多的消费者到乡村进行休闲和旅游，创新发展，打造后疫情时代新的经济增长极，夺取防疫和经济发展双胜利。

“十四五”期间发展康养休闲农业，就是要促进产业形态更加多样、产业贡献不断扩大、产业水平加快提升，实现绿色高质量发展，长期来看，发展机遇叠加，为康养休闲农业实现跨越式发展提供了新的契机。一是以国内大循环为主的双循环新发展格局机遇。坚持国内大循环为主，就是要完善国内生产、分配、流通、消费的环节，完善公共卫生事业领域基础设施建设，实质性推进康养产业的供给侧结构性改革。

二是新消费方式和偏好机遇。疫情的暴发和防控，改变了人们的生活习惯、消费行为、出行方式，康养产品市场扩张迅速。人们改变了有病治疗无病不防、年老后才开始养生的观念和习惯，开始对各个年龄段家庭成员的医疗、保健、养生进行全方位关注。

三是信息大数据技术应用机遇。随着大数据技术的逐渐成熟和5G时代的到来，企业调整产业结构、提升服务质量的首选就是以数据为基础的技术革新。疫情防控常态化，加速了康养休闲农业与大数据、互联网、人工智能等技术的结合，在线预约、智慧管理等新技术的广泛应用，促进康养休闲农业的升级。

四是康养休闲农业的产业优势更加彰显的机遇。贴近自然、接触自然，走进空旷的产业空间，成为疫情防控常态化下独具吸引力的消费选择，具有巨大的市场潜力。

疫情后康养休闲农业将有更多发展机会。疫情防控常态化下，许多人将到国外出游的计划改变为在国内消费，将到景区场馆游玩转变为到郊外、乡村去康养休闲，康养休闲农业将通过预约方式逐步恢复经营。被疫情压抑的需求会释放，更加健康的生活理念使消费者渴望与大自然和谐亲近，选择到康养休闲农业基地去消费，这将给康养休闲农业的转型升级带来新机遇和新挑战。同时对经营者的经营理念也产生影响，一些经营者开始思考新的投资方式，更加重视人才、技术的引进和服务质量、水平的提高，重点向轻资产经营方式转变。

四　康养休闲农业发展的重点任务

（一）完善基础设施建设

经此一“疫”，消费者对卫生安全的要求进一步提升。此次疫情也给康养休闲农业敲响了警钟，要以疫情防控为切入点，抓住这个闭关修炼期，在不破坏当地生态环境的前提下，按照“政府引导，鼓励企业投资，借鉴城市旅游设施建设经验，村民与经营者积极参与”的思路，积极筹集资金，合理进行资金投入，加强康养休闲农业基础设施建设和公共卫生条件的改善。

第一，加强乡村环境整治。从2018年开始，我国开展了农村人居环境整治三年行动，至2020年底，三年行动的目标任务基本完成。经过乡村生活垃圾处理、农村生活污水治理、农村“厕所革命”，全国95%以上的村庄村容村貌发生了明显的改观，乡村发展康养休闲农业接待条件大大改善，改变康养休闲农业原有的脏、乱、差形象，打造绿色、生态、健康的康养休闲农业。“十四五”期间将继续实施农村人居环境整治提升五年行动。

第二，继续提升交通基础条件。在四好农村路建设取得显著成效的基础上，加快提升康养休闲农业基地通达和便利水平，打通城乡交流通道。

第三，提升康养休闲农业目的地卫生质量。以来客消费安全，便捷舒适，满足休闲康养需求为目的，不断提高康养休闲农业基地的卫生设施建设标准，不断提升卫生服务质量。

第四，建立和完善突发事件预警机制。在做好疫情防控的基础上，进一步制定康养休闲基地公共卫生管理办法，建立公共卫生监测系统，制定应对突发公共卫生及其他事件的预案，不断完善预警机制。

（二）进行数字智慧化改造

利用大数据、人工智能、5G等数字技术，加快康养休闲农业基地的智慧化改造。引进数字导购技术，开发智慧导游和讲解系统。设计基地手绘地图，配置普通话、地方话等多种音频讲解，来客通过手机扫描基地二维码或者关注基地公众号，即可开启智慧化文字、图画、语音、视频等介绍、导游服务，全方位、多角度进行康养休闲活动。

政府可以在出台支持政策、采取有效措施支持康养休闲农业发展的基础上，加强数字化新技术、新手段拓展宣传营销，如依托5G、VR等新技术全网络全视角推介，重建消费者信心，开启康养休闲农业智慧化高质量发展新阶段。

（三）加快新产品开发

疫情暴发以来，“线上”平台逐步成为破解“线下”经营难题的选择，不难预测，后疫情时期，积极拓展线上平台，利用线上平台账户，扩大康养休闲农业产品的营销力度，将成为康养休闲农业转型升级的出路。加快产品转型和新产品开发。康养休闲农业的企业和市场主体尽快摆脱传统发展思维，加快自助服务、虚拟现实等“互联网＋”背景下的智慧康养休闲建设，促进康养休闲服务、产品的转型，增强康养休闲购买方式的环境适应性。要突出地域文化特色，更加绿色、安全、健康，激发消费者的消费欲望和行动，打造有影响力的康养休闲农业品牌和市场。

（四）加强从业人员培训

人才缺失一直制约着康养休闲农业的发展。康养休闲农业的从业人员、服务人员、销售人员职业素质参差不齐，具有综合知识的大学生、专业技术人员和高层次人才严重不足，直接影响游客消费体验质量。经营者应充分利用疫情期间的休整期，有计划分批次安排员工进行知识培训，补充新知识，熟悉有关法律法规和国家产业发展政策，掌握服务业从业基本技能，提高从业素质水平，更好为疫情后的恢复生产做足全面准备，夯实企业发展的根基。不仅对提供服务的工作人员进行培训，还要对各类管理人员进行培训，共同提高，打造康养休闲农业精品基地，开拓发展新局面。

五　对策建议

随着我国疫情得到有效控制和缓解，各省区市陆续出台了一系列疫后促进康养休闲、文化旅游消费，加快康养旅游业复苏振兴，保障人民健康旅游的扶持政策（潘雅芳等，2020）。

对照各地出台的有关政策，梳理后可以看出，很多地方都把康养休闲产业作为优先选择来发展，加快康养休闲农业项目建设，把加快康养休闲农业发展作为经济复苏振兴的重要措施。例如，浙江以建设康养休闲线路为重点，提升森林康养、温泉体验、中医药康复等康养休闲产品。江西重视森林康养产业发展，加快支持推进康养休闲产业发展。随着疫情防控取得成效，各地宏观支持政策的引导，后疫情时期的康养休闲产业发展将进入新阶段（潘雅芳等，2020）。

（一）加强金融支持

强化金融对康养休闲农业发展的支持力度，围绕贷款难、贷款贵等融资难题，研究制定相关扶持政策，减轻康养休闲农业企业的资金压力。一是加强对康养休闲农业经营主体的贷款支持力度。采取线上办理申请，优先倾斜，优化程序，提高贷款和担保额度上限。二是进行财政贴息补助。对康养休闲农业经营主体、相关产业的企业贷款发展产业给予一定比例的利息补助，降低企业融资成本。三是保费补贴。对于康养休闲农业经营主体购买相应产品的农业保险，进行保费补贴，降低保险费用支出。

（二）加大公共投入

疫情防控常态下，一方面加强防控措施，不能有所放松；另一方面又要在可能的条件下，尽快复工复产，保证经济社会有序运行。而康养休闲农业的经营主体一个显著特征就是大多为中小企业、个体经营户，受资源、市场、能力的制约，转型发展困难较多，应该制定政策加大公共投入支持力度。

疫情发生后，各类经营主体积极抗击疫情，同时组织好生产经营。但有很多经营主体在疫情中遇到产品销售难、用工难、资金周转难等问题。针对这些困难，各地出台了许多应对措施，加大对康养休闲农业经营主体补助力度，鼓励企业坚定信心，帮助其渡过难关。比如支持经营主体在产地建设仓储物流保鲜设施，采取鲜活农产品流通储运补贴措施，减免电费、水费、燃气费等生产支出。制定各种信贷税收优惠政策，适用于符合条件的家庭农场。支持“互联网＋”农产品出村进城行动，进行各种线上培训、网络辅导，加大对线上农产品销售支持力度。并对直接损失和因防控而增加的相关费用实行税费减免等措施。对获评星级企业、美丽休闲乡村给予适当的发展资金支持。

（三）拓展营销渠道

加大宣传推广力度，完善营销体系。利用云计算、大数据技术，借助智慧城市、大数据中心、政务中心等政府公共服务平台，开发智慧康养休闲农业服务平台系统，建设一站式全方位康养休闲农业公共服务平台，集成区域各类康养休闲农业基地资源，进行全面展示与介绍，权威推介当地康养休闲农业。以线上线下结合的方式，借助政府公信力，建立省市县联动的公共营销体系，吸引有活力的经营主体主动加入，形成康养休闲农业全方位营销体系。

（四）依靠科技支撑

既要防范疫情风险，又要开工复产，面对激烈竞争的市场，要依靠科技的力量，实现康养休闲农业发展的新突破。广泛与各类科研机构、高等院校、龙头企业建立合作关系，成立专家咨询委员会，指导经营主体编制战略规划，寻求突破转型发展，挖掘新功能，开发新产品，调整新结构，形成新业态，构建新链条，打造新模式，促进基地生产、产品加工、康养休闲服务深度融合，推进绿色高质量发展，为实现乡村振兴、农业农村现代化目标注入新动能。

（五）建立应急预案

一是制定复工复产工作方案，提高综合管理能力。根据经营内容和生产条件，因时因地分类施策，制定时间表科学合理安排生产运营，制定相应防控措施。二是建立信息采集分析应用机制，提高应急应变能力。依托康养休闲农业公共服务平台，实时采集经营销售信息、消费者消费活动信息、疫情信息等各方面数据，及时分析，及时预警、及时进行风险提示、及时处理风险。三是建立安全生产管理机制，提高风险防范能力。安全重于泰山，防范风险于未然。让消费者高高兴兴而来、平平安安返回是康养休闲农业发展中至关重要的一环，要时刻警惕经营中各个环节可能出现的风险，制定管理办法，形成一套完整科学有效的风险防范机制。四是制定产品服务标准，提高核心竞争力。梳理康养休闲农业的系列标准，制定服务技术规程、产品和服务标准，规范化运营，标准化管理，不断改善卫生水平和服务质量。同时不断优化业务，提高运营管理水平，开源节流，不断降本增效，实现康养休闲农业可持续发展。

参考文献

[1] 程芳：《新冠疫情激活康养产业新业态》，《经济》2020 年第 4 期，第 84 ~ 85 页。

[2] 潘雅芳、王玲：《后疫情时期我国康养旅游发展的机遇及建议》，《浙江树人大学学报（人文社会科学版）》2020 年第 3 期，第 1 ~ 5 + 13 页。

[3] 张旭辉、李博、房红、王获：《新冠肺炎疫情对攀西康养产业发展的影响及对策建议》，《决策咨询》2020 年第 2 期，第 90 ~ 92 页。

[4] 陈颖、叶宁、罗兰芳：《健康中国视角下康养小镇发展路径探析》，《西南林业大学学报（社会科学）》2020 年第 6 期，第 73 ~ 76 页。

[5] 曾芳芳、朱朝枝：《新冠肺炎疫情背景下康养休闲农业发展研究》，《华北水利水电大学学报（社会科学版）》2020 年第 2 期，第 1 ~ 4 页。

[6] 冯仕亮：《后疫情时期的乡村旅游业与康养产业发展刍议》，《人文天下》2020 年第 7 期，第 66 ~ 69 页。

[7] 蒋和平、杨东群、郭超然：《新冠肺炎疫情对我国农业发展的影响与应对举措》，《改革》2020 年第 3 期，第 5 ~ 13 页。

[8] 祝铠：《新冠肺炎疫情对我国旅游业发展的影响及对策研究》，《四川旅游学院学报》2020 年第 3 期，第 13 ~ 16 页。

[9] 姜峰、闫强明：《北大经院学者“新冠疫情对经济影响”笔谈综述》，《经济科学》2020 年第 2 期，第 130 ~ 136 页。

[10] 李雪、刘传江：《新冠疫情下中国产业链的风险、重构及现代化》，《经济评论》2020 年第 4 期，第 55 ~ 61 页。

[11] 常洁、杜兴端：《后疫情时期推动我省休闲农业与乡村旅游发展的对策建议》，《决策咨询》2020 年第 5 期，第 73 ~ 75 页。

[12] 袁立新、苏永玲：《浅议新冠肺炎疫情对休闲农业的影响及对策》，《农业经济》2020 年第 10 期，第 34 页。
[13] 王军、王文武、由佳利：《关于提早布局疫后休闲农业发展的几点思考》，《中国发展》2020 年第 2 期，第 30 ~ 33 页。
[14] 邵泽宇、谢吉国、张克鑫：《后疫情时代休闲渔业发展的几点思考》，《科学养鱼》2020 年第 10 期，第 74 ~ 75 页。
[15] 李东萍、郝向举、李巍：《新冠肺炎疫情对我国休闲渔业发展的影响初步研究》，《中国水产》2020 年第 4 期，第 30 ~ 32 页。
[16] 魏然：《疫情助推休闲零食销量激增》，《中国对外贸易》2020 年第 8 期，第 58 ~ 59 页。
[17] 傅勇林：《疫情防控常态化前提下我国旅游业的振兴与发展》，《中国政协》2020 年第 9 期，第 38 ~ 40 页。
[18] 王兰波：《智慧引领　远近结合——激发疫情防控新常态下文旅消费新活力》，《人文天下》2020 年第 11 期，第 2 ~ 4 页。
[19] 林建、王冠：《疫情之下休闲农业如何转“危”为“机”》，《北方园艺》2020 年第 10 期，第 165 ~ 168 页。
[20] 张建洁、杨星：《新冠疫情下乡村旅游面临的机遇、挑战及行动策略》，《辽宁农业科学》2020 年第 6 期，第 52 ~ 54 页。
[21] 陈玛琳、龚晶：《疫情对北京乡村旅游业的影响及建议》，《农村工作通讯》2020 年第 17 期，第 12 ~ 13 页。
[22] 黄雪莹、梁儒谦：《新冠肺炎疫情对旅游业的影响及应对策略》，《中国旅游报》2020 年 2 月 28 日。
[23] 刘北桦、詹玲：《农业产业扶贫应解决好的几个问题》，《中国农业资源与区划》2016 年第 3 期，第 1 ~ 4 + 175 页。
[24] 廖祖君、郭晓鸣：《中国农业经营组织体系演变的逻辑与方向：一个产业链整合的分析框架》，《中国农村经济》2015 年第 2 期，第 13 ~ 21 页。
[25] 赵阳：《加快培育发展家庭农场 促进全国家庭农场高质量发展》，《农民日报》2020 年 5 月 9 日。
[26] 陶维乐：《农业产业化龙头企业的历史选择和发展策略》，《山东省农业管理干部学院学报》2007 年第 1 期，第 53 ~ 54 页。

B.4
中医药康养基地发展报告

康养旅游与大数据调研组*

摘　要：　中医药康养基地是康养旅游的重要目的地之一，对康养行业和中医药的发展有着重要影响。本报告梳理了目前我国中医药康养基地的主要功能并对中医药康养基地进行归类分析。结果显示：（1）我国中医药康养基地中的主要功能有六种：药材种植、药材加工、中医治疗、中医保健、生态观光和文化宣传；（2）中医药康养基地绝大多数具有文化宣传和中医保健功能，并能根据基地自身特色选择性具有药材种植、药材加工、中医治疗、生态观光多种功能；（3）中医药康养基地分为六种类型：种植基地类、产业园类、中医院类、康养综合体类、旅游景区类和博物馆类；（4）各类中医药康养基地的数量从多到少依次是：博物馆类、旅游景区类、康养综合体类、产业园类、种植基地类、中医院类。

关键词：　中医药　中医药康养基地　中医药文化

一　基本概念

（一）中医药康养旅游

2000 年，王景明最早提出“中医药旅游”概念，他将中医药旅游看作

* 指导老师：何莽、彭菲；组员：邓巧巧、吕飞燕、苏松涛、吴睿涵、吴沅琳、朱柯静；执笔人：吴沅琳，中山大学旅游学院。

生态旅游的一个分支，认为其是尚未开发的探索性和享用性的、中医药和旅游业相融合的产业。在这之后，陆续有学者提出了中医药养生旅游、中医药文化旅游、中医药专项旅游、中医药文化养生旅游、生态型中医药旅游等概念。2014 年，国务院发布《关于促进旅游业改革发展的若干意见》，中医药健康旅游进入大众视野。在上述概念中，它们均指代中医药与旅游的融合产业，但目前学术界和业界尚未有一个统一的概念。

根据国家旅游局的定义，康养旅游不仅关注身体机能状况，更注重心灵和精神的平衡与和谐。康养旅游是指通过养颜健体、营养膳食、修心养性、关爱环境等各种手段，使人在身体、心智和精神上都能达到自然和谐的优良状态的各种活动的总和。由此可见，中医药康养旅游包含了中医药养生旅游、中医药文化旅游、中医药专项旅游等上述概念的内涵，更具有包容性。因此，本文将中医药康养旅游定义为以传统中医及疗法、中草药为核心吸引物，为达到调养身心、隐性疾病防控、中医文化传播的旅游方式。

（二）中医药康养基地

中医药康养基地是中医药康养旅游的重要物质载体与吸引物，基地的建设有助于推动旅游业与中医药行业、康养行业的融合发展，探索中医药康养旅游的巨大市场潜力，进一步加深中医药服务业的发展。为贯彻落实国务院有关促进中医药康养产业和中医药旅游产业发展等文件精神，国家旅游局和国家中医药管理局于 2016 年 7 月联合开展“国家中医药健康旅游示范区（基地、项目）”创建工作。其中，国家中医药健康旅游示范基地是指“能稳定持续开展中医药健康旅游业务且特色鲜明，形成规模效益，并具有良好的服务品质和社会信誉，在当地有示范作用的企事业单位”。

二 中医院康养基地发展情况

（一）政策推动中医药康养基地建立

从 2014 年起，国家多部门出台系列政策以促进中医药康养产业发展，为中医药和康养旅游产业的融合提供了政策基础，推动了康养服务业和中医药产业的融合（如表1所示）。在国家政策的支持引导下，许多企业看到中医药康养项目的发展前景，纷纷投资建设中医药康养项目，一时间相关项目不断涌现，数量不断增加，但质量参差不齐。在这样的背景下，国家中医药管理局为规范中医药康养项目的建设情况，于2016年与国家旅游局联合开展示范区（基地、项目）创建工作。创建工作开展两年后，2018年3月正式公布73家第一批国家中医药健康旅游示范基地（具体名单见附录1）。

表1　相关政策文件

时间	部门	政策	内容
2015年5月	国务院办公厅	《关于印发中医药健康服务发展规划(2015～2020年)的通知》	提出“发展中医药健康旅游”
2015年8月	国务院办公厅	《关于进一步促进旅游投资和消费的若干意见》	提出“发挥中医药优势,形成一批中医药健康旅游服务产品”
2015年11月	国家旅游局、国家中医药管理局	《关于促进中医药健康旅游发展的指导意见》	提出“推动中医药与旅游产业有机结合”
2016年2月	国务院	《关于印发中医药发展战略规划纲要(2016～2030年)的通知》	提出“发展中医药健康旅游服务,建设一批国家中医药健康旅游示范基地和中医药健康旅游综合体”
2016年8月	国家旅游局、国家中医药管理局	《关于开展国家中医药健康旅游示范区(基地、项目)创建工作的通知》	启动“国家中医药健康旅游示范区(基地、项目)建设工作”
2016年10月	中共中央、国务院	《“健康中国2030”规划纲要》	提出“大力发展中医药健康旅游,中医药健康服务”
2019年10月	中共中央、国务院	《关于促进中医药传承创新发展的意见》	提出“推进中医药博物馆事业发展”

资料来源：项目团队整理。

在公布中医药健康旅游示范基地后，各省级、市级相关部门会不定期抽查基地的规划或运营情况。针对处于规划中的康养基地，从设计规划到建设验收都能获得专家组的技术性指导；针对已完成的康养基地，在抽查时注重考察基地中医药文化展示效果及其他运营情况。在政府部门的共同努力下，全国各个中医药康养基地在建设阶段不仅获得了政策上的支持，而且获得实质性的监督和技术支持，从而保证了各个康养基地的建设质量。

（二）市场促进中医药基地发展

随着我国社会经济的发展，人们对健康的观念产生了变化，从“治病”转换为“防病”，推动着健康服务需求的增长。中医药以预防、治疗、保健、康复为主要吸引物，满足目前人们对健康养生的旅游活动的需求。根据文化和旅游部与国家中医药管理局的调查，目前提供中医药康养旅游服务的景区/点、度假村等机构共有 454 个。在这些机构中，通常包括艾灸、中医美容、药膳等项目。

中医药在应对新冠肺炎疫情方面的有效性提高了中医药在中国乃至全世界人民心中的重要地位。新冠肺炎疫情发生后，中国实行中西医结合的方法推出有效的全国新冠肺炎诊疗方案，诸如连花清瘟胶囊等中医药物在没有疫苗和特效药的情况下能有效控制新发的传染病。在抗击新冠肺炎疫情的过程中，中医药发挥的作用之大是近年来所未有的，中医药也因此受到广泛的关注，让新时代消费者认识到传统中医药对身心健康的帮助，在一定程度上打破了年轻消费者对中医药效果不如西医的偏见。

中医药康养旅游基地能为消费者提供体系化的中医药产品和服务，包括中医药知识学习、中医药保健体验、地道药材销售等。因此随着中医药热度上升，中医药康养基地在政策引导的基础上得到了源源不断的市场需求的刺激，从而推动康养基地的建设和发展。

（三）中医药康养基地现状

目前，国家中医药管理局正式公布的中医药康养基地有 73 个，每个省份的基地数量为 2 ~4 个，各区域的基地数量分布如图 1 所示，按数量排序分别是华东地区、华北地区、西南地区、西北地区、华中地区、东北地区和华南地区。国家中医药管理局公布的示范基地中大多数基地已经建成运营，但也有少数基地正处于规划中，并未建成，各区域基地的建成比例如图 1 所示。其中，只有华南地区的6个中医药康养基地全部处于建成运营阶段，其余6个区域都有少数处于规划或建设中的康养基地，西南地区未建成的基地数量占比最大，其次是东北地区和华东地区，虽然华东地区基地总数多于其他区域，但是未落地运营的基地数量也多于其他区域。

考虑到未建成基地在落地实施过程中的不确定性以及项目公开信息的不完整性，后文在总结归纳中医药康养基地的类型时主要以已建成康养基地的数据为主。

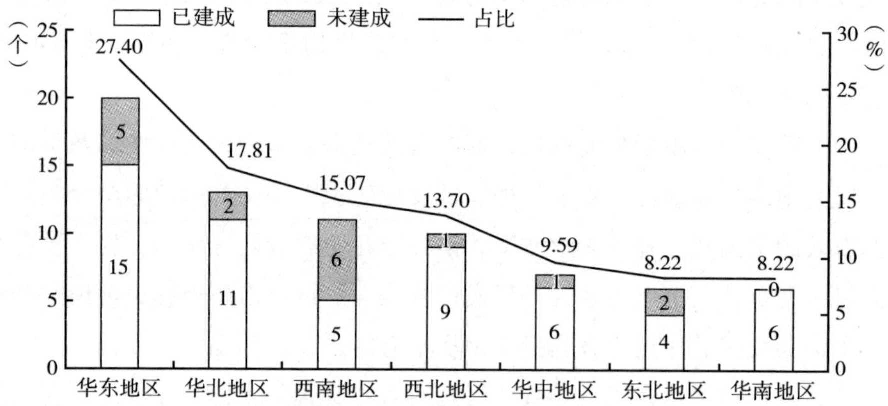

图1　中医药康养基地分布情况

资料来源：项目团队整理。

三　中医药康养基地主要功能

根据中医药康养基地的名单，以基地的公开信息以及携程旅行网等网站上的消费者评论为依据，对现有中医药康养基地的功能进行分类。

结合现有研究及基地资料，我国中医药康养基地中常见的功能主要有六种：药材种植、药材加工、中医治疗、中医保健、生态观光、文化宣传。各功能的释义如下。

药材种植：拥有药材种植功能的中医药康养基地所处位置区域的中药材

资源丰富，生态、气候环境和土壤条件具有独特性，能种植珍贵中药材。企业往往借助这些条件对当地特色中药材进行规模化种植，主要为地道药材的加工生产提供原料。

药材加工：拥有药材加工功能的中医药康养基地依托品牌中医药产品建设产业园区，打造规模化、产业化、智能化的中药产品生产车间。

中医治疗：拥有中医治疗功能的中医药康养基地以专家坐诊形式为病人提供医疗服务。

中医保健：拥有中医保健功能的中医药康养基地为消费者提供多种多样的中医药产品，包括药浴、艾灸、食疗、地道药材等。

生态观光：拥有生态观光功能的中医药康养基地依托优越的自然环境为消费者提供具有观赏性的观光产品或自然景色。

文化宣传：拥有文化宣传功能的中医药康养基地深入挖掘当地的中医名人故事、当地特色药材知识和当地中医药发展历史等信息并通过多种方式将相关信息传递给消费者，旨在向消费者宣传中华民族深厚的中医药文化。

在上述的六个主要功能中，首先，文化宣传是所有基地都具备的功能。其次，基地可以人为地提供保健产品和服务为基地增加中医保健功能，并且中医保健类产品和服务具有营利性，因此大多数康养基地具有中医保健功能。而生态观光、药材种植和药材加工三种功能对中医药康养基地的环境资源要求较高，需要当地具有特色的地道药材以及合适的气候土壤条件，并非所有康养基地都具备相应的条件。对于中医治疗功能，往往只有中医院这一类中医院康养基地才具备。

四　中医药康养基地类型

根据中医药康养基地的主要功能将康养基地分为六种类型：种植基地类、产业园类、中医院类、康养综合体类、旅游景区类和博物馆类（如图2所示）。

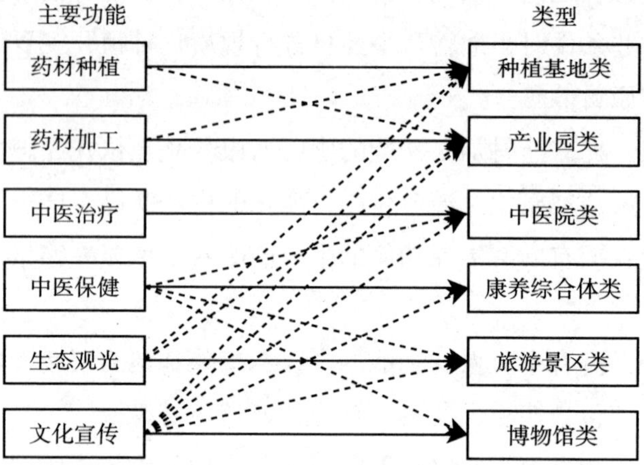

图2　中医药康养基地类型

资料来源：项目团队整理。

（一）种植基地类中医药康养基地

种植基地类中医药康养基地以药材种植功能为主，辅以药材加工、中医保健、生态观光和文化宣传功能。这一类中医药康养基地的业态较单一，主要围绕地道药材种植区域开展活动以实现其他收益。以上海益大中医药健康服务创意园为例，该基地拥有的中医药生产基地超过200亩，是基地的核心区域。

为了达到文化宣传目的，益大中医药康养基地根据药用植物部位用途进行区域划分，不同区域种植的植物有用的部位不同，如种子果实类、花叶类、皮类等。通过将中药材分区域种植，消费者能清晰地感受到不同类型中药材的药用价值，也能更好地分辨不同类型中药材。部分种植基地类康养基地会为消费者提供讲解服务，讲解员会为消费者详细介绍当地特色中药材的种植条件、生长情况、药用价值、制成品等情况。

（二）产业园类中医药康养基地

产业园类中医药康养基地以药材加工功能为主，辅以药材种植、生态观光和文化宣传功能。这一类中医药康养基地的业态较单一，核心是中医药物的生产车间，生产车间负责中医药物的加工和生产。但是生产车间一般不对游客开放，而是利用展览厅等场所集中展示该药物的历史文化、特点功效以及可对外公布的制作过程等内容，展览厅等场所的具体内容与博物馆类中医药康养基地类似。

如果土壤、气候等种植条件允许，生产车间附近会有小面积的种植基地，一方面可以减少中药材原料的运输成本，另一方面可以及时获得合适生长期的中药材，便于研究中药材与中医药物，保证所生产中医药物的安全和药效。

（三）中医院类中医药康养基地

中医院类中医药康养基地以中医治疗为主，辅以中医保健和文化宣传功能。这一类中医药康养基地本质上是中医院，因此对病人进行问诊和治疗是医院的根本所在。同时，作为中医院康养基地的中医院会更注重向病人宣传中医知识文化以及为病人提供康复保健等服务。以新疆昭苏县中医院为例，该中医院会专门设立中医养生专栏，根据不同节气的特点宣传中医养生常识。

中医院所设置的科室一般分为三种类型：普通科室、中医药科室和特色治疗。普通科室是所有医院都需要的科室，包括急诊科、内科、外科等；中医药科室是指以中医药和中医疗法为主的科室，包括针灸科、推拿科、制剂科等；特色治疗指的是该中医院特有的治疗方法，如青海省藏医院的特色治疗包括藏医铜罐疗法、藏医蒸浴疗法、藏医霍尔美疗法等。

（四）康养综合体类中医药康养基地

康养综合体类中医药康养基地以中医保健为主，辅以文化宣传功能。这一类中医药康养基地业态多元，包括餐饮、住宿、购物等，为消费者提供多样化的中医药产品和服务。以江苏句容茅山康缘中华养生谷为例，该基地包含了养生山庄、中医药文化园、养生酒店、老年康复医院、健康管理学院以及城市商业综合体等项目，消费者在基地游玩时也能随时随地感受中医药文化，学习相关知识。

康养综合体类中医药康养基地商业化程度高，不同于其他以文化宣传或中医药产业为主的康养基地，康养综合体是在商业综合体的多种业态中加入“中医药康养”概念，以达到吸引消费者的目的。这一类基地所提供的产品和服务很全面，是从消费者角度出发对康养基地进行规划建设的。

（五）旅游景区类中医药康养基地

旅游景区类中医药康养基地以生态观光为主，辅以中医保健和文化宣传功能。这一类中医药康养基地所处区域都具有优异的生态环境或人文历史资源，基地往往在已有旅游景区资源的基础上建设养生体验馆等体验项目，达到提升游客旅游体验和文化宣传的目的。

旅游景区类中医药康养基地形成的基础分为自然生态和人文资源两类。依托自然生态建成的中医药康养基地能够种植多种地道药材，企业围绕当地的生态资源建设旅游景区，以生态环境和地道药材为吸引点吸引游客，广东罗浮山风景名胜区就是其中一个例子；依托人文资源建成的中医药康养基地往往是中医药名家的故居或长期居住地，企业深入挖掘名人故事并用景观和产品向游客展示，同时增加其他参观和游玩项目，形成产品体系，打造高知名度的旅游景区，福建厦门青礁慈济宫景区就是其中一个例子。

（六）博物馆类中医药康养基地

博物馆类中医药康养基地以文化宣传为主，辅以中医保健功能。这一类中医药康养基地主要包括各类博物馆、植物园以及研究所等，主要通过文字和实物为参观者呈现特定主题的中医药文化故事，达到中医药文化宣传的效果。博物馆内所展示的内容主要包括中医药发展历史、药用植物介绍、制药工具展示、特色中医药物介绍、中医药保健养生知识介绍、特色活动体验等。

（七）小结

在总结归纳了六大类中医药康养基地之后，对已建成的中医药康养基地进行分类（排除未建成的康养基地），得到各类型中医药康养基地的数量如图 3 所示（具体分类名单见附录 2）。

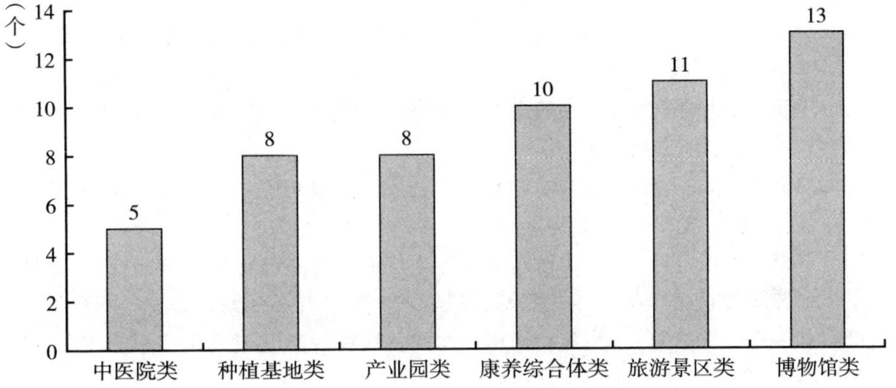

图 3　各类中医药康养基地数量

资料来源：项目团队整理。

在所有中医药康养基地中，博物馆类的中医药康养基地数量最多，其次是旅游景区类和康养综合体类基地，这体现出目前中医药康养基地主要是对游客进行中医药文化宣传以及为游客提供休闲娱乐的目的地，寓教于乐。种植基地类和产业园类的中医药康养基地数量相当，略少于康养综合体类基地，而中医院类数量最少。

五　总结

综上所述，目前我国中医药康养基地共有 73 个，区域分布较为均衡。根据基地的主要功能不同可以分为六种类型：种植基地类、产业园类、中医院类、康养综合体类、旅游景区类和博物馆类。不同类型的中医药康养基地绝大多数具有文化宣传和中医保健功能，并能根据自身基地特色选择性具有药材种植、药材加工、中医治疗、生态观光多种功能。

参考文献

［1］王景明、王景和：《对发展中医药旅游的思考与探索》，《经济问题探索》2000年第8期，第85～87页。

［2］张群：《我国中医药专项旅游开发初探》，《北京第二外国语学院学报》2002年第6期，第77～80页。

［3］高婷婷：《广东省中医院文化旅游的开发与发展对策》，《中国医学创新》2012第17期，第133～134页。

［4］孙晓生、李亮：《广东中医药文化养生旅游示范基地标准结构研究：梅州雁鸣湖旅游度假村个案》，《中医药管理杂志》2012年第8期，第730～733页。

［5］张文菊、张念萍：《生态型中医药旅游发展探析》，《湖南工业职业技术学院学报》2013年第1期，第37～40页。

［6］朱琳：《南阳开发中医养生旅游的SWOT分析》，《旅游纵览（下半月）》2014年第1期，第124～126页。

［7］刘思鸿、张华敏、吕诚、史楠楠、刘大胜、王燕平：《中医药健康旅游的概念界定及类型探析》，《中医药导报》2019年第19期，第9～12页。

［8］何莽：《基于需求导向的康养旅游特色小镇建设研究》，《北京联合大学学报》2017年第2期，第41～47页。

［9］干永和：《基于消费者偏好的中医药康养旅游产品开发策略研究》，北京中医药大学硕士学位论文，2017。

［10］李宗友：《中医药健康旅游正在兴起》，《中国中医药报》2014年11月5日。

附录1　中医药健康旅游示范基地名单

序号	地区	名称	申报单位
1	北京	北京昌平中医药文化博览园	北京国开园卧虎山庄健康管理有限公司
2	北京	北京潭柘寺中医药健康旅游产业园	北京鸿博华康中医药科技有限公司
3	北京	中国医学科学院药用植物园	中国医学科学院药用植物研究所
4	天津	天津天士力大健康城	天士力控股集团有限公司
5	天津	天津乐家老铺沽上药酒工坊	天津市达仁堂京万红药业有限公司
6	河北	河北金木国际产业园	金木集团有限公司
7	河北	河北以岭健康城	以岭健康城科技有限公司

续表

序号	地区	名称	申报单位
8	河北	河北新绛七修酒店	新绛七修酒店管理有限公司
9	山西	山西红杉药业有限公司	山西红杉药业有限责任公司
10	山西	山西广誉远国药有限公司	山西广誉远国药有限公司
11	内蒙古	内蒙古鄂托克前旗阿吉泰健康养生园	鄂尔多斯鄂托克前旗阿吉泰健康养生园
12	内蒙古	内蒙古呼伦贝尔蒙医药医院	呼伦贝尔市蒙医医院
13	内蒙古	内蒙古呼伦贝尔蒙古之源蒙医药原生态旅游景区	呼伦贝尔蒙古之源旅游开发有限公司
14	辽宁	辽宁大连普兰店区博元聚中医药产业基地	博元聚中医药产业（大连）有限公司
15	辽宁	辽宁天桥沟森林公园	参仙源参业股份有限公司
16	吉林	吉林长白山一山一蓝康养旅游基地	长白山保护开发区一山一蓝天然健康品有限公司
17	吉林	吉林盛世华鑫林下参旅游基地	吉林省盛世华鑫生物科技有限公司
18	黑龙江	黑龙江中国北药园	黑龙江中医药大学
19	黑龙江	黑龙江伊春桃山玉温泉森林康养基地	伊春桃盛温泉酒店有限责任公司
20	上海	上海益大中医药健康服务创意园	上海康桥中药饮片有限公司
21	上海	上海中医药博物馆	上海中医药博物馆
22	江苏	江苏句容茅山康缘中华养生谷	江苏康缘健康管理有限公司
23	江苏	江苏苏州李良济中医药体验中心	苏州市天灵中药饮片有限公司
24	浙江	浙江佐力郡安里中医药养生体验园	浙江佐力药业股份有限公司
25	浙江	浙江龙泉灵芝产业基地	浙江龙泉正大生物科技有限公司
26	安徽	安徽霍山大别山药库	天下泽雨生物科技发展有限公司
27	安徽	安徽潜口太极养生小镇	黄山太极文化有限公司
28	安徽	安徽亳州华佗故里文化旅游基地	亳州文化旅游发展有限责任公司
29	安徽	安徽丫山风景区	丫山花海石林旅游股份有限公司
30	福建	福建厦门青礁慈济宫景区	厦门海沧旅游投资集团有限公司
31	福建	福建漳州片仔癀产业博览园	漳州片仔癀药业股份有限公司
32	江西	江西新余悦新养老产业示范基地	江西青春康源集团有限公司
33	江西	江西德兴国际中医药健康旅游产业基地	江西天海科技发展集团有限公司
34	江西	江西黎川国医研中医药健康旅游示范基地	北京国医研医药技术开发有限公司
35	江西	江西婺源文化与生态旅游区	婺源文化与生态旅游区管委会
36	山东	山东东阿阿胶世界	东阿阿胶股份有限公司
37	山东	山东庆云养生基地	山东沃森农业科技有限公司
38	山东	山东台儿庄古城	山东省台儿庄古城旅游集团有限公司

续表

序号	地区	名称	申报单位
39	山东	山东华茂集团	山东华茂集团有限公司临朐县中医院
40	河南	河南焦作保和堂瑞祥现代农业科技园	保和堂(焦作)制药有限公司
41	河南	河南开封大宋中医药文化养生园/大宋中医药文化博物馆	开封市中医院
42	湖北	湖北咸丰县中医院	咸丰县中医院
43	湖北	湖北浩宇康宁康复休闲颐养产业基地	浩宇康宁健康科技(湖北)有限公司
44	湖南	湖南龙山康养基地/涟源龙山森林公园	湖南涟源龙山国家森林公园管理处
45	湖南	湖南永州异蛇生态文化产业园	永州市异蛇科技实业有限公司
46	湖南	湖南九芝堂中医药养生及文化科普基地/九芝堂健康大楼/伍家岭国医院	九芝堂股份有限公司
47	广东	广州神农草堂中医药博物馆	广州白云山和记黄埔中药有限公司
48	广东	广东罗浮山风景名胜区	广东省罗浮山风景名胜区管理委员会
49	广西	广西药用植物园	广西壮族自治区药用植物园
50	广西	广西信和信桂林国际智慧产业园/桂林大中华养生谷	桂林信和信健康养老产业投资有限公司
51	海南	海南三亚市中医院	三亚市中医院
52	海南	海南海口文山沉香文化产业园	海南耀江沉香文化产业园有限公司
53	重庆	重庆药物种植研究所	重庆市药物种植研究所
54	重庆	重庆金阳映像中医药健康旅游城	重庆金阳房地产开发有限公司
55	四川	四川千草康养文化产业园/四川内江千草中医药康养文化村	四川千草生物技术股份有限公司
56	四川	四川成都龙泉健康科技旅游示范中心	成都经开科技产业孵化有限公司;四川省中医药科学院
57	四川	四川花城本草健康产业国际博览园	四川德鑫源现代中药技术开发有限公司
58	贵州	贵州大健康中国行普定孵化基地	贵州雍氏置业有限公司
59	贵州	贵州百鸟河中医药旅游度假养生谷	贵州云康投资管理有限公司
60	云南	云南白药大健康产业园	云南白药集团股份有限公司
61	云南	云南杏林大观园	昆明杏林大观园旅游开发有限公司
62	西藏	西藏白玛曲秘藏医外治诊疗康复度假村	西藏宇妥文化发展有限公司
63	西藏	西藏拉萨净土健康产业观光园	曲水秀色才纳净土文化旅游有限公司
64	陕西	陕西秦岭药王茶文化产业园	宝鸡市陕西太白山天然植物开发有限公司
65	陕西	中国秦岭乾坤抗衰老中医药养生小镇	西咸新区陕西大秦岭实业有限公司
66	甘肃	甘肃灵台县皇甫谧文化园	灵台县卫生和计划生育局
67	甘肃	甘肃庆阳岐黄中医药文化博物馆	庆阳岐黄中医药文化博物馆

续表

序号	地区	名称	申报单位
68	青海	青海祁连鹿场	祁连县祁连山半野生鹿业基地有限公司
69	青海	青海省藏医院	青海省藏医院
70	宁夏	宁夏朝天雀枸杞茶博园	宁夏杞芽食品科技有限公司
71	宁夏	宁夏银川闽宁镇覆盆子健康养生产业基地	宁夏青禾农牧科技开发有限公司
72	新疆	新疆昭苏县中医院	昭苏县中医医院
73	新疆	新疆裕民宏展红花种植基地	新疆宏展特色农业科技开发有限公司

附录 2　中医药康养基地分类名单

基地类型	具体名单
种植基地类	辽宁大连普兰店区博元聚中医药产业基地、上海益大中医药健康服务创意园、浙江龙泉灵芝产业基地、江西黎川国医研中医药健康旅游示范基地、山东庆云养生基地、新疆裕民宏展红花种植基地、宁夏银川闽宁镇覆盆子健康养生产业基地、陕西秦岭药王茶文化产业园
产业园类	河北金木国际产业园、福建漳州片仔癀产业博览园、河南焦作保和堂瑞祥现代农业科技园、四川花城本草健康产业国际博览园、天津天士力大健康城、广西信和信桂林国际智慧产业园、海南海口文山沉香文化产业园、北京潭柘寺中医药健康旅游产业园
中医院类	内蒙古呼伦贝尔蒙医药医院、湖北咸丰县中医院、海南三亚市中医院、新疆昭苏县中医院、青海省藏医院
康养综合体类	内蒙古鄂托克前旗阿吉泰健康养生园、黑龙江伊春桃山玉温泉森林康养基地、河北新绎七修酒店、河南开封大宋中医药文化养生园、云南杏林大观园、中国秦岭乾坤抗衰老中医药养生小镇、重庆金阳映像中医药健康旅游城、江苏句容茅山康缘中华养生谷、河北以岭健康城、山东东阿阿胶世界
旅游景区类	内蒙古呼伦贝尔蒙古之源蒙医药原生态旅游景区、辽宁天桥沟森林公园、吉林长白山一山一蓝康养旅游基地、安徽丫山风景区、福建厦门青礁慈济宫景区、江西婺源文化与生态旅游区、湖南龙山康养基地、湖南永州异蛇生态文化产业园、广东罗浮山风景名胜区、西藏拉萨净土健康产业观光园、青海祁连鹿场
博物馆类	北京昌平中医药文化博览园、中国医学科学院药用植物园、天津乐家老铺沽上药酒工坊、上海中医药博物馆、江苏苏州李良济中医药体验中心、安徽亳州华佗故里文化旅游基地、山东台儿庄古城、湖南九芝堂中医药养生及文化科普基地/九芝堂健康大楼/伍家岭国医院、广州神农草堂中医药博物馆、广西药用植物园、重庆药物种植研究所、甘肃灵台县皇甫谧文化园、甘肃庆阳岐黄中医药文化博物馆

B.5
国内康养会展区域分布与影响力报告

康养旅游与大数据调研组*

摘　要：　本报告综合利用了网络在线检索、多方交叉验证和专家评估的方法，对全国影响力较大的康养会展进行考察和研究，最终初步形成了全国康养会展的相关数据库。数据结果显示，全国影响力较大的康养会展总计166届次，依据其范围大小、参会人员和影响力对保留的康养会展进行分级，分为国际性、全国性、省级和市级四级。其区域分布主要集中在康养资源条件较好、城市会展设施完善、经济相对发达的西南地区、华南地区和华北地区。报告还对其影响力进行了评估预测，以连续举办3届及以上的康养会展作为分析样本对其进行影响力大小的排名。并对排名前五的康养会展进行了单独分析，主要从其广泛性、持续性、开放度、吸引度、传播度和重视度六个方面进行分析和解读。

关键词：　康养会展　区域康养　康养论坛

一　研究回顾

（一）会展的定义与分类

《会展学原理》提出会展实际上就是在一个特定的空间和时间里，多人

* 指导老师：何莽、彭菲；组员：邓巧巧、吕飞燕、苏松涛、吴睿涵、吴沅琳、朱柯静；执笔人：吕飞燕、苏松涛，中山大学旅游学院。

集聚在一起围绕某个特定的主题进行交流。[1]其中的“会”可以理解为以会议形式进行的组织活动，“展”是指以样品陈列、参观和交易为主的展览活动[2]。会议、展览会、博览会、交易会等都是会展活动的基本形式。会展的概念分为狭义的和广义的，狭义的会展只包括会议和展览，而广义的会展是会议、展览会、节事活动和各类产业或行业相关展览的统称。举办一次会展活动需要明确的举办目的、举办时间和举办地点，需要一个有一定规模的场所、组织协调部门和专业服务队伍[2]。

（二）康养会展的分类

通过梳理会展的定义可以知道，康养会展实际上是以康养为主题的会展活动，具体内容可以表现为“康养会议”“康养论坛”“康养产品博览会”“康养产品交易会”“康养产品展销会”等。

根据何莽的观点，康养是结合外部环境，改善人的身心状况并让其不断趋于一个最佳状态的行为活动[3]。康养产业的分类方式很多，目前比较认同的分类方式有从康养产业的性质、康养的资源差异、康养的目的等方面来对康养产业进行分类。根据康养产业的性质可以将其分为康养农业、康养制造业和康养服务业；根据康养的资源差异可以将其分为森林康养、海洋康养、气候康养、温泉康养和中医药康养等；根据康养的目的可以将其分为养身、养心和养神的康养[3]。接下来的数据搜集将根据以上分类结果转化为可使用的关键词进行搜索。

（三）调研意义

学术界的康养会议提供了康养学术交流讨论的机会，有利于康养理论的发展，而其他相关会议，如政府部门的会议、相关协会或联盟的会议则提供了一个有利于康养发展的政治环境和社会环境。通过举办康养展览会、交易会、博览会等具有经济性质的会展，有利于康养企业之间的贸易与合作、整合营销参展企业的产品等，能够更好地发展康养产业。因此为了康养及其产业未来的发展，了解国内康养会展的发展情况是有必要和有意义的。

二　调研方法

（一）网络在线检索

在全球的中文搜索引擎中，百度搜索包含了大量新闻资讯，是全球覆盖范围最大的搜索引擎之一。搜索者不仅可以查看百度自身站点的新闻资讯，还可以通过关键词的检索从站内跳转至其他站点查看相关内容。基于此，本报告选取了百度网站的新闻资讯作为主要数据来源。在整个调研过程中，调研团队通过百度查询工具的检索功能，输入“康养关键词 + 会展关键词”对会展的名称进行检索。其中，会展关键词包括“会议”“论坛”“学术会议”“产业高峰论坛”等，与康养相关的关键词则包含了“康养”“大健康”“温泉康养”“运动康养”“森林康养”“中医药康养”“医疗康养”“医养康养”“康养旅居”“养生”等。

（二）多方交叉验证

通过上述方法人工筛选出 166 个展会后，为防止由搜索过程中不恰当的关键词检索造成的康养会展的缺失，笔者运用了其他的关键词检索方式对其进行交叉验证，对已收集到的康养会展信息进行了复核和确认。一是按“省份 + 康养关键词 + 会展关键词”进行查找，核实各个省份内的康养会展是否完整；二是按“年份 + 康养关键词 + 会展关键词”进行查找，核实该年份内的康养会展有无遗漏。

（三）数据汇集整理

通过上述调研构建初始康养会展数据库后，调研团队对检索结果做了如下整理：首先，将检索出的康养会展的信息按照站点内评定的相关度高低进行人工筛选，对不符合要求的会展予以剔除；其次，将符合要求的康养会展收录在库，同时收录康养会展对应的网站来源以方便后续对其影响力的评定；最后，对康养会展数据库中的展会进行深度挖掘，依据其范围大小、参会人员和影响力对保留的康养会展进行分级，分为国际性、全国性、省级和市级四级。由此形成的康养会展数据库是本报告分析的基本依据。

三　国内康养会展发展概况

（一）国内康养会展数量与规模

截至 2020 年 12 月 25 日，可搜集到的康养会展数量有 166 届次，数量较多。其中，华北地区康养会展数量最多，为 40 届次。其后依次是华南地区 37 届次、西南地区 34 届次、华东地区 30 届次、东北地区 15 届次、西北地区 6 届次和华中地区 4 届次。除此之外，调研团队还根据康养会展的范围大小、参会人员和影响力等将其分为市级、省级、全国性、国际性 4 种不同的会展规模。其中，全国性的康养会展最多，有 96 届次；市级的康养会展最少，共 14 届次；而国际性和省级的康养会展则分别有 27 届次和 29 届次。

表 1　各类规模会展数量统计

地区	规模				合计
	国际性	全国性	省级	市级	
东北地区	1	9	5	0	15
华北地区	3	31	3	3	40
华中地区	0	3	0	1	4
华东地区	7	12	8	3	30
华南地区	16	19	1	1	37
西南地区	0	20	8	6	34
西北地区	0	2	4	0	6
合计	27	96	29	14	166

资料来源：项目团队整理。

（二）国内康养会展区域分布

根据康养会展举办地进行分类，全国 166 届次康养会展在各省区市的分布情况如图1所示。从整体的分布来看，康养会展的区域分布较均匀，几乎覆盖中国华北、东北、西北、华东、华中、华南、西南等地区。但从数量分布来看，康养会展主要还是分布在康养发展比较好的省份，如四川、广东、海南、重庆、广西、山西、河北，即西南、华南、华北三个地区；或是分布在会展设施比较完善、经济发达的地区，如北京、上海、广东。从图1可以看出，北京、四川、广东、海南四个省市的康养会展数量均超过了10届次，北京在全国康养会展数量排名榜中位列榜首，四川位列第二，广东位列第三。特别地，四川攀枝花是早期发展康养产业的城市，更是国内工业型城市转型的代表，为国内的工业型城市转型提供了经验借鉴，因此四川的康养会议举办地大多在攀枝花。根据图2和图3可以看到其中北京举办的全国性康养会展数量最多，达到了25次，其次是四川，达到了11次；在广东举办的国际性康养会展数量最多，达到了11次，其次是海南，达到了5次。

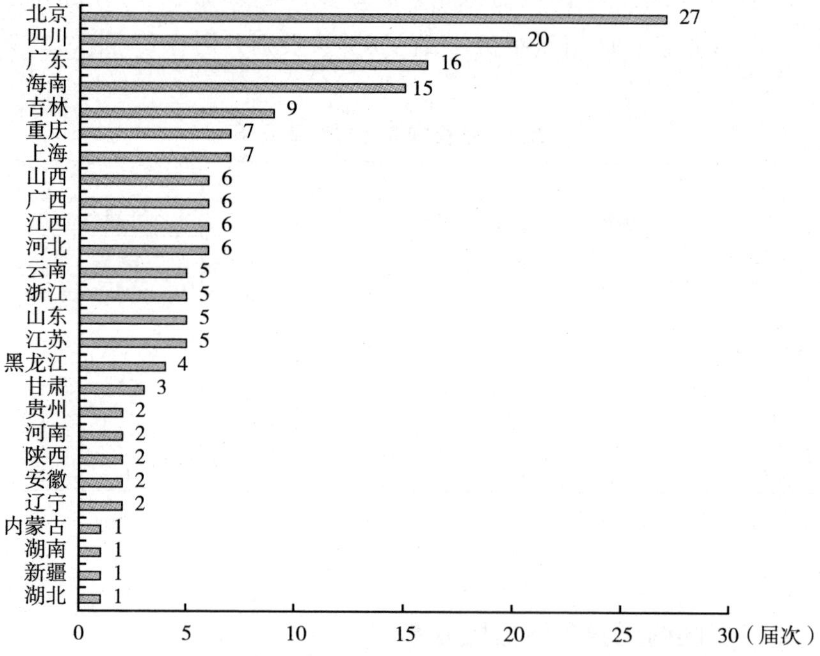

图1 康养会展区域分布

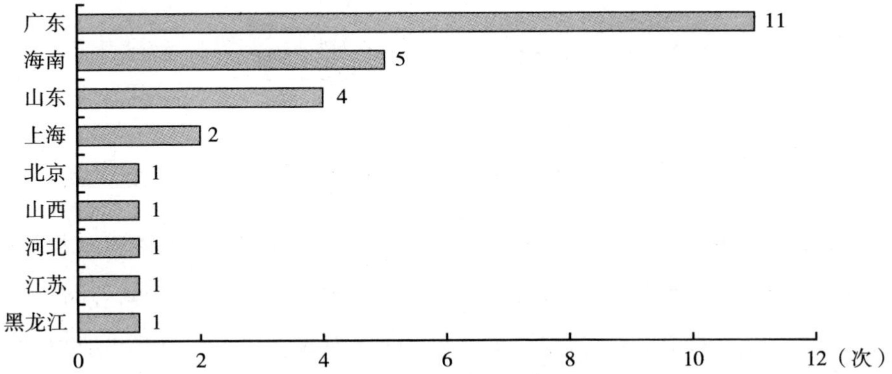

图 2　国际性康养会展区域分布

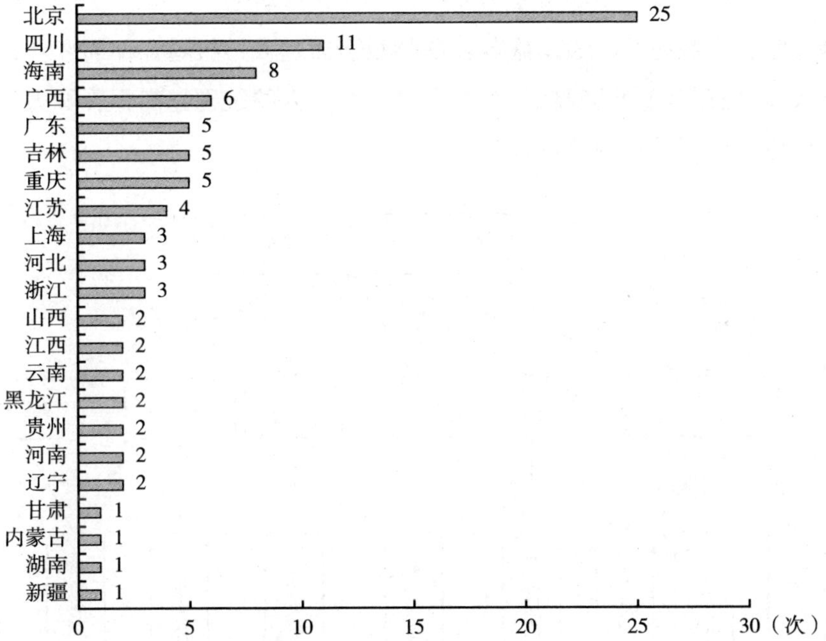

图 3　全国性康养会展区域分布

资料来源：项目团队整理。

四　康养会展影响力分析

（一）影响力评价体系构建

通过阅读相关文献和经验总结，我们确定了广泛性、持续性、开放度、吸引度、传播度、重视度6个指标，作为反映康养会展传播影响力的重要指标。结合会展的特点，6个指标的具体内容分为会展级别（举办时间和地点作为内容补充）、举办届次、举办天数、参会人数、报道媒体、参会领导和主办方。会展级别分为国际性、全国性、省级、市级，表示康养会展的广泛程度；举办届次表示康养会展举办时间的持续性；举办天数表示开放的时间；参会人数越多，表示康养会展的吸引力越大；报道媒体需要考虑受众群体大，具有影响力的媒体；参会领导和主办方的级别越高，影响力越大，说明该康养会展被重视的程度越高。

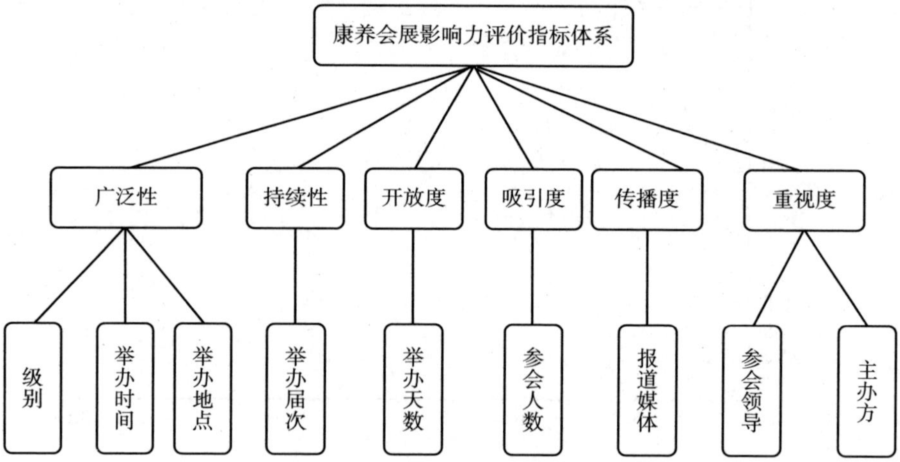

图4　康养会展影响力评价指标体系

由于搜集到的康养会展数量太多，且大多数康养会展只举办了一两届，因此根据传播影响力评价体系中的持续性指标对康养会展进行第一步筛选，把数据信息全面且连续举办3届及以上的康养会展作为下一步的分析样本。通过数据筛选最终得到13个康养会展作为分析样本。

表2 康养会展影响力样本

序号	康养会展名称
1	康养蓝皮书发布会
2	中国康养产业发展论坛
3	中国中医药养生论坛
4	博鳌国际养生论坛
5	石柱康养大会
6	中国大健康产业升级峰会
7	中国森林康养与乡村振兴战略论坛
8	国际养生产业峰会
9	中国・四川森林康养年会论坛
10	海南国际健康产业博览会
11	国际养生产业博览会
12	广州国际健康保健产业博览会
13	健康中国・康养大会暨中国养老与健康事业发展论坛

资料来源：项目团队整理。

（二）排名结果及其原因分析

表3 康养会展5强影响力指标体系

排名	康养会展名称	广泛性			持续性	开放度	吸引度
		级别	举办时间	举办地点	举办届次	举办天数	参会人数
1	中国康养产业发展论坛	全国性	2014年至今	四川攀枝花 河北秦皇岛	5	10	600余人
2	石柱康养大会	全国性	2017年至今	重庆石柱	4	13	500余人
3	博鳌国际养生论坛	全国性	2017年至今	海南博鳌 广东湛江	6	7	1500人
4	康养蓝皮书发布会	全国性	2018年至今	北京	3	4	200余人
5	中国中医药养生论坛	全国性	2016年	北京	4	5	300余人

续表

排名	康养会展名称	重视度		传播度
		主办方	参会领导	报道媒体
1	中国康养产业发展论坛	1. 民革中央 2. 河北省政协 3. 四川省政协	2位民革中央常务副主席、中共河北省委书记、河北省政协主席、民革中央副主席刘家强、民革中央副主席兼秘书长李惠东	中国政府网、中国政协网、人民政协网、人民网、中新网、新华网
2	石柱康养大会	1. 民革中央 2. 重庆市政协 3. 重庆康养研究院	全国政协副主席、民革中央常务副主席郑建邦、全国政协副秘书长、民革中央副主席兼秘书长李惠东、重庆市政协主席王炯	中国网、新华社、新华网、人民网、人民政协网
3	博鳌国际养生论坛	1. 世界中医药学会联合会 2. 海南省保健养生协会	原卫生部副部长、全国政协副主席、民建中央常务副主席辜胜阻、全国政协常委、农工党中央副主席、国医大师张大宁、全国政协委员、中国(海南)改革发展研究院院长迟福林、全国政协常委、农工党中央副主席、国医大师张大宁	央视网、中国日报网、新华网、人民网
4	康养蓝皮书发布会	1. 中国老龄协会 2. 康养蓝皮书编委会	民政部原副部长陈虹、全国政协常务委员兼副秘书长何丕洁、原全国老龄办副主任闫青春、中国经济体制改革研究会副会长陈剑、全国老龄办人才信息中心主任李伟	新华网、中国网、人民健康网、国际在线、香港卫视(近百家媒体报道)
5	中国中医药养生论坛	1. 国家中医药管理局传统医药国际交流中心 2. 北京万世堂中医科学研究院	原卫生部副部长孙隆椿、国家中医药管理局副局长吴刚、国家中医药管理局医政司书记、国家中医药管理局医政司原司长许志仁、原卫生部副部长殷大奎、原国家食品药品监督管理总局副局长张文周、国家中医药管理局政策法规与监督司司长桑滨	央视网、中华网、中国网、环球网

1. 中国康养产业发展论坛

业界有个说法，康养“北有秦皇岛，南有攀枝花”，中国康养产业发展论坛便是以这两个康养强市为依托而发展成长的。2014 年《关于大力发展健康与养老产业的建议》提出要打造攀枝花、秦皇岛“一南一北”两个国家级康养产业试验区，分别选择“一夏一冬”时节轮流举办康养产业发展论坛，以更好地分享和总结两地的康养产业发展经验，为未来的中国康养产业寻找一个新的发展路径。自 2014 年首届中国康养产业发展论坛始，至今为止已成功举办四届，第五届中国康养产业发展论坛也已经在筹备策划中。

从广泛性、吸引度和重视度来看，中国康养产业发展论坛属于全国性的康养会展。其参会人员涵盖了来自各级政府机构的领导、国内学术界德高望重的专家学者和康养相关领域的业界负责人。总人数达到了 500～1000 人。这足以证明其在全国范围内的吸引度和重视度都是极高的。

从持续性和传播度来看，中国康养产业发展论坛自 2014 年首届论坛起至今，其间 2015 年和 2018 年均未举办论坛。由此可见其持续性仍有待加强。除此之外，在每年的中国康养产业发展论坛举办前后，都有多家权威官方媒体为其报道。举办前的媒体报道主要是为了增强其宣传力度，以吸引更多的关注度；而举办后的媒体报道大多是回顾论坛，对此次论坛进行总结并对来年的论坛进行展望，以达到增强论坛持续性的效果。据笔者在百度搜索引擎的检索结果可知，搜索“中国康养产业发展论坛”关键词，可得到约 929000 条相关资讯。由此可见其传播力度是极大的。

2. 石柱康养大会

石柱县地处渝东南武陵山区，当地政府近年来打响了“风情土家，康养石柱”的口号，是目前国内为数不多的将“康养”作为县域发展价值定位、将“康养＋”作为战略、将“全域康养、绿色崛起”作为发展主题的区县之一。石柱康养大会便是在当地政府极大的支持力度的基础上开办的。除此之外，石柱县的自然环境和资源也是全国闻名的。由石柱当地出产的黄连、辣椒、蜂蜜更是被誉为“康养三宝”。其美不胜收的生态环境、适宜的气候条件、林林总总的荣誉称号以及丰裕富饶的自然资源也为会议的成功举办提供了良好的环境基础。

从广泛性、吸引度和重视度来看，石柱康养大会属于全国性的康养会展。在 2018 年的第二届康养大会开幕式上，全国性的、重庆市市一级和石柱土家族自治县县一级的各政府机构的代表均出席了本次开幕式。除此之外，另有湖北、四川等其他省份的政府机构代表及康养领域的专家学者共计500余人参加开幕式。“康养石柱”一年一度的“康养盛况”，都足以证明其在全国康养会展中的地位是举足轻重的。

从持续性、开放度和传播度来看，石柱康养大会自2017年举办以来，已累计举办4届次、13天。从2017年到2020年从未间断，于每年的夏季定时召开，可见其有良好的持续性和开放度。除此之外，每年的石柱康养大会都有多家权威官方媒体为其报道，以促进其影响力的扩大。

3. 博鳌国际养生论坛

近年来，海南凭借其丰裕富饶的养生资源和天然的城市优势，大力发展养生休闲和大健康产业。一年一度的博鳌国际养生论坛也吸引了各界的关注。众所周知，博鳌作为国际会议组织——博鳌亚洲论坛永久性会址的所在地，具有举办会展极好的经验和基础设施条件，因此其被设为博鳌国际养生论坛的永久会址。

从广泛性和吸引度来看，博鳌国际养生论坛属于全国性的康养会展。2020年由于受到新冠肺炎疫情的影响，人们更加注重“养生”。因此，2020年的第六届博鳌国际养生论坛夏季峰会，通过主旨演讲、分论坛、征文大赛、技能大赛、养生文化节系列活动等多种形式，极大地带动了全国范围内的各界人士参与会展。除此之外，还引发了来自政界、业界、学界、商界等有关各方思想的碰撞。据权威媒体报道，此次论坛预计影响人数高达1000万左右。

从持续性和传播度来看，博鳌国际养生论坛持续性极好、传播度较广。从2015年创办至今，已成功举办了六届，其间从未间断。论坛把落实《“健康中国2030”规划纲要》作为其发展目标，积极将健康养生理念广泛传播。并致力于辐射全国、影响世界，打造全球范围内有影响、有威望、有实力在国际性养生品牌。

4. 康养蓝皮书发布会

首届康养蓝皮书发布会于2018年召开，发布了《康养蓝皮书：中国康养产业发展报告（2017）》。作为国内首本康养蓝皮书，该书首次对康养的概念进行了系统的理论解释，并对中国康养产业进行了细致的分析，得到了社会各界的认可和赞同。该书为各地政府发展康养产业提供了政策借鉴，为康养企业的发展提供了方向指引，为康养消费者的理性消费提供了参考，具有多方面的意义，因此首次发布就立即引起了社会的高度关注。

从广泛性、重视度和吸引度来看，康养蓝皮书发布会属于全国性康养会展，每年的康养发布会都会邀请全国政协和国家有关部委领导、部分地方政府领导、国内重要学协会领导等出席会议，此外还有外交部前部长李肇星先生为《中国康养产业发展报告（2018）》作序，中共中央组织部原部长张全景为《中国康养产业发展报告（2019）》作序。自首届康养发布会后，康养的概念解释受到了社会的认可，康养产业的发展前景可观，受到了各地政府和企业的关注。在政策方面，各地政府更加规范统一的使用“康养”一词，把健康、养生、养老等政策视为康养政策。在各大网站和平台中，“康养蓝皮书”的搜索点击率和下载量始终位居前十。这足以证明其在全国范围内的广泛性、重视度和吸引度都是极高的。

从持续性和传播度来看，康养蓝皮书发布会自 2018 年创办以来，已成功举办了 3 届，其间没有中断，且 2020 版的康养蓝皮书即将发布，第五届康养蓝皮书发布会也将在 2022 年举办，由此说明该会持续性极好。从首届康养蓝皮书发布会开始，就有近百家媒体对该会进行报道，包括新华网、中国网、人民健康网、国际在线、香港卫视等具有很大影响力的媒体，这说明该会的传播度很高。

5. 中国中医药养生论坛

中医药发展了几千年，具有一套完善的发展体系，是中华文化的一大瑰宝。随着大众的健康意识不断增强，健康观念从治病逐渐转为防病上来，养生成为大众关注度较高的话题，中医药养生产业的发展也得到了前所未有的发展。在政策方面，2015 年《中医药发展战略规划纲要》提出要大力发展中国中医药养生、提高中国中医药产业发展的水平、建设一批中医药领域的专业技能人才队伍等。因此中国中医药养生论坛的召开，顺应了国家政策和行业发展的需求。

从广泛性、重视度来看，中国中医药养生论坛是全国性的康养会展，2013 年首届中国中医药养生论坛在北京召开，卫生部原副部长孙隆椿、国家中医药管理局副局长吴刚等重要领导出席会议，全国各地从事中医药养生领域的专家、学者等400 余名代表汇聚一堂。论坛为了更好地规范中医药养生产业市场的发展启动了绿标认证工程，此后的三年里，该论坛一直致力于中国中医药康养的发展，在全国具有较高的知名度和较大的影响力。总的来说，该论坛的广泛性和重视度较高。

从持续性和传播度来看，该论坛举办时间较早，且连续举办了 4 届。从 2013 年开始举办，虽然该论坛只办到了 2016 年，但该论坛汇集了全国各地中医药养生保健领域的多名专家学者代表，给行业的发展、促进行业交流提供了良好的平台。此外该论坛还有十几家具有影响力的媒体进行报道，尤其是央视网也对此论坛进行了报道，这说明该论坛具有较好的传播度。

参考文献

[1] 俞华、朱立文：《会展学原理》，机械工业出版社，2005。

[2] 邹树梁、王铁骊：《会展，会展业与会展经济的演进分析》，《湖南社会科学》2003 年第 4 期，第 90 ~ 91 页。

[3] 何出此言：《何莽：康养的“三维”解读与“六度”分类》，https：//www.meadin.com/183621.html。

[4] 何莽：《康养蓝皮书：中国康养产业发展报告（2017）》，社会科学文献出版社，2017。

[5] 何莽：《康养蓝皮书：中国康养产业发展报告（2018）》，社会科学文献出版社，2018。

[6] 邱洁威：《会展及其相关概念的辨析》，《经济师》2006 年第 11 期，第 54 ~ 55 页。

[7] 张琼、魏子翔：《世博会传播影响力评价指标体系与模型构建》，《商业时代》2012 年第 9 期，第 34 ~ 35 页。

[8] 吴艳坤：《对中国会展经济发展的认识与思考》，《统计与信息论坛》2002 年第

3 期，第 58～62 页。
［9］张金梅：《品牌展会影响力评估指标体系探析》，《中国标准化》2020 年第 8 期。
［10］袁家能：《会展传播的发展——以世博会为例》，《现代经济信息》2013 年第 13 期，第 344 页。
［11］李红波、潘就合：《会展的文化影响力探析》，《广西大学学报（哲学社会科学版）》2015 年第 6 期，第 85～89 页。
［12］吕鹏：《宁波市场化展览会质量评价体系探究》，《宁波经济（三江论坛）》2015 年第 11 期，第 16～19 页。

附录　国内康养会展一览

区域	省份	序号	康养会展
华北地区	北京	1	康养蓝皮书(2017)发布会
		2	康养蓝皮书(2018)发布会
		3	康养蓝皮书(2019)发布会
		4	首届中国康养大会
		5	2019 年全国智慧康养大会
		6	2020 年全国智慧康养大会
		7	2019 年首届中国康养产业创新发展论坛
		8	首届健康中国·康养大会暨中国养老与健康事业发展论坛
		9	中国中医药信息学会食疗分会
		10	2020 中国文旅康养高峰论坛
		11	2018 年中国国际生态康养发展高峰论坛
		12	2019 中国康养文旅产业博览会
		13	第二届食疗康养大会
		14	2018 中国国际生态康养与老年旅游博览会
		15	第六届中国(北京)国际服务贸易交易会“生态康养文化产业国际投资贸易大会”“全球医药大健康产业投资贸易大会”
		16	首届中国大健康产业升级峰会
		17	第二届中国大健康产业升级峰会
		18	第三届中国大健康产业升级峰会
		19	第四届中国大健康产业升级峰会
		20	首届中国中医药养生论坛
		21	第二届中国中医药养生论坛
		22	第三届中国中医药养生论坛
		23	第四届中国中医药养生论坛

续表

区域	省份	序号	康养会展
华北地区	北京	24	“2019 科学养生 健康中国”学术高峰论坛
		25	首届中国森林康养与医疗旅游论坛
		26	2020 年中国国际服务贸易交易会康养旅游国际论坛
		27	旅居文化康养大会
	河北	1	第二届中国康养产业发展论坛
		2	第四届中国康养产业发展论坛
		3	首届雄安国际健康论坛
		4	河北大健康产业创新联盟成立大会暨首届河北大健康产业创新发展论坛
		5	首届中国（石家庄）中医药康养服务贸易产业发展峰会暨中医药康养产业产品展示大会
		6	第二届中国（秦皇岛）中医药康养服务产业发展论坛暨 2018 全国第三届中医特色疗法实务技能大赛
	内蒙古	1	2019 中国国际康养产业论坛赤峰峰会
	山西	1	2020 中国·山西（晋城）康养产业发展大会
		2	2018 中国康养大会
		3	2020 中国（太原）国际大健康产业博览会
		4	首届 2018 山西大健康产业发展暨健康管理大数据应用论坛
		5	山西省首届大健康养生科技高峰论坛
		6	第三届长治大健康产业发展暨植物萃取国际研讨会
华东地区	上海	1	2019 长三角（国际）康养高峰论坛暨国际康养产业创新联盟筹备大会
		2	2019 第九届上海健康生活暨康养产业博览会
		3	2018 第十届上海大健康产业博览会
		4	2019 中国大健康产业品牌博览会（上海）
		5	2020 年上海大健康展览会
		6	2019 医疗康养技术创新论坛（上海）
	江苏	1	第二届“健康中国”发展大会暨中医药产教融合发展大会
		2	中国医养康养国际合作高峰论坛
		3	2020 第三届中国（南京）国际大健康产业博览会
		4	2020 江苏大健康产业博览会
		5	2020 中国智慧康养旅居新生态博览会
	浙江	1	2018 浙江康养旅游论坛
		2	首届中国森林康养与乡村振兴战略论坛
		3	医疗康养与中医药创新发展（温州）高峰论坛
		4	医疗康养与中医药创新发展论坛

续表

区域	省份	序号	康养会展
华东地区	山东	1	2019 山东(济南)文旅康养高峰论坛
		2	2018 山东首届国际康养产业发展论坛
		3	首届国际养生产业峰会暨第三届中国威海国际温泉节
		4	第二届国际养生产业峰会
		5	第三届国际养生产业峰会
	江西	1	省政协“旅游康养产业发展”专题协商会议
		2	粤闽湘赣四省温泉康养论坛
		3	江西全南首届文旅康养产业融合智库论坛
		4	2019 首届江西森林旅游节举办“森林康养”资溪论坛
		5	第二届江西省森林康养高峰论坛
		6	江西省首届黄宫绣中医药康养论坛
	安徽	1	2020 中国安徽大健康产业博览会
		2	“2019 养老发展与中医药健康养生高峰论坛系列活动——安徽省旅居康养发展论坛”
东北地区	吉林	1	2019 首届中国(长春)国际医养结合高峰论坛暨健康科普大讲堂
		2	2019 吉林省大健康产业论坛
		3	第五届吉林省科技论坛—森林康养产业发展分论坛暨海峡两岸森林康养产业化建设专题交流会
		4	第六届吉林省科技论坛—森林康养产业分论坛暨第二届海峡两岸森林康养产业化建设专题交流会
		5	首届东北亚中医药暨康养产业博览会
		6	2015 东北亚医药健康产业发展论坛
		7	2018 中国长白山健康养生产业论坛暨第四届长白山健康养生文化节
		8	2015 通化 · 中国医药城——长白山医药健康产业发展论坛
		9	2018 中国(吉林)东北亚中医药暨康养产业博览会
		10	中国通化 · 长白山国际医药健康产业发展论坛
	辽宁	1	2019 中国国际康养产业创新发展模式研讨会
		2	首届中国温泉康养(本溪)高峰论坛
	黑龙江	1	首届中国康养城市高峰论坛
		2	2019 黑龙江省森林康养旅居研讨会暨第二届中国老年大学游学养论坛
		3	第一届黑龙江大健康产业博览会

续表

区域	省份	序号	康养会展
华中地区	湖北	1	2017 食疗养生高峰论坛
		2	中国随州国际银杏康养谷·乡村振兴与康养旅居发展论坛
	湖南	1	首届全球康养产业创新发展论坛
	河南	1	首届鄢陵国际健康峰会
		2	第二届鄢陵国际健康峰会
西北地区	陕西	1	陕西省首届康养旅居发展高峰论坛
	甘肃	1	甘肃省首届康养产业发展论坛
		2	2020 第十四届中国·兰州健康节暨兰州大健康产业博览会
		3	第二届中国(甘肃)中医药产业博览会食药康养产业论坛
	新疆	1	2019 中国康养产业(新疆)发展大会
华南地区	广东	1	首届广州康博会
		2	第六届广州康博会
		3	第七届广州康博会
		4	第八届广州康博会
		5	第九届广州康博会
		6	第十届广州康博会
		7	第十一届广州康博会
		8	养生展第十二届中国广州国际健康产业博览会
		9	首届中国温泉旅游学术大会
		10	2019 国际(亚洲)养生产业博览会
		11	2020 国亚洲养生产业博览会
		12	2021 亚洲养生产业博览会
		13	2020 博鳌国际养生论坛夏季峰会暨中国(鼎龙湾)康养旅居论坛
		14	“梅花与森林康养”国际高峰论坛
		15	2020 生物医学国际论坛暨中医药康养产业发展高峰论坛
		16	2020 博鳌国际养生论坛夏季峰会暨中国(鼎龙湾)康养旅居论坛
	广西	1	中国(广西)大健康产业峰会
		2	2020 年第二届中国康养产业创新发展论坛
		3	第三届健康中国(恭城)康养大会
		4	中国桂林首届运动康养高峰论坛
		5	第一届广西森林康养产业发展论坛
		6	第二届广西森林康养产业发展论坛

续表

区域	省份	序号	康养会展
华南地区	海南	1	第二届中国森林康养与乡村振兴战略论坛
		2	中国海南生态文旅康养高峰论坛
		3	2017 第二届海南国际健康产业博览会
		4	2018 第二届海南国际健康产业博览会
		5	2019 第三届海南国际健康产业博览会
		6	2020 第四届海南国际健康产业博览会
		7	2017 博鳌国际养生论坛
		8	2018 博鳌国际养生论坛
		9	2019 博鳌国际养生论坛
		10	第二届中国森林康养与乡村振兴战略论坛
		11	第四届海南国际健康产业博览会开幕式暨第五届中国森林康养产业发展大会
		12	乌克兰—博鳌中医药康养之旅交流研讨会
		13	首届定安中医药康养论坛
		14	2020 海南康养医疗旅游发展研讨会
		15	2018 中国(海口)康养旅居论坛
西南地区	四川	1	第一届中国康养产业发展论坛
		2	第三届中国康养产业发展论坛
		3	第五届中国康养产业发展论坛
		4	第二届中国康养大会
		5	第三届中国森林康养与乡村振兴大会
		6	首届中国西部康养产业论坛
		7	2020 第二届中国西部康养文旅产业博览会——成渝双城展
		8	2020 攀枝花康养民宿产业发展论坛
		9	中国农业公园与康养旅游发展论坛
		10	四川巴中康养旅游圆桌会议
		11	2019 首届四川省养老产业发展峰会暨四川省康养事业发展基金会发布仪式
		12	2019 中国(四川)医养融合创新发展高峰论坛
		13	第五届中国大健康产业升级峰会
		14	首届“四川 · 宝山温泉康养发展论坛”
		15	第二届海螺沟温泉康养发展大会暨成渝双城经济圈 5A 景区联动协作启动仪式
		16	中医药森林康养发展论坛
		17	第三届中国森林康养与乡村振兴大会

续表

区域	省份	序号	康养会展
西南地区	四川	18	2018 中国・四川第四届森林康养年会论坛
		19	2019 中国・四川第五届森林康养年会
		20	2019 都江堰国际中医药康养文旅论坛
	重庆	1	石柱第一届康养大会
		2	石柱第二届康养大会
		3	石柱第三届康养大会
		4	石柱第四届康养大会
		5	2018 年中国重庆首届"健康盛典"暨首届国际康养(医养)发展高峰论坛
		6	2019 中国国际田园康养旅居产业发展峰会
		7	2020 博鳌国际康养文旅论坛
	贵州	1	2019 年中医药康养发展大会暨"杏林大汇"
		2	全国中医药健康服务与康养产业发展(遵义)论坛
	云南	1	云南大学承办 2019 中国云南・国际康养旅游产业发展高端论坛
		2	云南省首届温泉康养论坛
		3	第二届中国温泉旅游学术大会
		4	第九届云旅四季论坛暨盘龙"森林康养"论坛
		5	第三届(中国)旅居康养产业发展峰会

评 价 篇

Evaluation Reports

B.6 2020年中国区域康养产业可持续发展能力评价报告

何 莽 陈 鉴 潘海兰 杨 晶*

摘 要： 在健康中国和人口老龄化背景下，我国康养产业发展已经进入黄金时期，各个资源禀赋较好的区域都希望通过在这一次康养大潮中获得长久发展，实现区域核心产业的转型升级，积极践行“绿水青山就是金山银山”这一发展理念。为了更好地对不同区域康养产业发展水平和可持续发展能力进行评估，项目团队在修订并完善康养产业可持续发展能力评价体系的基础上，围绕康养资源、环境、设施以及康养发展水平构建4个一级指标、14个二级指标和49个

* 何莽，管理学博士，中山大学旅游学院副院长，博士生导师，主要研究方向为康养旅游与大数据、流动性与健康、旅游扶贫与乡村振兴、休闲与运动管理等；陈鉴，中山大学旅游学院，研究方向为康养旅游与大数据；潘海兰，中山大学旅游学院，研究方向为康养旅游与大数据；杨晶，中山大学旅游学院，研究方向为康养旅游与大数据。

三级指标，并通过层次分析法和专家打分法确定各项指标权重，最终评选出具有区域康养产业发展典范意义的康养20强市和康养100强县。研究认为，目前我国康养产业发展面临概念过热而实践缺乏、热情较高而秩序混乱等问题，未来需要加强康养的理论探索和实践检验，根据自身优势培育合适的康养品牌，加强区域的统筹、协调与沟通，重点关注科技的转化与革新，以市场需求为导向，实现区域优势互补与合作共赢。

关键词： 康养产业 区域康养 市场导向

一 2020年康养产业总体发展情况

2020 年受疫情影响，各行业遭到了前所未有的巨大打击。但得益于强有力的管制措施和医疗支援，疫情在 3 月后基本得到控制，全国康养产业经济总体运行趋于平稳。疫情防控常态化下消费需求持续增长，投资也更有信心。根据《康养蓝皮书：中国康养产业发展报告（2018）》对我国康养产业的市场预测，我国规模以上康养产业发展总额已经超过了 6. 85 万亿元，而到了 2019 年，这一数据进一步增长到了 10 万亿元。

习近平总书记在党的十九大报告中指出，中国特色社会主义进入新时代，我国社会主要矛盾已经转化为人民日益增长的美好生活需要和不平衡不充分的发展之间的矛盾。社会主要矛盾的转变标志着人民需求导向将发生比较大的变化，康养产业是提升人民健康指数和幸福指数的关键产业，承接了人民对美好生活的更高层级的需求，是最具有希望的朝阳产业之一。同时，2020 年是我国决胜全面建成小康社会的关键之年，众多贫困县在党的领导和政府的关怀之下顺利实现了脱贫摘帽，也将进一步提高对于健康、安全、舒适的生活的需求。何莽在 2019 年蓝皮书发布会上也曾表示：一些具有生态环境优势的三四线城市，通过政策引导和市场培育，增强了对康养资本的吸附能力，有望在康养时代获得高速发展。

（一）利好因素

总体而言，2020 年康养产业发展具有多个方面的利好因素。

1. 政策方面

2015 年“健康中国”被首次写入政府工作报告之中，与之前提出建设“美丽中国”“平安中国”的倡议相呼应，要求增强国家健康产业发展实力，从此以后，“健康中国”正式上升为国家战略，“康养”时代的新蓝海就此开启。

2020 年的政府工作报告中，从国家层面对康养产业发展指明了方向，提供了政策上的鼓励和支持。

国家层面的政策提供宏观指导，各地区域性的扶持政策更加强调了康养产业发展的实践意义和落实的可能性。继河北提出打造环京津康养产业平台之后，山东提出了建设国家医疗健康大数据北方中心，山西把康养小镇和康养社区当作主要抓手，北京提出在 2030 年之前基本建成健康中国首善之区，上海市也将更加全面地重视健康主题，广东省突出大卫生、大健康的发展理念①。主要的省份城市都对康养产业发展表现出强烈的热情，进一步增强了区域发展康养产业的信心和力量。

2. 经济方面

据国家统计局发布的消息，我国 2020 年第三季度增速成功“转正”，成为全球为数不多的几个迅速走出新冠肺炎疫情阴霾并实现经济复苏的国家。年初的疫情对于全国各个行业的发展都是一场巨大的挑战，有的甚至达到了致命打击的程度。对于发展成熟的行业来说，疫情期间所损失的机会成本和运营成本不可估量，而对于康养行业这一类新兴热门行业来说，疫情阻断了其继续发展的可能。然而，现实的数据给了我们更多信心。根

① http：//www. 360doc. com/content/20/0824/08/20583205_ 931888488. shtml.

据最新发布的《2020 年中国乡村康养行业数据发展研究报告》，我国 2020 年有 2400 亿元的市场规模来自乡村康养行业。近十年来年市场增长速度保持在 10% 以上，预计康养行业在未来很长一段时间内还会保持良好增长态势。

3. 国际合作方面

2020 年 11 月 15 日，我国正式签署了《区域全面经济伙伴关系协定》(Regional Comprehensive Economic Partnership，简称 RCEP)。这标志着世界上人口最多、经贸规模最大、最具发展潜力的自由贸易区正式启航。2020 年以来，我国率先走出疫情的泥淖，各方面产能得以迅速恢复，这使得我国在国际贸易中的地位更加坚固。因此，中国正在更加广泛的国际社会上发挥着中国力量。与此同时，康养产业也在寻求着更加全面的国际合作。以医疗康养为例，海南博鳌作为先行示范区，积极引进国外先进技术和人才，着力打造具有世界影响力的医疗旅游岛。此外，部分资源禀赋较好的城市也在积极谋求国际合作，推动当地产业转型升级，提前占领这一巨大风口。保定开展中日医学科技交流活动，积极开展国际医疗康养合作，携手打造国家区域医疗中心，积极谋划布局更多业务板块，合力推动优质项目落户保定，以实际行动助力保定打造国家区域医疗中心。

（二）不利因素

同时，康养产业发展也存在不可忽视的不利因素。

1. 疫情冲击下的康养产业发展面临困境

新冠肺炎疫情带来的是系统性的、整体性的影响。就康养产业自身而言，由疫情冲击带来的经济损失将达数千亿元。尽管 2020 年下半年全国经济逐渐走向复苏，但仍然难以弥补停工停产带来的巨大缺口。春节期间，我国旅游业的直接经济损失达到 4500 亿元，初步估算，疫情后的旅游总收入同比下降 22% ~25%，损失金额将超过 1.6 万亿元。这些直接反映到各康养项目上，则预示了康养小镇、森林康养、温泉康养等业态遭到巨大的打击。

此外，由于疫情防控要求，各地拟推行的康养产业振兴举措，都因为必须服从疫情防控大局而没有达到预期的效果。一方面，各类康养会议因为不确定因素太多，不得已推迟或者取消。比如由于成都出现小规模疫情，四川省防疫等级提高，攀枝花也不得已将筹备好的会议延期举办，直接影响了专家学者对于基地建设、产业革新的探讨和研究进度，也影响了当地发展康养产业的进程。另一方面，疫情影响下游客数量减少，康养人群集中度不高。面对这种情况，地方对于众多革新举措落实不到位，将直接导致相关政策的有效性不足，影响之后的决策和规划。

2. 康养产业发展仍处于探索阶段

自中央提出“健康中国”战略以来，“康养”逐渐成为一个热点。尽管学界和业界都已经参与进来，投身到康养产业发展的理论探讨与实践中，但由于康养产业自身的交叉性、复杂性以及多业态混合性，厘清其内在逻辑，并且探索出一条完全正确的道路并不容易。根据项目组调研发现，全国各区县已经成功招商并开工建设的康养项目达5000余个，但是根据动能智库相关报告，已经开张并且实现盈利的并不多。无法实现盈利的项目终究会被市场淘汰，而大量投资“砸”起来的项目效果不遂人愿，反映了当前尚不成熟的康养发展理念。

部分投资者的逻辑在于抢占高地，提前布局，所有今日的亏本都可以通过日后的成功进行弥补。不得不说，康养产业的发展需要这样的魄力和勇气，需要身体力行验证每一步是否正确。然而，投资仍然应该保持谨慎的态度，需要在探索新的模式上花费更多，而并非仅仅占地为王。当前康养产业发展的参与者众多，只有成功探索出一条正确道路，才能够获得长远的收益，仅仅依靠项目累积很可能成为甩不掉的“包袱”。

二　康养可持续发展20强市和100强县

（一）指标评价体系

根据最新的行政区划统计，全国共有2851个县级行政单位，其中包括

962个市辖区、363个县级市、1472个县（含117个自治县）、52个旗（含3个自治旗）、1个林区和1个特区[1]。项目组根据专家商讨，制定出一套完整的衡量区域康养可持续发展能力的指标体系。该指标体系涵盖4个板块，包括14个小板块，共计44个小指标项。其中，四大板块具体是指康养资源、康养环境、康养设施和康养发展水平。这四个方面被认为是评估区域康养可持续发展能力最可靠的四个指标。针对每一个大指标，项目组通过不断向下挖掘、细分，在康养资源部分选取森林覆盖率、保护地数量及级别（省级以上）、生物多样性（特殊备注）、特色康养林草资源、湿地面积、水质情况、饮用水源情况、康养农产品丰富度、优质康养农产品、特色性康养农产品、特色康养资源共计11个指标进行评估；在康养环境部分选取政策支持度、政策支持持续性、经济规模、经济素质、经济繁荣程度、孝文化、传统养生文化、运动健康文化、居民友好度、环境质量、居住条件、市政基础设施、交通出行、公共服务、城市绿化、全年温度适宜人居的天数[1]、全年湿度适宜人居的天数、全年可见阳光的天数、全年气压适宜人居的天数、海拔共计20个指标进行评估；在康养设施部分选取医院数量及等级、每千人床位数、每千人执业医师数、医疗科研水平、养老服务机构的数量和等级、千人养老床位数[2]、老年友好设施覆盖率、公共休闲空间的规模及分布、公共体育休闲设施的规模及分布共计9个指标进行评估；在康养发展水平部分选取寿命水平、健康人群占比、疾控水平、康养类服务业产业产值、康养类制造业产业产值、获康养相关奖项称号的数量、康养品牌知名度共计7个指标进行评估。

为提高康养区县排名合理性，项目组通过专家讨论和比较法对所有的指标进行分值设定。基于确定的分值设定，项目组对具体区县的具体指标进行赋分，最终，经过加权的总分值即为区县评价标准。按照从高到低的顺序，选出具有较强康养可持续发展能力的区县。

（二）康养可持续发展能力20强市

目前，国内康养产业发展已经形成一股热潮。一开始资源禀赋就比较好的城市，率先抓住了产业转型升级的先机，加强对康养产业的政策支持和项

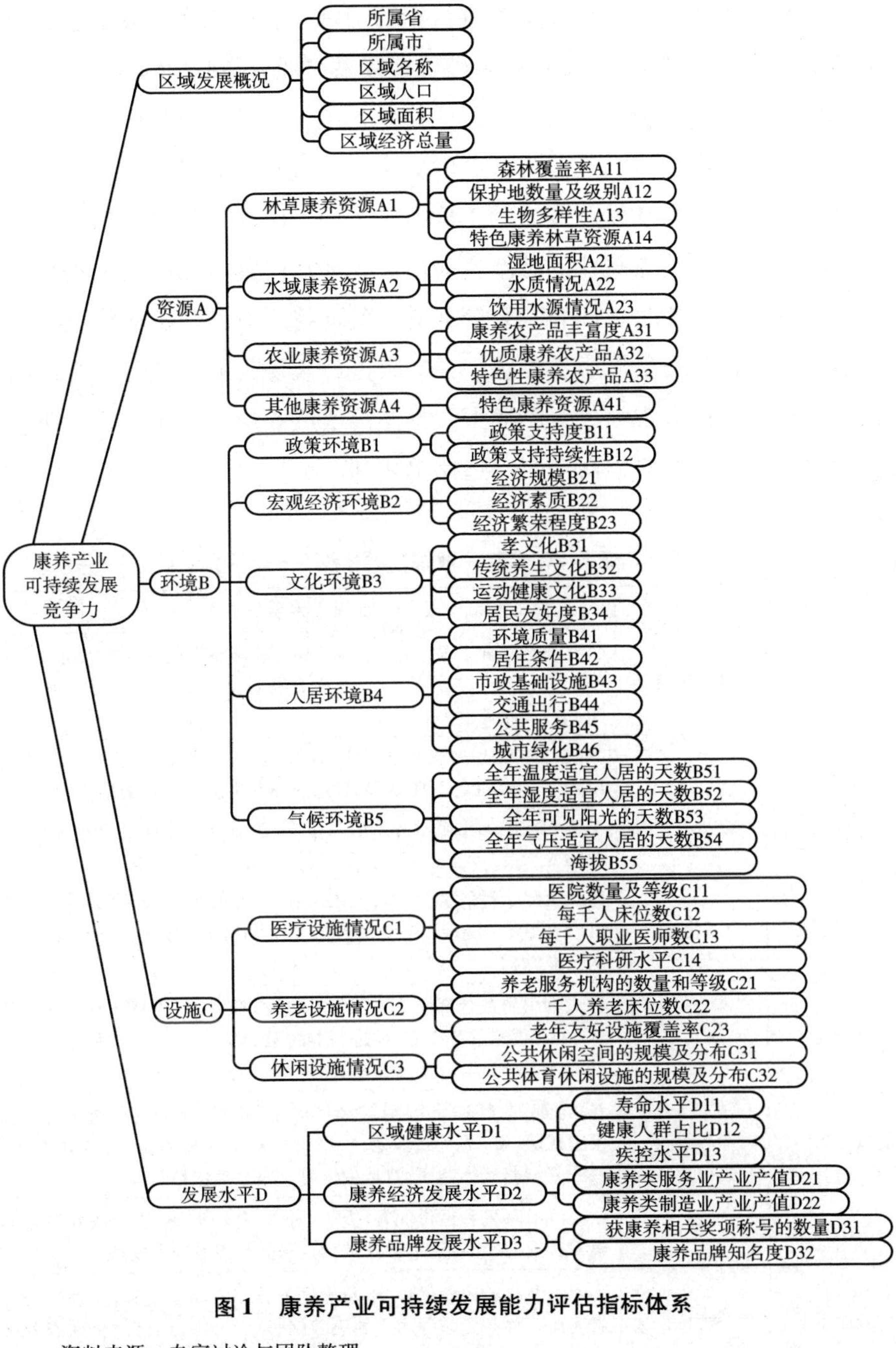

图1　康养产业可持续发展能力评估指标体系

资料来源：专家讨论与团队整理。

目引进，利用众多传播广阔的渠道进行招商引资，在区域内形成了强有力的康养竞争优势，成功入选2020年康养可持续发展能力20强市。

总体而言，主要康养强市仍然位列榜单之中，尤其是以攀枝花、秦皇岛等为代表的具有广泛知名度和美誉度的城市，经过多年的发展，逐渐探索出了符合各自发展要求和发展理念的正确道路，成为康养业态中举足轻重的重点城市。同时，更值得关注的是新晋的城市，如江西宜春和广西贺州等，自身具有较好的资源优势，如今在政府强有力的支持之下，开始从传统的旅游业或农业经济转变为发展康养经济，在政策方面表现为关键性的、持续性的支持，在项目方面表现为投资金额大和具体落实成效快。因此，在本期的康养强市评选中，它们脱颖而出，入选榜单之列。

表1　康养20强市（地级）（排名不分先后）

省份	城市	康养业发展优势
四川省	攀枝花市	搭建融合农业、工业、医疗、运动和旅游等多产业的康养旅游目的地发展平台，推进“康养+”产业融合发展，打造中国阳光康养旅游城市和阳光康养度假目的地
四川省	雅安市	推进打造环境康养、药材康养、医疗康养、温泉康养、运动康养、旅居康养“六养”特色产业发展，打造成西蜀生态康养目的地
四川省	广元市	加快建设中国生态康养旅游名市，打造绿色生态康养全产业链，建设涵盖养老、养生、中医药、旅游的康养产业示范园区
吉林省	通化市	人文资源、自然资源丰富，健康医养、生态游养、食疗药养等多业态融合发展[3]，展现出强大的发展势头和潜力，形成一个健康、完整的产业结构
贵州省	遵义市	加快黔川渝接合部医疗康养中心建设，打造医疗康养中心、医疗休养小镇、康养示范中心，推进医养游融合发展，打造“醉美遵义·康养福地”
贵州省	六盘水市	在“凉都”品牌基础上瞄准“康体养生”市场，充分发挥资源优势和生态优势，将“候鸟式养老、护理式养老、休假式养老、旅游式养老”融入新型养老体制中，打造中国夏季康养最佳目的地
海南省	三亚市	依托滨海环境和区位优势，撬动千亿级资本市场，成为医养结合型康养产业发展典范，带动高端养老和健康服务项目发展
海南省	海口市	利用自贸港的建设优势，不断优化康养环境与设施条件，发展康养旅居产业并开发多种形式的康养旅居产品，打造成为“全球康养旅居之都”

续表

省份	城市	康养业发展优势
浙江省	丽水市	发布全国首个“康养600”小镇发展规划，围绕“气食药水体文”六养开展，打造集基础设施、康养设施、康养产业等于一体的立体康养发展平台
山东省	烟台市	突出仙境海岸、海洋药物优势，加快建设国际生物科技园，打造国际生命科学创新区和养生养老胜地
河北省	秦皇岛市	国内首个国家级生命健康产业创新示范区，构建“医药养健游”五位一体健康养老产业格局
河北省	张家口市	借冬奥会之机实现突破性发展，从运动康养、旅居养老、地产康养、膳食康养、医养康养五个方面进行产业布局，建设成为“居家置业康养福地”和京西北地区疏解非首都医疗康养功能的节点型城市
江西省	宜春市	温泉、良好的森林康养环境和中医药资源优势，以“生态+养老”战略打造新型养老模式，大力发展健康养老产业，医疗康养产业政策支持力度大
广西壮族自治区	桂林市	入选第一批健康旅游示范基地名单，以“医、康、养、健、智、学”为导向，成为具有较大国际影响力、国内一流的健康旅游目的地
广西壮族自治区	贺州市	无霜期长、森林覆盖率为72.6%，在全广西区排名第二，有黄姚豆豉、昭平茶、黄姚黄精酒、英家大头菜等4个地理标志产品，获得中国老年学和老年医学学会认证，成为“全域长寿市”
福建省	三明市	发挥“中国绿都·最氧三明”的品牌优势，以文化为引领、旅游为主体、康养为支撑，助力构建文旅康养全产业链，着力打造文旅康养千亿元级支柱产业
山西省	大同市	全国首批“国家级医养结合试点城市”，承接京津冀与“一带一路”康养人群，推动康养小镇建设，打造宗教文化与自然生态特色鲜明的康养旅游目的地
广东省	珠海市	依托粤港澳大湾区优势，以“健康+医疗服务”为抓手加快构建“大健康”格局，创新医养结合和养老服务新模式，打造高端综合医疗和康养中心
云南省	普洱市	依托特有的自然地理环境、多彩的民族文化、边地文化、茶文化，着力打造世界一流健康生活目的地，建设生态宜居之城、健康养生之地、普洱茶文化之源
云南省	昆明市	围绕生命科学创新、健康产品制造、候鸟式养生养老等中心发展健康产业，打造具有国际影响力的中国健康之城

（三）康养可持续发展能力100强县

通过更加精细化的处理，采用加权打分的方法，最终所得出的康养可持续发展能力 100 强县具有更高的可信度和权威性。且每年的遴选工作都是基于当年最新的数据，在此基础上使用了完善、科学的指标评价体系，因此入选的区县真实代表了当前国内走在康养产业发展前列且具有足够的潜力的区域，名单具有动态变化性。

表 2　康养 100 强县（县级市、区）（排名不分先后）

所属省份	县域名称
四川省	米易县、洪雅县、朝天区、峨眉山市、都江堰市、盐边县、会理县、崇州市、兴文县
海南省	琼海市、五指山市、万宁市、陵水黎族自治县、澄迈县
广西壮族自治区	巴马瑶族自治县、恭城瑶族自治县、阳朔县、昭平县、浦北县、大新县
广东省	从化区、新兴县、蕉岭县、梅县区、博罗县
浙江省	桐庐县、磐安县、仙居县、安吉县、普陀区、常山县、洞头区、龙泉市、衢江区、开化县
贵州省	息烽县、赤水市、水城县、修文县、凤冈县、江口县
云南省	景洪市、大理市、腾冲市、澄江市、思茅区、勐海县、石林县、弥勒市、寻甸县、安宁市
湖北省	钟祥市、保康县、英山县
山东省	即墨区、东阿县、崂山区、蒙阴县、青州市
河南省	鄢陵县、修武县、卢氏县、原阳县
重庆市	石柱土家族自治县、南川区、綦江区
福建省	武夷山市、永泰县、将乐县、泰宁县、清流县、惠安县
江苏省	句容市、姜堰区
山西省	垣曲县、阳高县
江西省	井冈山市、庐山县、铜鼓县
湖南省	麻阳苗族自治县、安化县、宁乡市
安徽省	黄山区、霍山县、岳西县、青阳县
新疆维吾尔自治区	温泉县
天津市	蓟州区
黑龙江省	五大连池市
吉林省	抚松县
宁夏回族自治区	沙坡头区

续表

所属省份	县域名称
内蒙古自治区	牙克石市
河北省	北戴河区、崇礼区、兴隆县
辽宁省	桓仁满族自治县
陕西省	石泉县、镇坪县、宜君县、凤县

而通过对康养强县名单进行深层次分析，可以发现入选名单的区域大多具有以下特征：县域康养产业发展基于当地的政府工作报告等小范围规划，在具体实施过程中具有灵活性和可控性。因此，相对于更高级别的行政单位，县域康养氛围更加浓厚，具有更高的积极性和主观能动性。

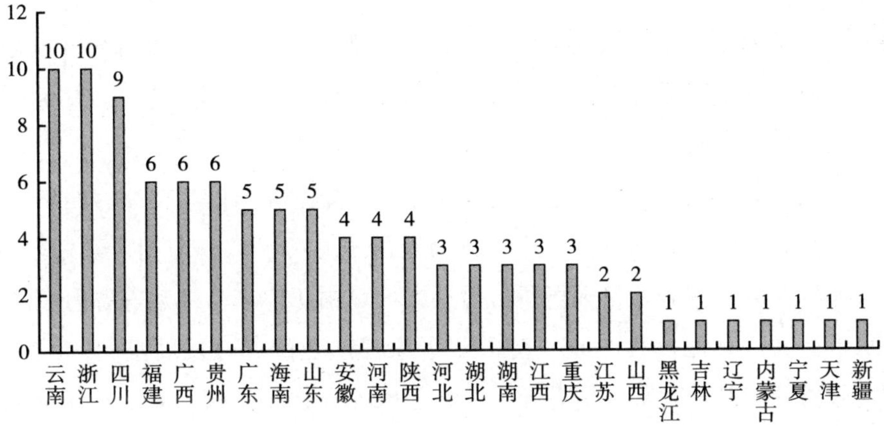

图 2　各省区市百强县数量

资料来源：项目团队根据百强县分布制作。

（四）康养强县的分布规律

百强县的评选工作是项目组工作的核心内容，前后各项指标的复核与确定都经过了三轮以上的集体讨论。通过查找并掌握真实的数据，2020 年的强县分布大体与上年相似。这进一步说明了一开始所建立的一套指标评价体系是科学的。同时，由于各区动态的变化，百强县名单仍然具有小规模的变动，其中不乏部分并不特别知名的地区，由于其集中有力的扶持政策和对康养产业持续的投资，成功入选康养可持续发展能力百强县，例如福建省惠安县。

综合看来，新出炉的百强县分布具有以下特征。

1. 集中分布于南方地区

从百强县的分布可以看出，资源禀赋相对较好的南方地区仍然是康养强县的主要集中区域。一方面，南方大部属亚热带季风气候，森林资源、气候资源等具有更大的优势，吸引了众多康养投资和康养人群。另一方面，南方地区经济社会发展较快，具有更加充满活力的发展环境。根据国家统计局近期公布的相关数据以及部分城市的统计公报，对 42 个重点城市的人口净流入情况进行了梳理，10 大人口净流入城市全部来自三个经济圈，其中珠三角 4 个，长三角 4 个，京津冀 2 个，当前人口净流入最多的 10 个城市分别是上海、深圳、北京、东莞、广州、天津、佛山、苏州、宁波和杭州。大量的人口流入奠定了康养市场的基础，使得众多南方的区县有信心、有耐心开发好、维护好广阔的康养市场。

与此同时，从整个南方地区的分布来看，集中在云南、贵州、四川、广西及海南等省份。根据分析，这一方面是由于这些区域资源相对开发较少，具有大量宜居、宜养的目标场所，另一方面是由于广东、福建等省份经济发展水平更高，其他核心产业“挤占”了康养产业的部分发展空间，因此尽管气候条件与其他南部省份差异不大，但康养强县在广东、福建的分布相对分散。

2. 整体集中度降低

从 2020 年的百强县分布来看，虽然也是大量集中于南方区域，但是部分东北、西北地区的区县开始进入这一名单，而往常强县集中区域也有了一定的调整。集中度的降低说明了强县覆盖范围更加广阔。这一方面是由于指标评价体系的不断优化，整个评价系统趋于科学和完善，另一方面也说明了康养在全国大部分区域都普遍得到认可。无论是应对老龄化问题的养老事业，还是践行“健康中国”战略的保健事业，地方政府都开始倾向于调整产业结构，发展康养产业，解决实际问题。未来强县可能会更加分散。

3. 主要分布在地形过渡区

按照我国三级阶梯的区域划分，四川盆地处在一、二级阶梯的过渡地带。通过分析西南地区康养强县的分布，发现盆地中心与四周山地连接处分布有众多的康养强县，包括都江堰市、洪雅县、兴文县、赤水市等十余个县级行政单位。在盆地边缘地区出现了小规模的集聚，这说明地形对康养资源的贡献作用较为明显。过渡地形带所影响下的区域小气候，既营造了宜人的人居环境，在自然环境方面具有打造康养胜地的优势，又以其气候特色孕育了具有更高价值的食药材。例如，峨眉山市境内的峨眉山，兴文县境内的石海溶洞、僰王山等，都是康养的绝佳场所。而洪雅藤椒、赤水金钗石斛都是著名的地理标志产品。因此，地形过渡区的康养产业发展具有先天优势，加上当地政府的支持，便能够向人们表现出强势的康养潜力。

4. 围绕大城市集中分布

另一个集中的特点是围绕该区域内中心城市集中分布，这一点在京津冀地区和长三角地区得到充分体现。康养产业本质仍然是服务产业，需要直接面向人民提供服务，也只有牢牢掌握市场，才能持久地把产业进行下去。从分布图上来看，京津冀地区康养强县共有 4 个，主要分布在北京周边，面向客源市场进行布局和规划。长三角地区康养强县分布超过了 15 个，但是可以明显看出武夷山区才是康养强县集中地。这就又回应了之前的分析，长三角地区需要服务来自上海、南京、杭州等大城市的康养客群，同时又由于周边地区大多承接大城市的过剩产能，没有更多的空间发展康养产业，于是资源环境更好的山地地区便大力发展此类服务业，以此完成乡村振兴和脱贫致富工作。

三　各区域康养产业具体发展情况

（一）华东地区

华东地区包括山东省、江苏省、福建省、浙江省、安徽省、江西省和上海市。华东地区整体是全国康养产业发展的重要地区，康养产业发展水平较高。

1. 本地养老需求明显，打造区域一体化养老体系

华东地区省市统计公报数据显示，65 岁及以上的老年人人口数量占总人口数量的比值较大，江苏省和浙江省 2019 年的 65 岁及以上老年人人口数量占总人口数量的比重分别为 14.69% 和 14.2%，进入了深度老龄化社会。从华东各省份的老年人口数量占比数据可以看出，整体上华东地区对养老服务的需求较大，在华东地区的各省市政府工作报告中，康养产业的发展多和养老服务紧密结合。目前，长三角地区各城市正在探索建设长三角区域养老服务一体化，2020 年 10 月 22 日上海市养老服务行业协会、上海长三角区域养老服务促进中心在上海公布了首批长三角异地养老机构名单，进一步破除异地养老服务发展障碍，促进长三角养老一体化发展[1]。

表 3　华东地区（不含山东省、福建省）65 岁及以上人口及比例（2019 年）

省份	65 岁及以上人口数量(万)	占总人口的比重(%)
安徽省	886.8	13.93
江苏省	1185.5	14.69
浙江省	830.7	14.2
江西省	512.3	11.0
上海市	361.66	24.6

资料来源：项目团队整理。

2. 医疗资源丰富，医疗旅游发展潜力大

华东地区是中国经济最发达的地区之一，医疗水平居全国前列。据统计数据，全国顶级医院 100 强均为三甲医院，华东各省份均有医院上榜，其中上海 13 家医院，江苏 6 家医院，安徽 2 家医院，江西 1 家医院。华东地区医院成功入选全国顶级医院 100 强的比例高于全国平均水平。2017 年国家公布全国首批 13 个健康旅游示范基地的名单，华东地区共拥有 5 个健康旅游示范基地，其中江苏泰州市姜堰区、山东青岛崂山湾国际生态健康城以医疗健康作为发展核心，打造健康医疗旅游示范基地。

上海市是全国最早发展医疗旅游的地区之一。2009 年，上海市的医疗旅游起步发展；2010 年，上海市推出医疗旅游的产品开发和推广平台，逐渐与国际医疗旅游发展相融合[4]。2020 年 3 月上海国际医疗旅游展在上海成功举办，对于传播医疗旅游理念，促进地区医疗旅游产业发展具有重要作用。上海市的“十四五”规划中明确指出“培育发展大健康产业，拓展国际医疗旅游服务”①。上海市还启动了上海市首批国际医疗旅游试点机构培育行动②，这有利于上海探索并接轨国际医疗旅游服务模式，打造具有国际竞争力的医疗旅游服务产品。受上海市医疗旅游发展的影响，浙江省、江苏省等地整合医疗资源，促进医疗资源与旅游产业的融合，华东地区迎来医疗旅游开发建设潮。

3. 康养项目数量居全国前列，发展势头强劲

华东地区的优质旅游资源较为丰富，拥有众多国家 5A 级景区，著名山脉景区如浙江省普陀山、天台山，安徽省黄山，福建省武夷山等，著名湖泊如千岛湖、太湖等，康养产业发展基础较好。根据搜集到的全部现有资料，华东地区目前共有康养相关项目 580 个，包括招商、在建及近期完工的。其中超过 100 亿元的在建项目共有 17 个。下面以其中两个典型的项目为例，介绍康养项目发展的情况。江苏省扬州市仪征市江山国际康养城项目总投资 120 亿人民币，2019 年已进行一期拆迁工作③。该项目主要包括医疗、康养、金融、旅游、社区、教学等六大板块；以朴席经典草席文化、沐浴文化为核心，建成具有特色文化展示、沐浴慢食、乡间休闲养生等功能的文化小镇。该项目立足本地独特的文化资源，结合现代康养需求，得到了当地政府的重视和支持，该项目目前发展较为顺利。福建省南平市武夷山市政府依托武夷山良好的发展条件，积极推进武夷山地区的生态康养基地建设，计划投资 150 亿元人民币，打造国家级智慧康养示范区、海峡西岸智慧养老基地、大武夷圈朱子文化体验圣地、闽北丘陵山区型美丽乡村典范。

---

① http：//www. shanghai. gov. cn/nw12344/20201210/db7c931062214590851570 6f467fd45a. html.

② http：//wsjkw. sh. gov. cn/xzsp/20200818/246e0d1769a34602b0a0bb29ba23a053. html.

③ http：//kfq. yangzhou. gov. cn/kfq/ggxx/201903/fde81cffe8c84f7b8996e0f0d6e4be45. shtml.

（二）华南地区

华南地区的康养产业发展势头强劲，发展前景广阔，得到了政府政策的大力支持。

1. 广东省康养起步较早，康养发展全面

广东一直是传统养生文化大省，以凉茶、药膳、食补等为代表的产品或产业一直盛行于此，形成了广东独具特色的健康养生文化和相关健康产业。2020年公布的相关数据显示：（1）医药企业：截至2020年7月24日，国内已经获准上市的医药企业共323家，其中广东省领跑全国，有50家医药业上市公司；在经营范围包含“健康管理”的在业和存续企业中，广东省相关企业占比为13.8%，排名全国第一；其次是上海占比9.2%，江苏占比8.9%。（2）森林康养：广东省在未来将继续发展森林康养产业，发展一批具有鲜明特色、环境质量好、服务质量优、管理体系与制度较为健全、经济社会生态等效益好的森林康养示范基地。广东省力争到2022年底，全域建成国家级、省级森林康养基地50个以上。同时，要进一步增强政策支持力度，积极推进集森林医疗、运动、康复、养生、养老、旅游、教育、文化于一体的森林康养产业发展；到2025年底，广东省要建成国家级、省级森林康养基地100个，森林康养的服务体系更加完善，发展理念得到广泛认可，相关人才体系逐渐确立，并逐步建设康养产品种类丰富多样、评价和管理标准较为完善、康养服务质量较高、各产业之间共同融合发展、产业发展效益良好且具有岭南特色的广东省森林康养产业体系。（3）温泉产业：广东省温泉产业的起步时间早，发展时间较长，当前全省的温泉产业已经具有一定的产业基础。根据携程发布的温泉酒店报告数据，截至2017年，广东省以温泉为主题的酒店数量已经达到370家，温泉旅游业每年产生的经济效益高达400亿元，温泉产业规模和效应十分可观，温泉康养产业得到长足发展。而以龙门，东莞观音山等为代表的康养地，已经成为广东省乃至华南地区发展较为成熟，具有一定旅游吸引力的康养地区和景点。龙门自然资源丰富，不仅拥有一流的温泉资源和森林资源，而且也是稀少养生产品的提供区域之一，康养产业得到发展。东莞观音山是另一个比较具有代表性的康养景点，该地森林覆盖率高达99%，因而被称为南方的“城市之肺”，当前该地着力发展康养产业，打造生态旅游和森林康养经济。龙门和观音山自然资源得天独厚，产业发展较为成熟，涵盖多种产业业态，康养产品对游客的吸引力大。此外，康养产业能够带来较高的经济效益，具有可持续发展性。

2. 海南省发展医疗康养新兴业态

海南省以优质的空气和独有的养生资源较早开始发展康养产业，当前随着康养产业的发展和政策的支持，海南省医疗康养产业异军突起，发展势头迅猛。而海南博鳌乐城国际医疗旅游先行区作为医疗康养产业的先行区，发展效益良好。乐城先行区企业联络员派驻暨2019年度总结表彰大会上透露，2019年，约7.5万人次前往海南先行区进行医疗旅游；园区内各医疗机构营业总收入约为6.4亿元，同比增长75.3%；另一个值得注意的现象是，进入园区发展医疗产业的企业数量增长迅猛，从2018年的30家左右企业到2019年的54家，2020年注册企业数达70余家。

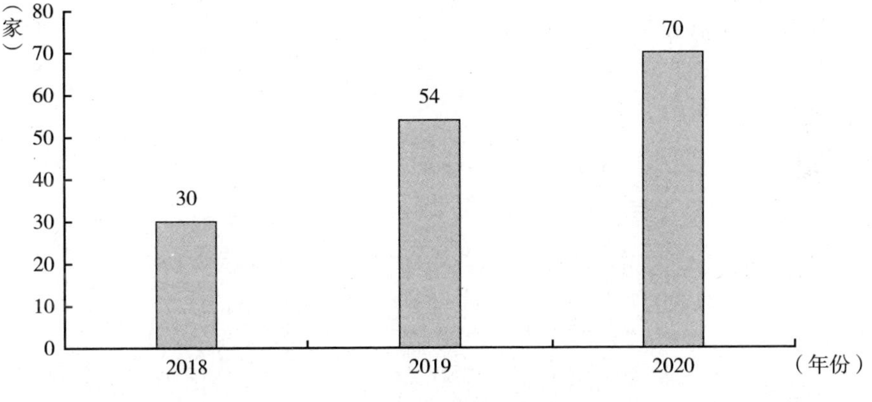

图3　园区进驻企业数量

资料来源：项目团队整理。

此外，园区内部的相关医疗康养项目先后落地，产业发展前景可观。2020～2021年，新开工建设项目有6个，投资近50亿元。海南博鳌乐城国际医疗旅游先行区引进国际先进医疗技术，吸引相关人才，完善社保等医疗保障体制，推动医疗康养产业不断发展。当前，海南省医疗康养发展前景广阔，预期收益较高。但是医疗康养产业发展尚处于起步阶段，产业发展尚不成熟；医疗康养在海南博鳌乐城国际医疗旅游先行区初步发展，尚未形成完整的康养产业业态。

3. 大健康战略落地全域，康养产业发展不断推进

在“健康中国”的战略指引下，为推动大健康产业的发展，广西发布《广西健康产业三年专项行动计划》，积极开办大健康产业峰会为其发展助力。此外，广西专门成立了大健康和文旅产业工程指挥部，为发展完善当地大健康产业体系为目标，不断加大当地大健康产业的招商引资力度，推动当地大健康产业又好又快发展。此外，广西提出的大健康产业“四个一百”重点培育工程，当前也得到不断落实。2019 年，广西召开的大健康产业峰会积极发挥招商引资的作用，广西与多个省区市和中央直属企业当场签署与大健康产业相关的合作协议。协议包括 30 多个产业项目，未来预计总投资超过 1000 亿元。而在 2020 年，在大健康产业峰会开幕式上有 24 个投资项目符合条件并签约，投资总额为 2306. 5 亿元，其中 100 亿元及以上项目 7 个、投资额 1890 亿元。

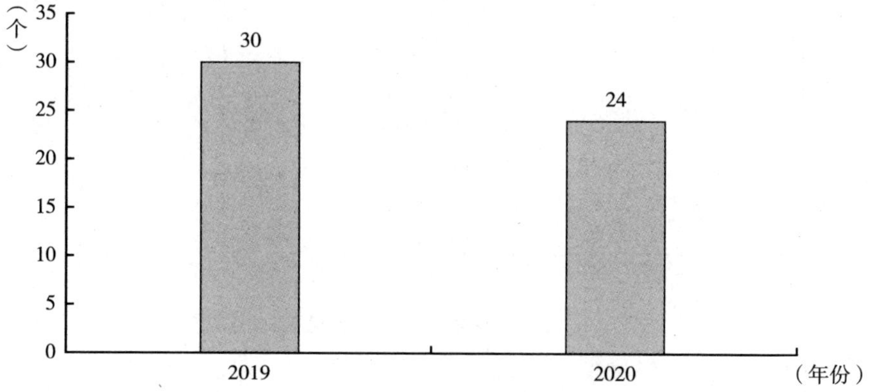

图 4　项目数量

资料来源：项目团队整理。

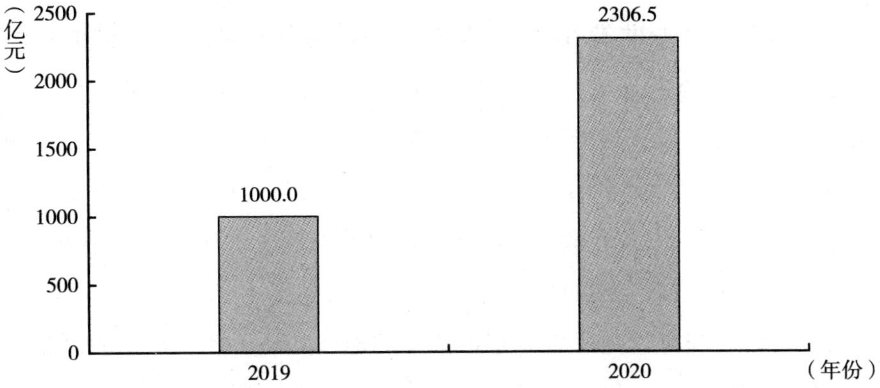

图5　项目投资总额

资料来源：项目团队整理。

当前，广西全域高度重视大健康产业，大力推动大健康产业发展进步，努力巩固大健康产业的战略支柱地位，产业规模较大，产业投资项目多，吸引了大量的投资者。但当前广西大健康产业的发展时间较短，成熟的发展模式尚未形成，仍有很大的增长空间。

（三）西南地区

西南地区包括四川省、云南省、重庆市、贵州省和西藏自治区。

1. 西南地区是中国康养产业发展先行区，康养产业发展实力全国领先

四川省攀枝花市2010年在全国率先提出康养概念并展开产业化探索①，2016年四川省林业厅最早颁布《四川省林业厅关于大力推进森林康养产业发展的意见》②，康养产业逐渐发展起来，迅速扩散到全国各地。此外，在贵州省，根据《贵州省大健康创新发展工程专项行动方案》要求，到2020年，全省大健康产业增加值达1700亿元；到2022年，全省大健康产业增加

① http：//www. guizhou. gov. cn/xwdt/rmyd/202006/t20200629_ 61274490. html.

② http：//www. guizhou. gov. cn/xwdt/rmyd/202006/t20200629_ 61274490. html.

值达2000亿元①。2020年6月29日贵州省康养产业商会在贵阳正式成立，登记注册的会员企业共有61家，为康养产业融合发展创建了交流平台②。重庆市指出到2025年康养产业产值达到200亿元。经过10多年的发展，西南地区康养产业发展获得佳绩，四川省攀枝花市、雅安市、广元市，贵州省贵阳市、遵义市、六盘水市，云南省昆明市均入选《中国康养产业发展报告（2019）》康养20强市榜单，西南地区康养产业发展实力不容小觑。

2. 依托民族文化，独具民族特色

西南地区是我国少数民族分布最集中的地区之一，拥有丰富的民族文化内容，包括民族习俗、民族节庆、民族饮食、民族医药、民族体育、民族服饰、民族宗教信仰等多种形式。西南地区充分挖掘开发当地独特的民族资源，将民族文化与康养产业结合起来，游客可以领略到美好朴实的民族文化和多样的民族风情，少数民族文化给西南地区的康养产业发展打上深深的民族特色烙印，为康养产业发展注入生机活力。如云南省丽江市东把康养小镇项目紧扣康养主题，因地制宜地把纳西民族饮食、饰品文化等特色元素融入小镇园区建设，全力打造休闲康养的特色旅游目的地。贵州省兴文县仙峰苗族乡、黔东南苗族侗族自治州雷山县，结合深厚的苗文化和医药治疗方法，打造休闲康养基地。重庆市石柱土家族自治县凭借土家族文化底蕴打造成为著名康养旅游目的地。西藏自治区拉萨市的达东村，通过活化当地原生态的藏寨、淳朴的民风与古老的传说，并将其融入康养产业的发展之中，让这座千年古村落散发着独特的魅力。少数民族文化是西南地区宝贵的文化资源，抓住康养产业发展的良好时机，活化特色资源，促进本地经济发展是西南地区各省份旅游业未来发展的重点所在。

3. 康养业态众多，阳光康养成为重要特色业态

西南地区拥有丰富的名山大川、原始森林、高山峡谷、草甸湿地、天坑地漏、溶洞奇观、田园风光、民族风情等旅游资源，拥有良好的生态条件、

① https：//baijiahao. baidu. com/s? id = 1670885535084416034&wfr = spider&for = pc.

② https：//www. cqrb. cn/html/cqrb/2020 －04/12/001/content_ 258133. htm.

空气条件、气候条件和政策条件，这些都为康养旅游产业的发展和互融共生提供了有利条件，促进了西南地区康养业态的多样化发展，目前西南地区统计的康养业态有温泉康养、中医药康养、文化康养、农业康养、阳光康养、森林康养等，其中发展最为突出的是阳光康养。依托当地日照时间长、无霜期长等气候优势[5]，攀枝花首先提出“阳光康养”的概念，不断丰富阳光康养的内涵及产业形式，现在正向建设国际阳光康养旅游目的地的目标努力。阳光康养主要依托当地的光热资源及冬暖夏凉的气候优势，而西南地区纬度较低，海拔较高，云层较薄，大部分地区冬无严寒夏无酷暑，阳光充足，具备发展阳光康养的先天条件。

云南省大理市的大理阳光太极康养度假岛项目，四川省攀枝花市西区西佛山禅意小镇项目打造的攀西禅意山水阳光度假目的地、凉山彝族自治州的德昌海花沟大地公园阳光康养度假区（一期）项目、广元市苍溪亭子湖生态康养旅游度假区项目打造的女性阳光浴场，贵州省黔南布依族苗族自治州的独山阳光康养中心项目都以阳光康养为核心发展康养产业。

（四）华北地区

当前，华北地区康养产业得到了政府政策的大力支持，部分康养项目得到长足发展，康养产业业态多样。

1. 多项政策推进康养产业，疗愈康养得到发展

河北省的康养产业基础比较薄弱，康养产业尚处于初步发展阶段，但当前政府积极出台一系列政策推动康养产业的进一步发展。在2019年，河北省政府办公厅出台《关于大力推进康养产业发展的意见》（以下简称《意见》）。《意见》指出，河北省的康养产业到2020年，旅游服务和基础设施基本健全，康养产业的发展规模进一步扩展，全省康养的接待能力和服务水平得到提高，康养产业的发展竞争力得到增强的同时，康养品牌数量增加并享有一定的品牌知名度，全省在康养产业上形成较为完整的产业链。此外，全省康养产业相关政策与管理和标准体系不断得到完善，康养相关科研教学初步建立，人才培养力度加大，为当地培养一批能够支持产业发展的优秀人

才，构建当地的人才体系。同时，康养产业要不断发展创新，在康养领域形成在国内具有较强竞争力和较高知名度的领先科技。总之，康养产业对河北省经济社会发展的贡献率显著提高。其中，疗愈康养愈加得到重视。河北省的疗愈康养，包括心灵疗愈、催眠疗愈以及利用自然资源进行疗愈等多种产业形态，部分疗愈已经具有初步的规模和知名度。此外，河北省秦皇岛作为我国康养产业的先行者之一，依托自身独特的资源和产业基础，向“全域康养”的目标不断迈进，康养格局不断创新，相关业态不断拓展，康养产业得到高质量发展。相关数据显示，在2018年，秦皇岛市康养产业的经济效益增长了149.95亿元，占当年全市地区生产总值的9.2%，康养产业成为当地重要的支柱性产业。其中，北戴河生命健康产业创新示范区作为康养产业的重点发展园区，自2016年建设以来，对秦皇岛市康养产业的进一步发展做出了显著贡献，揭开该地康养发展的新篇章。2018年，北戴河生命健康产业创新示范区签约项目34个，总投资353亿元；2019年上半年，示范区推进重点项目36个，总投资277.66亿元。秦皇岛市当前还在积极推进康养旅游发展，弥补示范区该领域的空白。天女小镇作为秦皇岛市23个重点旅游项目之一，是一个以冰雪运动为主，融合生态、温泉、运动、文化等多种康养要素于一体的运动康养旅游特色小镇。天女小镇的建设，展现了秦皇岛市对康养产业发展的重视，该市的康养产业朝着多元多样的方向稳步迈进。

2. 会议助推康养项目落地，康养产业发展前景广阔

近年来，山西省愈加看重康养产业的发展，不断加大招商引资力度，推动全省康养产业起步发展，力图未来在山西省形成一条以大同、忻州、晋中、长治、晋城等五市为重点的养生养心养老康养产业带，把康养这个幸福产业打造成为山西省的支柱性产业，推动山西省经济结构调整和转型升级。康养产业发展大会是该地着力发展康养产业，加快产业招商引资的典型案例。2020年9月21～22日，2020中国·山西（晋城）康养产业发展大会在山西晋城召开，会议以“康养山西，夏养山西”为主题。会议不仅推介山西省特色康养产品，而且同期举办康养产业博览会和高峰论坛，此外还有持

续3个月的晋城康养旅游体验季活动。会议现场签约项目28个，总投资610亿元。会议进一步展现了“康养山西，夏养山西”的品牌形象，展现了山西省康养产业的资源优势和产品特色，助推山西康养产业进一步集群发展。

（五）东北地区

东北地区凭借独特多样的资源，康养产业业态丰富，康养相关产业知名度较高

1. 会议助力五大连池市康养发展

近年来，五大连池市重视康养产业的发展，将康养产业与该市其他产业一起作为该市的支柱产业，同时加大对康养产业招商引资的支持力度，推动康养产业的发展，将康养打造成城市的一张亮丽的名片。2019年，共有国内外康养人员21.8万人前往五大连池市进行与康养相关的旅行。2020年8月27～28日，五大连池市举办首届中国康养城市发展高峰论坛。该论坛的目的是推动中国康养产业的长远发展，加速与康养城市相关的理念的传播，尽力打造相关体系的高端平台，此次论坛共有190余人参加。论坛的举办不仅推动了康养行业的进一步发展，而且为五大连池市康养产业的发展起到了推动作用。

2. 辽宁省着眼森林康养，绘制康养小镇蓝图

辽宁省的森林资源丰富，山地面积几乎占全省地域面积的60%，森林储备量大，森林康养资源得天独厚。此外，辽宁省政府当前出台相关支持政策并投入大量的资金，全力支持和发展温泉康养小镇，希望能够在未来利用康养小镇进一步拉动辽宁省康养产业的发展。

3. 吉林省森林康养得到发展，推动开发康养新业态

吉林省的森林资源十分丰富，森林康养在该省已经得到了初步的发展，森林康养当前在一定程度上已经成为吉林省的名片，有一定的旅游吸引力。除此之外，吉林省开始尝试发展新的康养产业，其中较为显著的是中医药康养和冰雪康养产业。吉林省依托丰富的原始森林资源，开始着眼于中医药康

养的发展，推动中医药产业起步。此外，吉林省独特的地理位置，使其拥有丰富的冰雪资源，冰雪康养产业发展条件得天独厚。当前，吉林省白山市的冰雪康养旅游发展位于全省前列。白山市当前已经建有完备的度假村及基础设施，专业的滑雪雪道以及以冰雪为主题的酒店，冰雪康养得到了良好的发展。

（六）西北地区

西北地区康养资源丰富，种类多样，发展康养的条件得天独厚。但当前西北地区的康养产业仅处于起步阶段，康养业态尚不成熟。

1. 宁夏依托优质资源，发展沙漠康养

宁夏海拔适中，气候适宜，中医药产业得到了一定的发展。当前，宁夏回族自治区政府力图通过开发利用多样的资源条件，发挥政策的推动作用，促进康养产业的起步和发展。宁夏沙坡头景区内不断丰富沙漠健身、沙漠康养理疗、休闲度假等以沙漠为主要康养要素的相关康养项目，发挥康养产业的推动作用，引领当地沙漠康养等特色康养产业进一步发展。

2. 陕西安康市康养发展成果显著，上榜中国康养城市50强

陕西安康市借助本地独特的资源，从 2014 年开始不断推进生态养老产业的发展，当前该市平均每千名老人养老机构床位达到 45 张，位于陕西省前列，养老产业和康养产业发展起步较早，取得了良好的成果。除此之外，该市连续三年入选中国康养城市 50 强，成为西北五省区唯一入选的城市，在康养和养老产业上取得了较为突出的成就。

（七）华中地区

华中地区包括河南省、湖北省和湖南省。

1. 政策重视程度高，发展空间大

近年来，各省政府逐渐加强对康养产业的重视，陆续出台较多专门的政策文件鼓励康养产业发展，华中地区康养产业呈现蓬勃发展的态势，康养产业发展空间较大。《湖南省健康产业发展规划（2016～2020 年）》《关于促

进五大融合加快发展健康产业的意见》等文件先后出台实施，使得湖南省康养产业环境持续优化，不断发展。2020年初暴发的新冠肺炎疫情，对华中地区造成重大影响。湖北省、湖南省政府进一步提升对健康产业的重视。湖北省政府出台《关于加快湖北省大健康产业发展的若干意见》[①]，发布《湖北省疫后重振补短板强功能“十大工程”三年行动方案（2020～2022年）》[②]，加大对医药、健康产业的扶持力度。2020年河南省政府工作报告中明确提出“康养旅游提速行动”，支持创建国家康养旅游示范基地、创建中医药健康旅游示范基地、创新发展国际医疗旅游产业、加快发展温泉养生旅游。在政策的引导下，三省对康养项目的招商引资力度逐渐加大，湖南省、湖北省、河南省招商中的康养项目数量分别为22个、30个和13个。

2. 康养旅游呈现与红色旅游融合发展趋势

华中地区的红色旅游资源丰富，据统计湖南省有15万名在册革命烈士，革命老区县达95个，占全省县市区的78%；湖南省同时是毛泽东等老一辈无产阶级革命家成长的故里。湖北省拥有大别山景区、八七会议纪念馆等著名红色旅游景点。2019年河南省全国爱国主义教育示范基地增至18个[③]，拥有不少革命老区、革命根据地。该地区在发展红色旅游的同时，不断促进红色旅游与周边乡村旅游、研学旅游、生态旅游、康养旅游相融合，建设红色文化教育、研学基地，打造红色文旅康养小镇。湖南省韶山市、炎陵县、汝城县、宜章县、通道侗族自治县重点开发了红色旅游与避暑休闲、温泉康养、民俗文化等相结合的复合型旅游产品[④]。湖南省湘乡市2020年成功签约的丰飞旅游度假村项目建设，包括休闲度假酒店等康养度假区和红色文化旅游区两大部分。河南省焦作市孟州市古槐生态农业开发文旅康养民俗园区的三期建设内容包括红色游——民俗演艺项目；焦作市中站区和生国际康养城项目以康养产业和有机农业产业为核心，配套建设国学教育基地、红色文

---

① http：//www. hubei. gov. cn/zwgk/hbyw/hbywqb/202007/t20200708_ 2571127. shtml.

② http：//www. hubei. gov. cn/zfwj/ezf/202008/t20200819_ 2809843. shtml.

③ http：//www. gov. cn/xinwen/2019 -09/18/content_ 5430781. htm.

④ https：//baijiahao. baidu. com/s? id = 1683330719577244535&wfr = spider&for = pc.

化纪念馆等设施。

除华中地区外，其他红色资源丰富的地区也积极推动红色旅游与康养旅游融合发展。四川省雅安市石棉县立足良好的生态环境及丰富的红色文化资源，大力推动红色旅游和康养旅游的发展，营造红色旅游康养之城的形象，使游客达到精神升华和养生的目的。吉林省通化市通过媒体宣传、主题推介会、机场快闪活动等形式传播“红色之城·康养通化”的形象，促进地方红色旅游和康养产业的融合发展，提升产业竞争力。

四　康养重大项目建设情况

（一）研学康养

1. 华东地区

华东地区项目涉及研学康养内容较多是省份分别是安徽省、江西省及山东省，主要依托当地独特的历史文化资源。安徽省黄山青春谷研学康养项目首期投资 5.18 亿元人民币，总规划面积超 130000 平方米，将徽州书院文化、建筑、园林与康养文化融合等，包含空山书院、康养健诊、月照山居、康养隐墅四个板块[①]，将打造一处蕴含历史厚重感的徽州古韵文化休闲度假、研学教育的目的地，预估首期项目建成运营时间为 2021 年。安徽省围绕节庆、研学和康养，以周末休闲自驾游、研学游、康养游为主要目标市场，通过黄尾镇房车露营公园暨乡村旅游综合开发项目，打造复合型房车露营综合体。山东省德州石斛小镇康养研学旅居项目位于德州市庆云县，总投资 35 亿元，占地 220 公顷，项目包括不夜谷、研学拓展体验区、石斛主题农场区、温泉养生旅居区、农民新型社区五大板块[②]。江西省朱坊康养小镇项目位于赣州市瑞金市，该康养小镇利用朱坊村丰富的红色文化积淀，挖掘

① http://www.hzqxfw.gov.cn/XF/xw/qkz_13515.html.

② http://www.dezhoudaily.com/dzsh/p/1522183.html.

中央红色医院的健康文化内涵，打造健康休闲养生体验村、全国医疗系统红色研学溯源地。该项目于2019年1月进行了试运营[①]。

华东地区的研学康养项目多为建成或者试运营状态，地方文化特色鲜明，地方政府通常将研学教育与多种康养业态结合起来，将目的地打造成为集研学、休闲、文化等于一体的康养旅游综合体。

2. 西南地区

西南地区项目整体对研学康养的关注较少，研学康养作为康养综合体项目或者康养小镇的组成部分，具体建设内容不够明确。云南省和四川省部分项目将研学与森林康养、中医药康养结合，体现地方资源特色。云南省施甸特色小镇建设项目包括善洲小镇和金布朗风情小镇，总投资13.94亿元，金布朗风情小镇总投资11.64亿元，未来将建设成为集研学体验、科普教育、户外运动于一体的善洲精神红色文化研学基地和集多种功能于一体的特色化、生态化、现代化的民族风情小镇。四川省金鱼溪赛得康养小镇将被打造成一个集康养度假、创意农业、拓展野营、亲子体验、研学旅行、文化旅游于一体的辐射川渝黔的康养休闲小镇。四川省宜宾市长宁县安缇缦（蜀南竹海）运动生态康养旅游项目于2019年10月举行开工仪式，预计总投资10亿元，占地约1500亩，包含康养休闲区、狐巴巴星球等三大板块[②]，围绕当地资源打造世界竹生态文化旅游目的地，该项目将新建竹文化艺术馆、竹文化酒店、竹生态科普展示区等，将研学旅游、科普教育纳入项目开发之中。冷水特色康养小镇项目位于重庆市石柱土家族自治县，由兴茂集团负责施工建设。规划建设有温泉小镇、研学旅游示范基地等内容，以生态科普乐园、生态有机种养植基地为核心，满足亲子少儿研学的度假旅游需求。

3. 华中地区

华中地区康养项目整体对研学康养的关注度较低，康养项目涉及的研学内容较少，但部分地区因地制宜，提出并开发了特色研学康养项目。河南省

---

① http：//www.gndaily.com/xsq/system/2019/01/07/030013672.shtml.

② http：//www.sc.chinanews.com.cn/bwbd/2019－10－31/115162.html.

开封市杞县，打造开封黄河生态廊道示范带项目，面积约 3876 亩，总投资 13 亿元，项目预计 2023 年完成。在充分开发开封文化资源、红色基因优势、郑汴一体化和黄河研学资源优势①的基础上，建设生态文化带等主题发展区域，串联起黄河古渡等 7 个景点，传承黄河文化、宋文化，讲好黄河故事。湖南省大云山国家森林公园旅游开发项目位于岳阳市岳阳县，投资方为湖南海济实业集团有限公司，项目总投资为 3 亿元，依托岳阳旅游和历史文化资源，打造爱国主义教育基地、青少年研学营地等为一体的综合康养目的地，逐步晋升为 4A 级景区。

4. 华南地区

华南地区广西壮族自治区玉林市容县山水田园旅游度假村项目，以“田园采摘区、度假康养区、文化研学区、亲子游乐区”四个区域布局设计，拟建设农事体验设施、农耕文化展示长廊、研学楼，开发研学康养旅游。海南省海口市美兰区瑶城美丽乡村优化农事体验、农业研学等活动，打造生态农田科普示范基地；芳园国际艺术村以艺术为核心，以艺术市集、康养产业、研学旅行为重点，创建休养基地、研学基地和国际艺术综合交流中心，该项目已建成并投入运营 1 年②。

除以上地区外，其他地区的项目关于研学康养的内容较少，极少数的项目以研学康养作为项目建设的主要内容。

（二）旅居康养

1. 华东地区

安徽省滁州市来安县白鹭岛国际生态旅游度假区主体部分为别墅度假区，别墅度假区首期推出 40 幢，约 3 万平方米，除白鹭山庄、碧水山庄、御龙山庄等基本别墅区外，建有观景阁、御龙岛、情人岛等配套设施，可以为游客提供一个休闲、理疗、度假的第二居所。其中白鹭岛度假村内的温泉

---

① http：//www. kfdrc. gov. cn/info/4544.

② http：//mlqzf. haikou. gov. cn/ywdt/jrml/202009/t20200929_ 1538785. html.

公园占地150亩，温泉池共有50多个，包括中药养生、养颜六汤等不同主题池区。该度假区于2005年开始建设，地理位置优越，与周边南京、合肥等地的连通性较好。

浙江省杭州市桐庐颐居养生园位于浙江省杭州市桐庐县，总规划用地5300亩，于2014年动工建设，总投资16亿元，现已完成一期项目的基本建设。颐居养生小镇围绕“互联网+养生+旅游”，由旅游度假、健康养生、文化体验、高端人居四大功能模块组成，建设有帐篷酒店、别墅酒店等住宿设施，同时配套小镇服务中心，引入先进的健康配套和完善的酒店式服务，打造全国首个酒店式养生度假小镇。浙江省金华市磐安县以建设长三角知名康养旅居目的地为目标，引进了一批康养旅居项目。磐安“泊心谷”康养综合体项目由上海博雅方略集团有限公司投资建设，依托磐安县优越的资源条件，集膳食康体、养生度假、医疗服务、文化体验、生态运动于一体，将融入博雅首创的“医养、居养、食养、颐养、心养”五养体系，将项目打造成为国家级的大健康产业示范区以及长三角旅居康养福地。“云海方舟”旅游度假区建设项目主要分三期实施：一期静态康养区块，主要建设“云海方舟”高端度假酒店、“白云颐居”四星级酒店、禅文化和道教中医养生文化园、旅游接待中心，总占地45亩，总建筑面积4.5万平方米，搭配林下温泉，打造国际顶级山林康养基地标杆；二期动态康养区块，主要建设生态养生区、旅游景观栈道、文体中心、房车营地、研学教育中心等，总占地40亩，总建筑面积2万平方米；三期生态康养区，主要利用白云山地形，建设葛洪文化主题公园，打造原生态林下景观和特色药香花田游览区①。该项目由浙江尚景国际旅游有限公司、浙江白瀛山生态旅游开发有限公司投资，投资额达到10亿元，目前处于施工建设阶段，部分子项目于2020年底投入使用。

2. 西南地区

云南省昆明市安宁区太平国际康养文旅城项目以住宅建设为主，配套养

① http：//panews.zjol.com.cn/panews/system/2020/05/14/032496307.shtml.

老院、片区体育中心及其他新兴产业等。项目一期计划于2019年10月前开工建设，2022年9月前验收。云南省大理白族自治州省级经济开发区首批招商引资项目于2020年2月集体签约，其中有两个项目以旅居为主，大理轩远·晴川九里项目用地面积500亩，项目总投资约30亿元；大理阳光太极康养度假岛用地面积500亩，项目总投资约24亿元，两个项目的建设规模均较大。

四川省凉山彝族自治州德昌县凤凰温泉康养特色小镇项目由凉山元坤实业有限公司投资建设，总建筑面积18.8万平方米，分两期建设，一期凤凰温泉康养特色小镇元坤·温泉府，建筑面积10.5万平方米，包含35座温泉泡池；二期主要修建家庭式养老住宿设施，建筑面积8.3万平方米，占地面积130亩。2020年11月德昌元坤·温泉府开始试营业①，整体项目预期2021年建设完成。贵州省黔西南布依族苗族自治州兴义市新松国际康养旅游健康城项目总用地1200亩，总建设规模约60万平方米，总投资额60亿元，该项目将健康养生、休闲度假、高端生活、社群文化等功能融为一体，打造以森林度假酒店、候鸟式康养综合体、高端健康生活社区、完善配套设施为核心的多功能服务一体化的大健康生态圈。项目由北京新松建业投资管理有限公司负责，于2020年9月开工建设，建设周期5年②。重庆市长寿区长寿湖旅游度假区特色小镇项目，2017年由市政府与恒大集团重庆有限公司共同签约建设，预期在5~6年内建成投入使用。该项目占地约4000亩，集旅游、养生、休闲、高端特色住宅于一体③。

3. 华中地区

河南省许昌市鄢陵县恒天文投东岸国际建设项目（一期）是许昌市2020年重点谋划的新开工项目，主要建设国际养生酒店、高端温泉养生板块、时尚商业街区、智慧养老社区、亲子娱乐休闲板块等集医疗、康养、旅游、度假、居住于一体的中原大健康旅居新城，是许昌市提升城市宜居度和

① http：//sc. china. com. cn/2020/difang/1356/1103/387015. html.

② http：//www. xyrmt. cn/a/20200928/405389. html.

③ https：//www. sohu. com/a/209218188_ 273808.

城乡融合发展水平，推动“宜居之城”建设的重要内容。

湖北省宜昌市兴山县“双泉寨”项目位于南阳镇，建设面积480亩，计划总投资1.2亿元。项目核心依托冷泉温泉，打造双泉寨温泉度假村和“双泉”文化度假村等项目，温泉度假村建成后拥有15个室内室外温泉泡池和功能池、63套温泉酒店客房、10台露营房车、29套康养民宿和51套度假公寓，同时配套南阳风情民俗街、阳泉景区等①，创建高端康养、精品旅居的生活方式。湖北省鄂州市掇刀区国华·温泉文旅综合体项目选址在掇刀石街道双泉社区，国华人寿保险股份有限公司是其主要的投资商，该项目预计投资50亿元，2020年开工建设。项目以温泉为核心，一期投资6亿元建设温泉馆、大型户外温泉泡池、温泉酒店等，拟于2021年11月30日开放并运营；二期建设高端人才养生居住基地；三期建设酒店式公寓，配套康养城、休闲城、膳食城，是集旅游度假、休闲养生、文化商业、居住娱乐等功能于一体的“温泉生活综合体”②。

4. 华南地区

华南地区依托优越的气候条件、丰富的滨海资源、良好的生态环境，符合人类居住的要求，具备良好的发展旅居康养的基础。同时华南地区省份重视旅居康养的发展，积极引进大量旅居康养项目，华南地区是我国旅居康养发展的重点区域。下面分别介绍华南地区省份旅居康养的代表性项目。

广东省的粤西粤北地区自然条件较为优越，基础设施优良，旅居康养项目多分布在该类地区。如广东省茂名市滨海新区浪漫海岸海昌海洋公园项目，由茂名市政府联合广东万旅集团开发建设，整个项目用地约700亩，建设既适合春、夏、秋、冬四季性，又适宜不同年龄段人群和消费阶层的产业园综合体，打造为人们提供优质的旅居生活的滨海社区。广东省河源市东源县东江源国际康养旅居度假中心位于河源市东源县仙塘镇热水村，项目总投资15亿元，总用地面积约500亩，总建筑面积50万平方米。广东省湛江市

① http://www.sxykzx.com/article/104739.htm.

② http://www.duodao.gov.cn/art/2020/6/11/art_2634_692007.html.

吴川市滨海欢乐王国系文旅项目涵盖了海洋旅游、滨海旅居等多领域多业态，打造生态型滨海旅居新载体。

广西壮族自治区北海市合浦县北部湾国际康养度假岛项目，以党江镇更楼、螺江、渔江、新阳4村为中心。建设方承诺将在3年内投资20亿元完成一期建设，未来5年预计投资达100亿元①。项目建设包括休闲娱乐中心、理疗中心、休闲广场、临街商业和养老公寓，同时建设豪华游艇码头，引进的豇豆新品种实验基地，南美白对虾与无抗生态养殖基地，更螺岛在未来将被打造成融合多类型产业的国际康养度假岛。相关部门表示，该项目主要目的是打造国际医养产业联盟的承接点和海洋生态文化产业的示范点②。广西壮族自治区桂林市象山区华邦国际旅居健康颐养项目和临桂区桂林义江国际旅游项目均以“旅居康养”为重点，以医养为手段，建设国际健康旅居度假区。

海南省凭借常年温暖、舒适宜人的气候，成为旅居养老的首选目的地，每年吸引大量的北方人口到海南过冬，刺激了海南康养旅居地产项目的建设和开发。较有代表性的项目有：海口市琼山区铁炉溪湿地国际康养综合体项目，建设1栋康养商务综合酒店、3栋康养主题酒店、4栋综合配套商业及20栋住宅楼；三亚市亚龙湾新天地养生文化度假村，分酒店区和独立式客房区两部分，酒店区由4栋五层酒店主楼和三层商业配套组成；独立式客房区由6栋三室两层独立式客房和21栋两室两层独立式客房组成。海南省琼海市博鳌养生度假村项目将建设包括养生海景公寓、海景老年公寓、海景特色主题酒店等地产子项目，一期将建设两栋共计4万平方米高端养老度假酒店③，项目于2018年开工建设，有力支撑海南省旅居康养产业的发展。

5. 华北地区

天津蓟州区鑫尧舜康养基地位于天津市蓟州区，占地面积200余亩，由

① https：//mp. weixin. qq. com/s/QY_ VJpDspWvC4tlx – SuDKw.

② http：//www. gxzf. gov. cn/mlgx/gxjj/bbwjjq/20190226 – 736982. shtml.

③ https：//www. sohu. com/a/251252207_ 395101.

天津鑫尧舜旅游开发有限公司建设完成。项目以中医养生和药膳服务为主题，配以丹康堂康养中心、宜居四合院、小木屋、亭台楼榭等设施，给老年人提供安享晚年的良好环境。

山西省临汾市襄汾县风情康养小镇项目由山西宜居风情小镇置业有限公司投资建设，总投资21.35亿元，占地面积691亩，建设内容主要为居家养老示范社区、民俗文化酒店、老年文化活动中心、社区医院、丁陶书院、儿童文化艺术体验中心等。山西省太原市万柏林区西山万亩生态园项目于2020年签约落地，该项目以良好的山地生态环境为基底，以山地游憩、休闲体验、养生度假、健康运动为核心，建设具有国际品质、时尚元素、西山韵味的城市融合型生态度假公园①。据合作方山西文旅集团介绍，项目总投资约50亿元，其中文旅项目预计投资约20亿元、康养旅居项目投资约30亿元，将成为太原市近郊休闲微度假目的地和太原西山宜居宜业宜游首选地。

（三）疗愈康养

1. 华东地区

华东地区共有203个与疗愈业态相关的项目，主要集中于华东地区的福建省和山东省两地，两省疗愈康养数量共有135个，占比达67%。从项目自身情况来看，当前该业态的项目状况不唯一，招商、在建、运营等状态均有项目涉及。从地域上来看，由于安徽省当前的项目数量较少，所以在一定程度上项目分布较为分散，全域内均有所分布；江苏省则主要集中于徐州市、苏州市、淮安市、盐城市和泰州市，分布的集中度较高；江西省相较而言更集中于赣州市，但其他地区也有分布，数量相对而言少于赣州市；福建省的疗愈项目则主要集中于该省的莆田市、三明市和南平市等三地，其他地区的分布数量远少于这三地。

而对于疗愈项目最多的山东省而言，其康养项目较为完整均衡，每个地

---

① http：//www. jcgov. gov. cn/dtxx/sxyw/202010/t20201014_ 1224041. shtml.

区分布数量也较多，除滨州市、威海市、日照市、泰安市和枣庄市分布较少外，山东省的疗愈康养项目数量较多，种类也较为多样。

福建省莆田市秀屿区的妈祖国际健康城预计投资 500 亿元，占地面积 8.21 平方公里，预计于 2025 年前大部分完工。该项目结合高端医疗和旅游医养，并借此推动医疗管理、研发生产、医疗教育及配套服务等相关产业发展。此外，该项目还努力形成医疗吸引核、休养集聚区、产业延伸环的环状发展模式，将医疗、旅游、产业三个方面相结合，推动三个产业联合发展，形成结合康养、医疗、生产和人才体系的整个产业链的发展，将该地打造成世界一流的健康城，对其他相关健康产业起到一定的示范作用。该地推进的健康城建设，建成后势必会对该地的疗愈发展起到巨大的推动作用。

2. 西南地区

西南地区共有疗愈康养项目 92 个，其中西藏自治区由于经济等因素的影响，项目数量较少，疗愈康养项目主要集中在四川省。从具体的地理分布来看，四川省和贵州省由于项目数量较多、政策引导等原因，项目的布局相对均衡，全域均有疗愈项目落地发展。

四川省广元市苍溪县的苍溪云台山道教康养旅游区开发项目预计投资 60 亿元，将其打造成一个新型道教文化宣传地。该项目预计结合当地独特的山水景色，打造韩家坪—冒火山道医养生产业区、文笔山仙桃产业区等八个康养区域，建成集游览、道修、疗养、探险等功能于一体的特色鲜明的新型道教养生文化旅游区。通过该项目，该地可以更好地实现文化对游客的疗愈功效和作用。

3. 华中地区

华中地区疗愈康养项目共有 130 个，其中河南省项目数量相较而言更多，湖北省和湖南省的疗愈康养项目数量也较为可观。从项目自身建设情况看，华中地区的多数疗愈项目当前正在建设中，且预计在 1～2 年内完工并投入使用。从地区分布来看，三个地区的项目分布均较为均衡，除少数地区没有相关项目落地外，尽管具体的项目数量有所差异，但是大部分地区均有相关项目的发展且数量相差较小。

湖北省宜昌市伍家岗区的龙盘湖 CCRC 医养社区选址在伍家岗区龙盘湖生态旅游度假区内，自然资源丰富，生态环境良好。该项目预计投入 2 亿元，占地面积 50 亩，即将投入使用。该项目是集“专业护理、康复理疗、居家养老”于一体的养老社区综合体项目，可以助推该区域养老的发展和进步。

4. 华南地区

华南地区与疗愈相关的项目共 78 个，具体内容涵盖养生、森林康养、中医药和温泉等多个领域。该区域的疗愈发展类型多样，分布区域较广，疗愈业态发展态势良好。从地域上具体来看，海南省的疗愈发展较为均匀，全省均有所分布；广东省的产业分布集中于云浮、河源、揭阳和梅州，除云浮市外，其他三市地理位置上接壤，因此疗愈业态具有一定的集聚效应；广西的疗愈业态除少数市外，也均有所分布。

从项目情况看，当前多数项目处于在建状态，几乎没有开放运营的项目；多数项目预计完成时间为 2026 年之前，建设时间一般为 5 ~6 年。受项目本身建设内容、当地经济发展情况和基础设施条件等影响，项目投资金额差异较大。

广东省惠州市惠东县安墩水美森林康养基地选址在安墩镇，该地森林覆盖率高，项目发展的自然条件得天独厚。该项目占地约为 172559 亩，预计总投入 100 亿元，当前该项目正在建设中，预计于 2035 年全部完工。该项目以发展健康产业为中心，融合健康、养生等多种功能，形成以生态环境为基础的特色小镇。该项目的内容依托森林发展医学结合区、康养温泉度假区、运动区、医疗康复疗养中心等。2020 年，安墩水美森林康养基地成为第一批国家森林康养基地，其良好的森林康养设施和自然环境条件，能够为游客创造良好的身心疗愈的效果。位于海南省三亚市海棠区中国上工谷国际中医药康养建设基地，是融合中医药健康体验、运动康复等功能于一体的中医药康养小镇。三亚市希望在未来将该项目建设成国际最具特色的中医药康养小镇之一。该项目得到海南省政府的大力支持和重视，与海南省当前大力发展的医疗康养和自贸区政策相符合。

5. 华北地区

华北地区与疗愈业态相关的项目共有91个，项目的具体内容涵盖中医药、大健康、养生和养老等领域且与商业结合更为紧密，产业链延伸较长。当前，该地区的康养项目主要以在建项目居多，预计在未来几年内会先后投入使用。从地理区域上看，疗愈项目主要集中于河北省和山西省，占比约为60%。天津市全域疗愈项目分布较为密集，也较为均衡；河北省的项目主要集中于保定、廊坊、秦皇岛、石家庄、邢台和衡水六个市，项目的分布集中度较高。

山西省的疗愈项目更加集中，仅仅集中于忻州市、太原市、临汾市和运城市四个市，其他地区也有少量分布，但是相较而言规模较小。

内蒙古自治区受经济等因素的影响，疗愈康养的相关项目相对较少，但项目的集中度较高，集中于通辽市、呼和浩特市和阿拉善盟三个地区。

河北省保定市安国市药都健康养生园项目占地3300亩，预计总投资110亿元。该项目预计将融合药都古镇、养生主题园、生态社区等要素，将该项目打造成一个以健康养生体验、中药材种植等为主题特色的旅游综合生态项目。该项目当前已经开工建设，得到了政府的大力支持，以中草药为基础的疗愈产业得到发展。

6. 东北地区

东北地区疗愈康养项目共有62个，相对少于其他地区。项目主要集中分布于黑龙江省，占比约为55%，吉林、辽宁两省的项目数量较少，但均有所分布。从地域分布上看，辽宁省的项目主要集中于丹东市、盘锦市和朝阳市。

黑龙江省的项目数量在东北地区居于首位，且项目分布的集中度高，主要集中于鹤岗市、双鸭山市和牡丹江市。

而吉林市的项目分布较为分散，在全省范围内均有分布，集中度较低。

辽宁省鞍山市千山区的鞍山市汤岗子温泉小镇建设项目作为该地区比较典型的疗愈发展项目，其规划面积约为5.13平方公里，计划总投资60亿元，当前该项目尚处于建设当中。该项目以本地高质量的温泉资源作为发展基础，依托于汤岗子温泉疗养医院和医养技术，融合发展康复理疗、室内外温泉养生等功能，发挥该景区的疗愈作用。此外，鞍山市汤岗子温泉小镇当前上榜辽宁省首批11个产业特色小镇，发展势头强劲。

7. 西北地区

西北地区疗愈业态的项目数量为90个，且项目规模与其他地区相比相对更小。西北五省区当中，陕西当前大力发展旅游业和康养产业，在项目数量上处于优势地位，项目数量约占总体的68%，而从陕西省内部来看，除宝鸡市、咸阳市和商洛市分布相对较少之外，其他地区的项目发展数量较多。其余地区包括新疆维吾尔自治区、甘肃省、青海省和宁夏回族自治区相关的项目数量较少，这与当地康养产业发展相对不成熟有关。从项目情况来看，西北地区的疗愈项目当前以完工使用和招商的居多，在建工程较少。

陕西省安康市天宝生态健康养老示范园区在2019年12月已经完工投入使用，该项目仅医疗园区就投入12亿元，旨在建成集医疗、科研、康复、养老等要素于一体的健康康养园区。该园区的建成不仅为当地养老产业的发展起到一定的推动作用，而且养老的发展也是对疗愈产业进步的重大推动力。

（四）运动康养

1. 华东地区

华东地区运动康养项目共有6个，主要集中于该地区的江西省、福建省和山东省。项目内容涉及运动竞技产业、赛事举办地等领域，发展范围较为广泛。当前，该地区运动康养的部分相关项目已经投入运营或者建设成果较为显著。

江西省赣州市大余县的丫山特色小镇具体选址在黄龙镇，该项目以运动竞技产业为重点，当前已经建成一批一流的运动竞技场地，先后举办了各种等级的马拉松赛事，运动康养水平较高，有一定的市场吸引力，发展前景广阔。

2. 西南地区

西南地区的运动业态康养项目总计6个。从项目的地理分布上看，贵州省当前没有相关的项目落地发展，该业态项目主要集中于四川省。

3. 华中地区

华中地区的运动康养项目共有4个，该地区的河南省目前暂无运动康养项目的发展，湖北省和湖南省分别有3个和1个项目。该地当前的运动业态发展较为不成熟。

4. 华南地区

华南地区运动康养业态当前处于起步阶段，仅有5个项目是以运动为主题的康养项目，华南地区的运动康养主要作为康养项目的二级活动和产业得到发展。从地域上来看，海南当前还没有类似项目落地，广东和广西分别有两个和三个项目，项目在地域上没有明显的特征。从项目本身来看，除一个项目已经运营外，其他项目正在建设当中。

广西玉林市玉林新区的玉林威壮体育园拟占地1500亩地，投资50亿元，计划建设成一个以运动康复中心、市民综合健身园区等为主体的大型综合体育园，同时预备配套建设康养园区。该项目建成之后将对该地的运动康养发展产生重要的影响。

5. 华北地区

华北地区运动业态的康养项目共有7个，具体内容包括冰雪体育、马拉松等，当前该业态的康养项目在华北地区主要是以特色小镇建设为主。当前在河北省暂无运动业态的康养项目落地；在天津市分布数量最多，种类也较为多样，差异性较强；内蒙古自治区借助得天独厚的自然条件，推动冰雪体育的发展。

山西省运城市芮城县的圣天湖运动休闲特色小镇建设项目坐落于陌南镇柳湾村，预计投入11亿元，占地面积771万平方米。2017年，该项目入选“全国运动休闲特色小镇”并被授予“国家体育旅游示范基地”称号。当前，该项目围绕全民健身、休闲娱乐等方向，努力将其打造成多功能的运动小镇，充分发挥运动业态的作用，进一步带动康养产业发展和经济的不断进步。

6. 东北地区

东北地区的运动康养项目共有3个，分布于吉林省、黑龙江省和辽宁省，运动业态的康养发展相对较慢。

吉林省通化市柳河县的通化MVR世博村一体化实验区项目选址于安口镇青沟子村。该项目集极限运动、体育训练等多样元素于一体，发展冰雪旅游和相关体育运动和赛事。该项目预计投入115亿元，在滑雪场建设上预计建设雪道66条，雪道总长度165公里，铺雪面积550万平方米。该项目建成后不仅能够为游客提供冰雪运动的场所，而且能够承接大型相关赛事，推动该地冰雪旅游的进一步发展。

7. 西北地区

西北地区与运动相关的项目共有19个，除青海省之外，其他地区均有分布，陕西省的项目数量最多。项目总体分布较为分散，占地面积也较大；同时该业态的项目当前以在建项目居多。

五　多途径助推康养产业发展

近年来，由于发展康养产业的热度持续走高，多地都已经明确将做大做强康养产业作为当地产业转型升级的重要方式。康养产业综合性强，具有统筹其他各类产业的天然优势。同时，由于其属于环境友好型产业，符合当下国家提出的绿色发展理念，在推动原有产业升级改造的过程中具有显著意义。针对产业转型，具体方式方法不尽相同。本报告通过对2020年各地康养产业发展相关活动的梳理和汇编，整理出各地发展康养产业的主要手段，其中包括区域性和地方性政策扶持，大型康养会议及论坛举办，打造具有美誉度的康养产业基地等。总体而言，国家层面通过政策引导，积极鼓励各地开展康养产业发展的相关活动。中央各部委机关也出台相对应的政策。

（一）中央政策引导

2020年以来，国务院办公厅、国家发改委等部门联合中央部级计划，从资本、乡村振兴、智慧康养、中医药康养、康养目的地建设、康养人才培养、跨产业融合等各个角度提出康养产业的扶持政策。其中既包括了鼓励资本进驻，完善保险机制，也包括进一步推动康养产业在乡村振兴和新型农业建设等方面重要作用的发挥。

根据项目组梳理发现，中央方面各部委机关都根据自身职能，渐渐融入康养产业发展的巨大圈层中。例如，国家发改委指导具体康养项目的投资建设，鼓励资源禀赋较好的地区将疗愈资源优势转化为经济优势；农业农村部印发“引导乡村旅游发展”相关文件，鼓励乡村地区分享康养红利；教育部也提出增强全国职业教育教师“产教融合”专项课题研究，联合企业实践基地，为康养产业发展提供智慧支持。

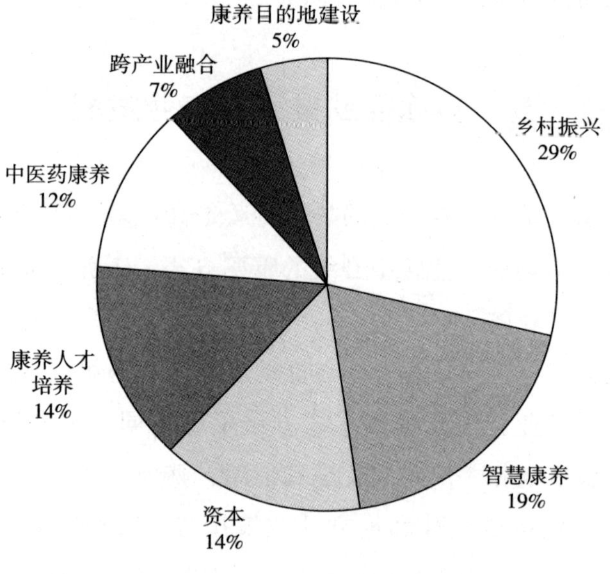

图6　中央政策主要集中方向

资料来源：项目团队整理。

（二）省级相关政策

针对中央提出的各项指示要求，各省份因城施策，纷纷出台了各自对于康养产业的鼓励政策，根据自身的康养资源和城市形象定位，进一步完善康养产业发展的有利条件，补齐短板。根据所推出的政策内容来看，广西以发展森林康养、大健康、乡村旅游为主，努力打造康养全产业链；河北提出大力培育康养产业、搭建康养产业支撑平台、打造优质康养品牌；山东主要提出医疗大数据、互联网康养、中医药康养等发展方向。其他许多省份也根据自身优势推出疗愈康养、运动康养、研学康养、旅居康养相关扶持政策指导康养产业发展。

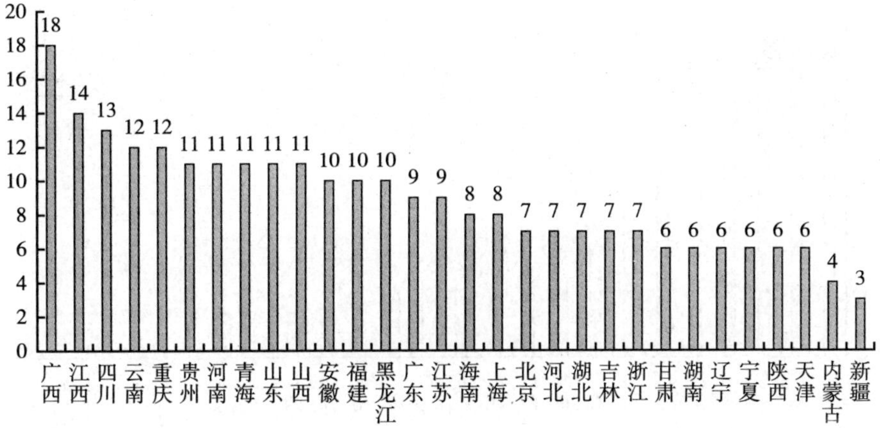

图7　各省份康养相关政策数量（含政府工作报告）

数据来源：项目团队整理。

从图7可以看出，广西、江西、四川等地针对康养产业出台的政策是最多的，这反映了康养产业或已经成为以上地区的核心产业之一。目前来看，走在康养产业发展前列的城市，如攀枝花和秦皇岛，都有带动全省共同发展康养产业的趋势。从数据上来看，攀枝花所在的四川省和秦皇岛所在的河北省，都属于发展康体、疗养、保健等康养产业的“积极分子”，都有较多的相应配套政策。无论从资源禀赋还是市场环境方面看，两地都有比较大的发展潜力。

（三）市级相关政策

相比于中央和省级康养政策，市级、县级康养政策根据小区域特点进行制定的特色，往往更加符合当地的实际情况，指导康养产业发展也将更加科学、高效。三明市在支持康养产业发展方面提出，文旅康养产业是符合习近平总书记提出的“生态优先、绿色发展”的生态产业、绿色产业、朝阳产业。因此，抓住“文旅＋康养”成为三明市政策的重点关注方向。具体措施包括财政奖补政策、税费优惠政策、金融支持政策和用地保障政策，从多个方面保障文旅康养产业的快速发展，坚持“一县一品一特色”差异化发展，构建文旅康养全产业链，打造文旅康养千亿级支柱产业。

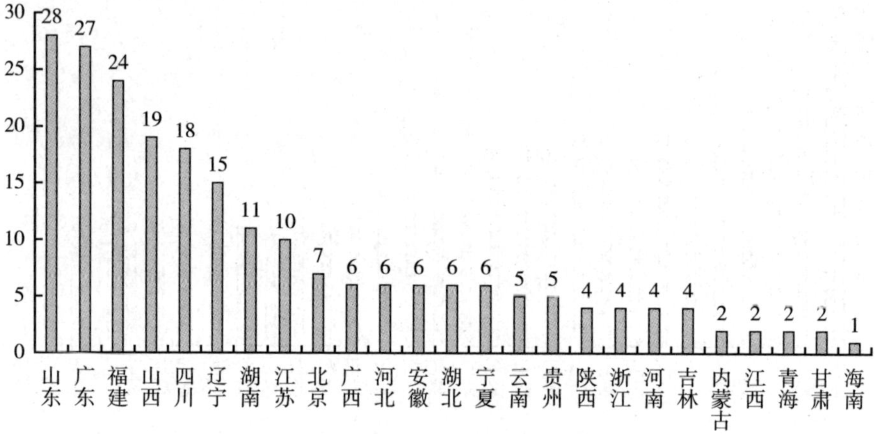

图 8　各省份市级康养相关政策数量

资料来源：项目团队整理。

根据统计图表可以发现，市级层面比较支持的省份包括山东、山西和四川等。不同于省级层面根据政策判断支持力度的方法，市级层面的政策数量反映的应该是该省份对发展康养产业是否具有普遍性。以山东为例，省级层面出台的相关政策并不算特别多，但是由于各地级市积极响应，均有相同的发展意愿，便一举成为市级层面推出政策最多的省份。当然，这一结果存在诸多不可预测的因素，例如资料搜集的完备性等，所以上图仅能大致反映出普遍重视发展康养产业的省份，而不能完全、完整地反映各省份对于康养产业发展的扶持力度。

（四）康养会议举办

举办大型会议有利于集思广益，加强信息交流，并通过会议进行决策，是实现决策科学化、民主化的有效手段。因此，举办大型康养会议就成了希望发展康养产业的地方政府征集意见和想法、扩大影响力和知名度的重要手段。据项目组不完全统计，近五年来，全国共举办了120场与康养有关的会议，其中国际性会议3场，全国性会议65场，省级会议20场，市级会议10场，主题涵盖了“康养”、“大健康”、“温泉康养”、“森林康养”、“中医药康养”、“养生”、“医疗康养”、“康养旅居”和“运动康养”。而且从每一年的数据来看，未来相关会议会更加丰富，这个领域的理论和经验也会更加成熟。

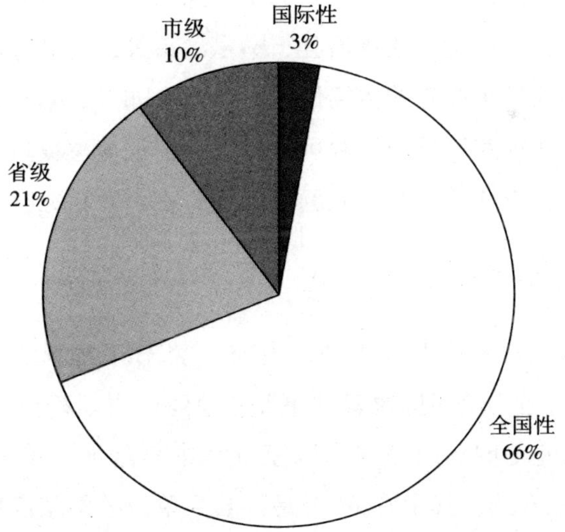

图9　近十年各级别康养会议占比

资料来源：项目团队整理。

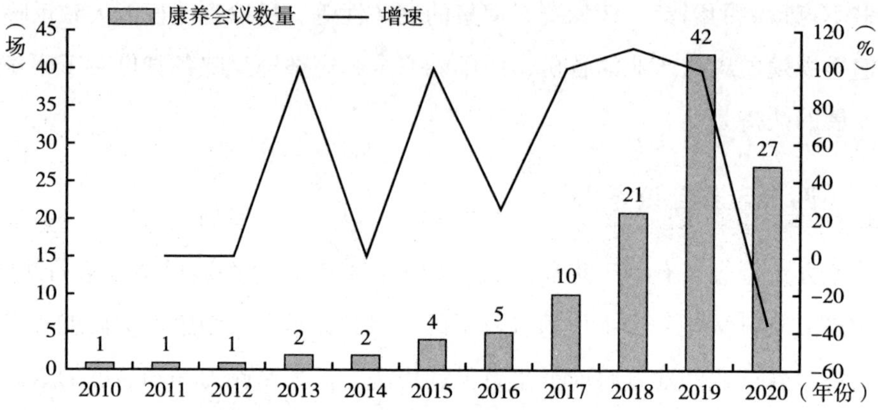

图 10　近十年举办会议及增速

资料来源：项目团队整理。

从图 10 可以看出，十年来康养相关会议在 2016 年迎来快速增长，此后均保持着比较高的增速，仅 2020 年因为疫情原因出现了下滑。对数据的深入分析，发现会议举办地点最多还是北京。作为我国政治、经济、文化中心，北京是传播先进理念和发展方式的不二之选。其次就是康养产业发展比较好的攀枝花市、石柱土家族自治县、秦皇岛市等，均举办过 3 次以上的康养会议。举办会议带来广泛的传播性和影响力，如今，攀枝花阳光康养品牌已经取得成效。从这些地方的经验可以看出，会议能够促进思想交流，提振产业发展。但是，应该注重会议主题和宗旨，不可盲目办会、无效办会。

（五）康养基地建设

2019 年 7 月，国家中医药管理局发布《关于开展国家森林康养基地建设工作的通知》，着力进行国家森林康养基地建设[6]。2020 年 6 月，国家林业和草原局办公室等四部门公布了国家森林康养基地（第一批）名单，全国共有 96 个基地入选，其中有 17 个是以县为单位的国家森林康养基地。通过大力推动森林康养基地建设，提升该区域在康养行业的声誉和影响力，成为部分地区发展康养产业的重点工作。例如，三明市政府就把将乐县作为森林康养基地建设重点，并且为此制定专门的实施方案，确保其能够获评

“国家森林康养基地”。由此看来，康养基地的建设也是一条打开康养产业大门的正确道路。

六　未来康养产业发展趋势预测

自2015年之后，发展康养产业的重要意义就得到全国大部分地区的认可。而《“健康中国2030”规划纲要》（以下简称《纲要》）出台以后，康养产业更是成为跨区域、多主体参与的热门产业。不论是产业转型的要求，抑或是健康发展理念的需要，康养产业极有可能在未来形成万亿级市场。按照《纲要》要求，未来将从广泛的健康影响因素入手，坚持以人民为中心的发展思想，做大做强康养产业。在科学的发展理念指引下，把健康融入所有政策，以此绘制我国康养发展的宏伟蓝图。由此可见，未来我国的康养产业发展既有广大群众真实需要的呼声，又有大量配套辅助政策的支持，更重要的是，资本的进驻会让整个康养产业愈加市场化，有利于缓解我国医疗系统、民生保障系统的巨大压力，而康养产业自身也能在全国生根发芽，带动经济发展和社会就业。

（一）康养产业发展趋势预测

未来康养产业走向何方，各地方政府、社会企业有了大概的方向，但是具体的发展情况和逻辑仍然是众说纷纭。项目组基于广泛的调研实践和数据搜集，通过对康养可持续发展能力百强县的分布和重大康养项目的具体分析，作出以下几点预测。

1. 市场导向型康养产业成为主流

从康养百强县的分布来看，主要集中于北京周边地区，长三角地区，四川省、重庆市、贵州省和云南省的交界地带，海南省北部，广西壮族自治区东北部。除北京周边地区、长三角地区外，其余百强县分布地区自然条件和资源条件优越，具有极强的独特性和稀有性。项目组认为北京周边地区及长三角地区突破资源条件限制成为康养百强县密集分布地区，主要原因是市场需求导向。

北京周边地区、长三角地区经济发展水平高，人们在生活方式上更加追求健康化、绿色化、科学化，向往生态环境优良的地方，特别是中老年群体空闲时间较多，康养旅游的需求旺盛。面向北京周边市场和长三角的康养需求，相关企业纷纷投资生态条件优越、旅游资源丰富、交通便利的目的地康养项目，带动当地康养产业的发展。随着经济水平持续提高，人民对美好生活的需求将越来越大，满足该类群体的健康养生需求的周边康养旅游度假产品将受到市场欢迎，市场导向型康养产业成为主流。

2. 局部小气候区域带汇聚康养产业

在发展康养产业的区域中，部分地区依托独特的自然条件，率先在局部小区域内发展以资源为依托的康养产业，而随着产业进程的推进，这些区域的康养产业发展不断完善，产业知名度不断提升，对相关市场产生一定的影响力和吸引力，因而能够产生较为可观的效益。在这样的条件下，邻近地区和相关康养产业受其影响，会逐渐选择在此类型地区周围发展康养产业，希望利用原有产业的知名度，带动自身的长足发展。以攀枝花地区的康养产业发展为例，该地区气候独特，康养发展条件得天独厚。攀枝花市借助自身的自然条件，以养老产业为重点发展方向，率先推动当地康养产业的起步和发展。当前，攀枝花市已成功打造“阳光花城”的养老产业名片，养老产业发展良好，不仅具有较高的康养知名度，而且为该市带来良好的效益。在攀枝花市康养产业的影响下，该地区附近区县也不断推进康养产业的发展，相关产业不断在其附近集聚。可见，攀枝花市的康养产业有力地带动了附近地区的产业发展。在未来，局部区域康养产业会进一步发挥其对产业的汇聚和吸引作用。若局部小气候区域下的康养产业发展状况较好，能够产生良好的经济、社会和生态效益，在一定程度上会对周边地区产生一定的辐射作用，推动康养产业发展和汇集，实现以该区域为中心的康养产业的集聚发展。

3. 新型科技运用将成为未来康养产业发展新方向

2019 年 9 月，东北亚博览会首次设立了康养产业馆，来自国内外的先进康养产品设备参与展览。医疗康养设备、远程医疗、人民健康工程、健康体检、保健食品、康养旅游、适老产品等一众先进的康养高科技产品开始成为康养产业的下一个增长点①。以生命科学和大健康产业作为基础和发展引擎，康养科技有望在教育科研和医药服务领域提升区域康养产业竞争力水平。目前，秦皇岛等地将康养科技融入农业，打造优质食品供应链，而在上海等地的养老院中，适老化产品已经得到广泛应用。发展较为迅速的是海南博鳌等地，在国家发展国际医疗旅游的利好政策之下，成功引进了一批国际上先进的康复医疗仪器设备，广泛开展医养科技相关交流讨论会议，成为优质的医疗旅游目的地。在未来，随着互联网的不断深入和“中国制造”由大变强，新型科技将在康养产业发展中发挥更加巨大的作用。

（二）区域康养产业发展建议

1. 面向客源市场打造优质康养品牌

精准有效地把握市场需求是很困难的，康养产业发展的市场导向性越来越强，如何把握这个发展趋势，抓住市场机遇因地制宜地培育和推动康养产业的发展是相关各方面临的难题。下面就地方政府和企业两个角度提出相关建议。

地方政府作为产业发展的引导者和招商引资者，在康养产业的发展中发挥着至关重要的作用[7]。地理条件优越的地方政府需要分析区域康养市场情况，明确在区域发展中的定位，结合当地区位条件制定合适的招商引资计划，提供一定的扶持条件，做好顶层设计，为康养的发展建设良好的政策环境[8]。引进相关企业、资本后，政府应该持续关注康养产业的发展状况，及时解决产业发展存在的问题，培育本地康养企业及产业体系，增强可持续发展能力。

康养相关企业应该选择靠近经济发达区域，精确把握市场需求。在项目谋划初期分析项目的地理位置及市场状况，密切关注康养市场的变化。结合当地的资源条件，把本地消费者的需求转化为企业的经营重点，开发本土

① http：//expo. ce. cn/gd/201908/20/t20190820_ 32958221. shtml.

化、满足消费者需求的康养产品，做到供需匹配。

2. 以点带面，形成区域康养竞争力

地区发展康养产业可以参考攀枝花市的发展模式，以点带面，逐步发展。在发展康养产业时，地区可先集中于某些特色鲜明、康养发展条件好的小区域作为支点，借助政府政策支持和财政支持等，推动该地区的康养产业不断发展壮大，使其有一定的市场吸引力和康养品牌影响力。在小区域康养产业得到一定发展之后，政府可以进一步出台相关政策支持附近区域发展康养产业，增强附近地区的康养发展意愿。而原来的康养区域本身会有一定“拉力”，能够吸引更多康养产业落地并且也能够带动周边地区聚焦于康养产业的发展。通过这样的发展举措，最终能够形成大区域康养产业的集聚局面，促进资源的合理配置，加强地区对产业的吸引力，形成区域康养竞争力，最终推动康养产业的发展。

3. 加强制度创新和技术革新，掌握最先进的模式和产业

具备生物科技和高端制造的区域，应该充分发挥其知识凝聚和产业集聚优势，通过举办或参与康养科技相关的展览会和论坛，紧跟现代前沿科技，加强在该领域的招商引资工作，在实践“健康中国”战略的道路上，抓紧关键领域布局，加强科研领域探索和人才培养，提升自身的康养区域发展竞争力，实现产业转型，抓好民生大事。

参考文献

［1］许倩雯：《乡村人居环境适宜性评价及优化策略研究》，合肥工业大学硕士学位论文，2019。

［2］李长青：《浙江省各地区经济发展状况综合评价分析》，《科技信息》2011 年第 27 期，第 159 ~ 161 页。

［3］聂翠云：《吉林省文化创意产业财税政策研究》，《经济视角（上）》2013 年第 10 期，第 32 ~ 33 + 42 页。

［4］陈自威：《基于 ANP 的医疗旅游发展潜力指标体系的构建及应用研究》，华南

理工大学硕士学位论文，2013。
[5] 邵士官:《小城市发展的阻滞因素及消解机制研究》，华东师范大学博士学位论文，2012。
[6] 张欣悦:《我国人口老龄化的现状特点和发展趋势及其对策研究》，《中国管理信息化》2020 年第 5 期，第 195 ~ 199 页。
[7] 秦宇龙:《四部门联合印发通知要求建设一批国家森林康养基地》，《中医药管理杂志》2019 年第 15 期，第 42 页。
[8] 王红梅、杨燕英、王红：《数字创意产业生态环境研究：模型构建及应用》，《现代传播（中国传媒大学学报)》2010 年第 7 期，第 143 ~ 144 页。
[9] 吕朝辉:《习近平边疆治理思想论要》，《云南行政学院学报》2018 年第 4 期，第 49 ~ 54 页。

专题篇

Special Reports

B.7

国家康养政策的发展路径与“十四五”康养产业发展态势

沈　山*

摘　要：从2013年到2020年，在国家政策层面，康养产业实现了从“事业性”到“产业型”的转型，完成了对“养老服务业”“健康服务业”“护理服务业”“康养旅游”“森林康养”等产业发展的政策支持，架构了国家标准化的“健康产业分类统计”体系，初步形成了康养基地筑台，康养地产先导、康养农业强势、康养旅游示范、康养医疗支撑、康养智能创新、康养金融保障的产业发展总态势，通过“国家级康养产业示范区”和“示范性城乡老年友好型社区”建设实践来引领地方政府行动，通过建立健全综合监管制度来促进康养产业的高质量发展。报告从功能拓展、产业需求、载体建设、政府

* 沈山，博士，江苏康养产业研究院教授，主要研究方向为地域文化与旅游规划、康养政策与市场战略、“一带一路”人文交流与风险判识。

目标等方面解析“十四五”时期康养产业领域发展的新态势。

关键词：康养产业　康养政策　“十四五”时期

康养政策是国家及地方政府部门为了改善康养环境、发展康养产业、提升养老服务而出台的与健康、养生、养老等相关的一系列政策法规和发展规划，可以反映地方对于康养发展的重视程度、康养产业布局以及康养规划进程等。良好的康养政策环境有利于各级政府部门重视资源保护、环境优化和设施完善，对地方康养产业发展、改善民生环境和提高生活质量起着方向引领的作用。

在这里，我们主要研析国务院及相关部委发布的相关文件。分为三大部分：一是国务院文件，包括国务院发文（国发）、国务院办公厅发文（国办发）、国务院办公厅转发文件以及以《“健康中国2030”规划纲要》为代表的相关规划。二是国务院部委文件，包括国务院部委发文、国务院部委联合发文、各部委办公厅发文以及各部委制定的相关规划等，涉及民政部、国家发改委、公安部、财政部、国土资源部、环境保护部、住房和城乡建设部、国家卫生计生委、中国人民银行、国家工商总局、国家食品药品监管总局、银监会、全国老龄办等部门。三是国家市场监督管理总局、国家标准化管理委员会等颁布的国家标准，如《养老机构等级划分与评定（GB/T 37276～2018）》，部委公告，如国家旅游局公告2016年1号《国家康养旅游示范基地标准》，以及相关部委令，如国家统计局令第27号《健康产业统计分类（2019）》。

一　“康养”是如何走进国家各类政策文件中的

（一）为什么说2013年是中国康养元年

较早有关康养产业的政策出现在养老和医疗领域，老龄事业历来是国家政策关注的重点，多次被写入国家发展规划。

2013年9月13日，国务院下发《关于加快发展养老服务业的若干意见》（国发〔2013〕35号），9月28日发布《关于促进健康服务业发展的若干意见》（国发〔2013〕40号），直接针对养老、健康服务业的融资难、用地难、用人难和运营难等问题，“养老服务业”“健康服务业”一下子被时代浪潮推成了一个万众瞩目的朝阳产业。从市场经济的视角观察，具有高度福利性、服务性和公益性的“养老事业”，转化为国家战略下的具有市场性的“养老服务业”和“健康服务业”。国务院各部委深入贯彻落实这两个文件的精神，纷纷出台“产业扶持政策”，以养老产业、健康产业等为核心的“康养产业”很快就成为资本蜂拥的重点领域。传统房企转型发展康养地产，以泰康人寿、新华保险等为代表的保险企业也开始竞相拿地，逐鹿康养地产，规划建设各类“康养社区”“康养小镇”。因此在传媒和产业的视域中，2013年是开启“康养产业”历史的一年，是中国“养老产业政策”“健康产业政策”元年，也就是中国的“养老元年”“康养元年”。

（二）康养在国家政策中的名字：从基地建设到医养康养相结合

在国家出台的各类有关康养的文件中是以养老和健康为主导的。养老产业只涵盖生命周期中的老年部分，健康产业虽然涵盖生命全周期，但它是以医疗卫生和生物技术、生命科学为基础，更多的是在“医疗和医养”领域，涵盖领域不够全面。2017年《康养蓝皮书》对“康养产业”作了系统界定，之后经过不断发展，“康养”成为中国当下的“热词”之一。那么，我们循着国家政策颁布的“足迹”来探究“康养”在国家政策中“名字”的演变。

2015年10月，党的十八届五中全会通过的《中共中央关于制定国民经济和社会发展第十三个五年规划的建议》，首次提出“推进健康中国建设”，“健康中国”上升为国家战略。

2016年1月，国家旅游局1号公告《国家康养旅游示范基地（LB/T051－

2016)》行业标准，给康养旅游的定义为“指通过养颜健体、营养膳食、修心养性、关爱环境等各种手段，使人在身体、心智和精神上都达到自然和谐的优良状态的各种旅游活动的总和”。这是“康养”首次走进国家政策，其以“行业标准”的形式亮相，基于康养资源供给的视角，建设康养旅游示范基地。同年9月根据标准，命名了“贵州赤水、江苏泰州中国医药城、黑龙江五大连池、河北以岭健康城、湖南灰汤温泉”为全国首批5家国家康养旅游示范基地。

2016年9月，中国林业产业联合会森林医学与健康促进会公布了首批共36家“全国森林康养基地试点建设单位”并于12月在北京举行了授牌仪式。2017年6月，公布了第二批99家单位，11月公布了第三批98家单位。2019年7月，国家林草局办公室、民政部办公厅、国家卫生健康委办公厅、国家中医药局办公室联合下发《关于开展国家森林康养基地建设工作的通知》，并于2020年3月公示了国家森林康养基地（第一批）名单，包括21个以县为单位、86家以经营主体为单位申报的国家森林康养基地。

2017年中央一号文件《中共中央、国务院关于深入推进农业供给侧结构性改革加快培育农业农村发展新动能的若干意见》中，在“壮大新产业新业态，拓展农业产业链价值链”部分，要求充分发挥乡村各类物质与非物质资源富集的独特优势，利用“旅游+”“生态+”等模式，推进农业、林业与旅游、教育、文化、康养等产业深度融合，大力发展乡村休闲旅游产业。并要求“多渠道筹集建设资金，大力改善休闲农业、乡村旅游、森林康养公共服务设施条件”。这是中央文件中第一次出现“康养产业”，也把“森林康养”业态重点展现出来。

2018年1月2日，《中共中央国务院关于实施乡村振兴战略的意见》，提出“构建农村一二三产业融合发展体系”。实施休闲农业和乡村旅游精品工程，建设一批设施完备、功能多样的休闲观光园区、森林人家、康养基地、乡村民宿、特色小镇。积极开发观光农业、游憩休闲、健康养生、生态教育等服务。“康养基地”和“健康养生服务”走进了中央文件。这是中央文件中第一次出现“康养基地”，支撑“健康养生服务业”的发展。

2019年10月，党的十九届四中全会公报在“坚持和完善统筹城乡的民生保障制度，满足人民日益增长的美好生活需要”中部署：坚持关注生命全周期、健康全过程，完善国民健康政策，让广大人民群众享有公平可及、系统连续的健康服务。积极应对人口老龄化，加快建设居家社区机构相协调、医养康养相结合的养老服务体系。这是中央文件中第一次出现“医养康养相结合”，把“康养”系统化地推进为国家战略。

2020年10月，国家卫健委、民政部和中医药局联合颁布《医养结合机构管理指南（试行）》，旨在为适应我国医养结合机构发展的需要，加强机构内部管理，提升管理质量和管理水平。12月，卫健委颁布《医养结合机构服务质量提升三年行动》，要求坚持以老年人需求为导向，以提升医养结合服务质量为工作的出发点和落脚点，提供安全、规范、优质的医养服务，提升老年人的获得感和满意度。

总之，从2013年到2020年，在国家政策层面，康养产业实现了从“事业性”到“产业型”的转型，完成了对“养老服务业”“健康服务业”“护理服务业”“康养旅游”“森林康养”等产业发展的政策支持，架构了国家标准化的“健康产业分类统计”体系，并初步形成了康养基地筑台，康养地产先导、康养农业强势、康养旅游示范、康养医疗支撑、康养智能创新、康养金融保障的产业发展总态势，并通过“国家级康养产业示范区”和“示范性城乡老年友好型社区”建设实践来引领地方政府行动，通过建立健全综合监管制度来促进康养产业的高质量发展。

二　国家康养产业政策的“六方柱”和“热词轴”

（一）国家康养产业政策体系的“六方柱”

国家康养产业政策体系，其构成由“六方支柱”组成：一是市场准入政策（未禁准入、内地外资本同权）；二是土地供应政策（纳入规划、保障用地）；三是投融资政策（支持上市融资和发行债券、设立投资基金）；四是税费优惠政策（符合条件免征或减征）和补贴支持政策（补助投资、贷款贴息、运营补贴、购买服务）；五是人才培养就业政策（增设专业、教育培训、执业评聘）；六是法规标准和监管政策（健全服务标准体系、创新监管方式）。

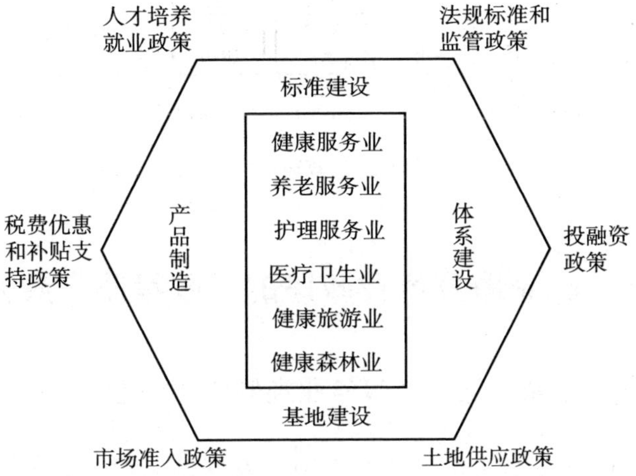

图1　国家康养产业政策体系的“六方支柱”

（二）国家康养产业政策的“热词轴”

根据国家康养政策颁布的时间，遴选政策文本和媒体报道中的“热点词汇”，形成2013～2020年国家康养产业政策的“热词时间轴”，可以看到从政策颁布到产业发展的基本轨迹。2013年，产业启动，包括“养老服务业”和“健康服务业”。2016年，战略启动与践行，通过《“健康中国2030”规划纲要》启动与《健康中国行动（2019—2030）》落实。2019～2020年，标准颁布和监管制度保障，并通过载体建设来实现战略的全覆盖。经过近10年的系统构建，完善的“六方支柱”康养产业政策体系基本形成。

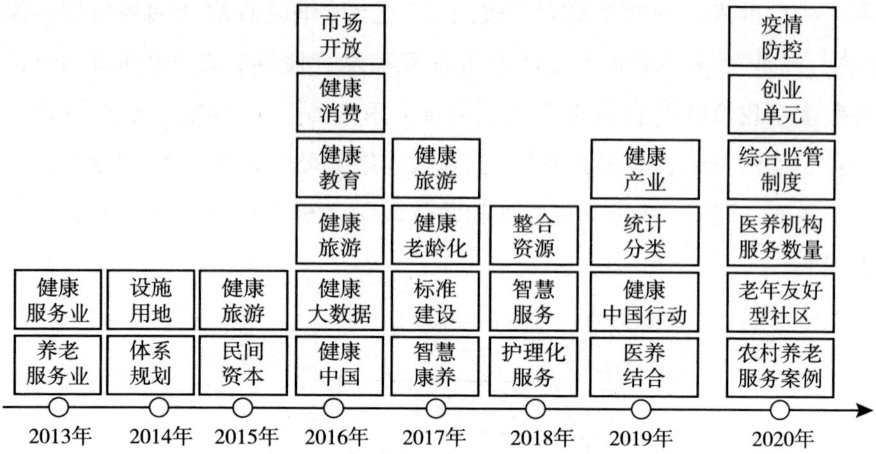

图 2　国家康养产业政策的“热词时间轴”

三　国家康养产业政策的“政策眼”演化

（一）产业领域：从养老服务业到健康服务业

2013 年 9 月，国务院颁布《关于加快发展养老服务业的若干意见》和《关于促进健康服务业发展的若干意见》，要义就是“把服务亿万老年人的夕阳红事业打造成蓬勃发展的朝阳产业”，着力解决“用地无保障、融资无政策、用人无专业和运营无市场”等核心问题。传统理念下，“养老服务业”是事业，随着市场化更强的“健康服务业”的提出，一定程度上实现了从“事业”到“产业”、从“福利”到“市场”的转型。特别是市场准入、土地保障、规划布局以及财税价格等政策，推动了康养产业全产业链的发展。

（二）战略行动：从“健康中国2030”规划到健康中国行动

2016 年 8 月，《“健康中国 2030”规划纲要》发布，要求积极促进健康与养老、旅游、互联网、健身休闲、食品融合，催生健康新产业、新业态、新模式；积极发展健身休闲运动产业，打造健身休闲综合服务体，打造具有区域特色的健身休闲示范区、健身休闲产业带。把健康城市和健康村镇建设作为推进健康中国建设的重要抓手。一系列的战略规划，推动康养产业集群、康养产业区、康养产业带以及康养城市、康养小镇综合体的发展，成为地方政府建设的重要目标。

2019 年 7 月，《健康中国行动（2019～2030）》发布，更是确立健康优先战略，通过共建共享，从供给侧和需求侧两端发力，实现全人群和全生命周期的健康发展。

（三）载体建设：从康养产业基地到老年友好型社区

2016 年 1 月，国家旅游局发布《国家康养旅游示范基地标准》，2017 年 8 月，民政部、国家标准委印发《养老服务标准体系建设指南》，2019 年 7 月，国家林草局等四部委办公室联合下发《关于开展国家森林康养基地建设工作的通知》。系列行业标准的发布和康养基地、服务体系的建设，是地方参与康养产业，构建全产业链的基本保障。

2020 年 12 月，国务院发布《关于开展示范性全国老年友好型社区创建工作的通知》，规划到 2025 年在全国建成 5000 个示范性城乡老年友好型社区，到 2035 年实现城乡全覆盖，探索通过“示范性城乡老年友好型社区”的创建，全面满足老年人在居住环境、日常出行、健康服务、社会参与和文化生活等方面的需要。

（四）医养体系：从医疗服务行动到医养康养相结合

2017 年 12 月，《进一步改善医疗服务行动计划（2018～2020 年）》发布，进一步确立坚持以人民为中心的发展思想，以实施健康中国战略为主线，以健全现代医院管理制度、全面建立优质高效的医疗卫生服务体系为目标，提高保障和改善民生水平的国家基本战略。

2019 年 10 月 23 日，国家卫生健康委等 12 部门联合印发《关于深入推进医养结合发展的若干意见》，同月底党的十九届四中全会召开，在全会公报中提出“医养康养相结合”。这是中央文件中第一次出现“医养康养相结合”，把“康养”系统化地推进为国家战略。

（五）标准制度：从健康产业统计分类到综合监管制度建设

2019 年 3 月，国家统计局令《健康产业统计分类（2019）》发布，对健康产业作了概念界定和科学分类，旨在加快推动健康产业进展，科学界定健康产业的统计范围，准确反映健康产业进展状况，这是保障产业发展的基础技术工程。建立可统计、可比较的产业分类体系，是保障健康中国战略实施的基础。健康产业统计分类更是推动全民康养、全生命周期康养产业体系完善的国家标准。

2020 年 12 月，国务院颁布《关于建立健全养老服务综合监管制度 促进养老服务高质量发展的意见》，深化“放管服”改革，推进养老服务业高质量发展，通过健全服务业综合监管制度，不断优化营商环境，引导和激励服务机构积极转型升级、持续优化服务，形成公平竞争性的养老服务市场。

四 “十四五”时期康养产业领域发展的新态势

“十四五”时期，疫情防控常态化推动康养理念更加深入人心，康养成为全龄人群追求健康的一种生活方式与生活价值。同时，健康中国战略的持续推进，《健康产业统计分类（2019）》标准的实施以及康养服务综合监管制度的实施，康养产业领域发展必将呈现新态势。

（一）功能拓展：康养产业被赋予新的功能

康养产业被赋予新的功能：国家实施乡村振兴的重要抓手之一，中西部巩固拓展扶贫攻坚成果的重要产业之一。党的十九届五中全会公报指出：实施乡村建设行动，深化农村改革，实现巩固拓展扶贫攻坚成果同乡村振兴有效衔接。将康养产业打造成区域重要支柱产业的定位，使康养产业在西部大开发战略中将会迎来新一轮的发展机遇，作为区域重要支柱产业，将在政策、金融、土地、税收等多个方面得到更多的支持。

（二）智慧康养：康养产业的标准配置

“十三五”时期，人工智能与数字康养理念崛起，智能化养老被赋予新的使命，信息技术、数字化成为康养产业发展的重要内容。到“十四五”时期，以深入推进“健康中国行动”为核心，使跨产业、泛行业的政策深度融合助力康养产业的发展。智慧康养日益成为康养产业的基础设施（新基建）、标准配置。

（三）中医药康养：成为康养产业的核心领域

在我国的疫情防控战役中，中医药发挥了巨大的作用，让政府、社会和人民更加坚定了传承、发展中医药的信心，有着几千年历史的中医药以及中医药健康服务，成为康养产业的核心领域。持续挖掘区域民族中药材资源，地方性的地热温泉开发、矿物资源等传统中医药领域元素和特色中医疗法相结合，形成多元多样化的中医药康养产品。

（四）产业需求：迭代化和多元化趋势明显

后疫情时代，进一步催生融合医疗、养老、中医养生、体育及互联网+等元素的新康养产品出现；具有“健康+”元素的电子产品最受欢迎；产品组合渐进发展，代际更替明显；多主体联合、多元化供应渐成趋势。如依据健康情况定制旅游产品，包含医疗和康养元素的旅游将获得发展和关注，伴随着消费的进一步升级，以休闲运动为主题的体育健康产业将蓬勃发展。利用互联网医疗、健康大数据、智能制造等新技术、新应用促进健康服务智能化和人性化。

《关于建立健全养老服务综合监管制度 促进养老服务高质量发展的意见》的实施，深化“放管服”改革，不断优化营商环境，引导和激励康养服务机构转型升级，形成公平竞争性的康养服务市场。康养国际合作将得到进一步的发展，高品质的国际康养集团持续进入中国，高品质的养老服务将会有更多的发展机遇。

（五）载体建设：发力示范区和友好社区建设

中国城市康养社区的发展实践主要集中在“互联网 + 健康养老”和“娱乐养老社区”方面，典型的模式有养老养生 + 健康管理、持续健康退休社区、会员制康养社区、护理型康养社区、学院式康养社区等。国务院《关于开展示范性全国老年友好型社区创建工作的通知》中，规划到 2025 年在全国建成 5000 个示范性城乡老年友好型社区。探索通过“示范性城乡老年友好型社区”的创建，为康养产业可持续发展提供保障。医疗健康类产品与康养产业都具有周期长、收益稳定持续的特征，有望得到进一步结合。康旅产品将因此通过资产证券化和 PPP 模式不断园区化、小镇化和城市化，并通过“国家级康养产业示范区”和“示范性城乡老年友好型社区”建设实践来引领地方政府行动。

（六）政府目标：打造“健康生活目的地”

目前中国康养城市的发展实践主要集中在中西部经济相对欠发达地区，从国家级康养产业试验区、国家康养旅游示范基地到康养城市，进行了积极的探索实践，还处在资源型与休闲体验型相结合的发展阶段。“十四五”时期，健康生活目的地的打造，成为地方政府追求的目标。比如，云南省提出的按照“全力打造世界一流的健康生活目的地品牌”的决策部署，打造集高端医疗服务、适度高原健体运动、候鸟式养生养老、健康产品制造等多种功能于一体的复合型、综合类大健康产业城市（小镇）。四川省广元市认为生态是最大的公共产品，提出“建设中国生态康养旅游名市”的战略目标。

参考文献

［1］马玉林：《日本康养政策法规沿革对我国养老产业发展的启示》，《健康中国观察》2020 第 1 期，第 92～95 页。

［2］孙春兰：《全面推进健康中国建设》，《健康中国观察》2020 年第 12 期，第 8～10 页。

B.8

康养用地政策：打开产业项目的“立足”之门了吗？

沈 山 司 然*

摘 要： 系统梳理我国康养产业用地政策的基本内容，包括规划确定用途和规划保障供应、土地供应方式和供应主体多样、优化审批手续和不动产登记、土地出让和土地用地监督以及乡村康养项目用地创新等。揭示当前康养产业用地的关键问题是核心重复、分散片面、操作实施有难度，提出“科学规划、差别化供应、完善操作细则和加强用地监管”等优化路径。

关键词： 康养产业 用地政策 用地监督 点状供地

产业用地政策是指国务院与国务院办公厅，自然资源部以及其他相关部门颁布的规范性文件中所规定适用于行业和产业的用地政策。具体指在落实国土空间规划的管控要求下，保障产业发展用地中涉及的土地利用规划和计划安排、土地用途管制、土地供应和土地利用方式以及相关不动产登记等政策。康养产业用地政策的解析范围包含了养老、医养、旅游等大健康领域的基本内容。鉴于国家产业用地政策适时调整，文中内容以自然资源部《产业用地政策实施工作指引（2019 年版）》为纲，系统集成。

---

* 沈山，博士，江苏康养产业研究院教授，主要研究方向为地域文化与旅游规划、康养政策与市场战略、“一带一路”人文交流与风险判识；司然，江苏师范大学人文地理学硕士研究生。

一　我国康养产业用地政策的基本内容

（一）规划确定用途和规划保障供应

规划确定用途。设置专门的养老用地类别，纳入地方土地利用总体规划和政府年度用地计划指标，区分营利性和非营利性，优先安排土地利用计划。统筹考虑发展需要，做好用地规划布局。合理界定用地范围、依法确定土地用途和年期、规范编制供地计划。

规划保障供应。在国民经济和社会发展规划、土地利用总体规划和相关专项或城乡规划中统筹考虑，扩大“健康服务业”用地供给。各地在制定城市总体规划、控制性详细规划时，必须按照标准，分区分级规划设置（如养老服务设施按人均用地不少于0.1平方米规划）。现状老龄化问题突出，老年人口占比较高和老龄化趋势发展较为迅速的城市或区域，可适当提高养老服务设施人均规划用地标准。养老服务设施用地规模未能达到相关规定最低标准的，不得通过国土空间总体规划和片区详细规划的审查。

城乡养老服务一体化。加强区域养老服务设施统筹协调，推进城乡养老服务一体化。推进相关设施的集中布局、功能互补和集约建设。新建城市社区、新城区和新建居住（小）区，必须按标准配套建设养老服务设施。

有序适度扩大设施用地供给。年度土地利用计划要加大对养老、医疗、现代服务业和公益设施等社会事业和民生项目的支持，对国家重点发展的社会事业和民生项目的用地保障要充分。各地要将文化、教育、医疗、养老、健康、体育等领域用地纳入城市国土空间规划和年度建设用地计划，农用地转用指标、新增设施建设用地指标分配要适当向上述领域倾斜，有序地适度扩大用地供给数量。

（二）土地供应方式和供应主体多样

养老设施用地规划。设施用地供应要纳入国有建设用地供应计划。对城市的闲置土地应依法处置后由地方政府收回。规划用途符合相关要求的，可优先安排用于养老服务设施用地，一并纳入国有建设用地的年度供应计划。新建养老服务设施和机构项目用地涉及新增建设用地，符合城市土地利用总体规划和城乡规划的，在土地利用计划指标中要优先安排。新建住宅小区与配套养老服务设施要做到同步规划、同步建设、同步验收、同步交付，即所谓的住宅和配套“四同步”。按照城市住房开发与社区养老服务设施同步建设的要求，对城市和社区养老服务设施建设用地依法及时地办理供地和用地手续等。城市中存量建设用地用于养老服务设施建设的，允许按照适老化设计要求调整户均面积、租赁期限、车位配比及消防审验等土地和规划的相关要求。

采用竞养老服务设施配建面积的供应方式。新建城市社区、新城区和居住（小）区应按相关规定，配建独立占地的城市或社区养老服务设施，依据规划的用途可以分为不同宗地的，应当分割，按不同宗地实施供应；不能划分宗地的，应当进一步明确养老服务设施用地、社区其他用途土地的面积比例要求和不同供应方式。出让住宅用地可采取“限房价、限地价，竞养老服务设施配建面积”的供应方式，但不得将机构的资格或资信等级等影响公平竞争的因素作为出让条件进行约束。

鼓励城市盘活存量土地和房产用地转型利用。支持城市机关、企事业单位将所管辖的疗养院、度假村、招待所、教育中心、培训中心等设施转型为养老机构，支持民间资本对企业转型后的原有厂房、商业设施及其他可供利用的社会资源进行全面整合和系统改造，用于医养和养老服务。盘活城市存量用地用于医养、养老服务等设施的建设。根据市场发展情况，通过依法调整规划条件和调整土地用途，引导未开发住房地产项目用地转型利用，用于国家支持的医养、养老产业等项目用途的开发建设。可将城市闲置的公益性用地调整为医养、养老服务用地。相关企业利用闲置自有设施开发养老服务的，可申请先建设再申请变更土地使用性质。鼓励在城市中心城区利用原有的办公、商业、工业和仓储存量房产以及社区房产等举办养老机构，所使用存量房产在不改变用地主体的条件下，可在五年内，使用过渡期政策，继续按原规划土地用途和权利类型。过渡期满后及涉及转让需要办理用地主体改变手续的，新用地者为非营利性的，可继续以划拨方式使用土地；新用地者为营利性的可以通过协议方式来办理。

允许农村集体经营性建设用地入市做康养用地。农村集体经济组织可依据相关法规使用建设用地自办，或以土地使用权入股、联营等多种方式与其他法人单位和个人法人共同建设医养、养老服务设施。允许农村集体经营性建设用地入市用于医养、养老服务设施建设。允许利用并盘活乡村闲置校舍、厂房等建设老年活动中心、敬老服务中心等乡村医养、养老服务设施。探索农村集体经济组织（村委会、村民小组等）以出租、合作等方式利用并盘活乡村空闲农房及宅基地。按照相关规划要求和用地标准，改造建设民俗民宿、休闲农业、乡村旅游等农业农村体验活动服务场所。探索农村集体经济组织（村委会、村民小组等）以出租、入股、合作等方式盘活利用闲置宅基地和农房，按照相关规划要求和用地标准，改造建设为乡村旅游接待场所和相关休闲旅游活动场所。

（三）优化审批手续和不动产登记

优化简化医养、养老机构相关审批手续。对于新建医养、养老机构或者利用已有建筑申请设立医养、养老服务机构涉及办理不动产登记的，登记机构要通过推进“放管服”改革，实施“首问负责制”“一站式服务”等对策举措，依法加快办理登记手续，提供高效便捷的服务，支持申请设立和建设医养、养老机构。

规范医养、养老服务设施登记。积极探索允许营利性养老服务机构，以有偿形式取得的土地、设施等资产进行抵押工作。单独成宗的医养、养老服务设施用地应当实行整宗登记，不得实行分割登记。新建社区和住宅小区配套医养、养老服务设施竣工后，办理首次登记的；配套医养、养老服务设施依据有关规定或者相关约定、相关协商办理移交手续后，办理转移登记的；商业银行向产权明晰的民办医养、养老机构发放资产（设施）抵押贷款；

营利性养老机构以有偿形式取得的土地、设施等资产进行抵押，办理不动产抵押登记的，登记机构应积极依法办理。

（四）土地出让形式和土地用地监管

营利性医养结合机构用地保障的基本方式。营利性医养结合机构，应当以租赁、出让等有偿方式来保障用地。养老机构设置医养项目或机构，可将在整个项目中配套建设医疗服务设施的相关要求作为土地出让条件之一，并明确不得分割转让。依法需“招、拍、挂”出让土地的，应当采取“招标—拍卖—挂牌”出让方式。对营利性养老服务机构利用现有存量建设用地，从事养老设施建设，涉及划拨建设用地使用权出让或租赁或转让的，在原土地用途符合相关规划的前提下，可以不改变土地用途，允许补缴土地出让金或租金，办理协议出让手续或租赁手续。在符合相关规划的前提下，在已建成的社区或住宅小区内适当增加非营利性养老服务设施建筑面积的，可不增收土地价款。若后续把增加部分调整为营利性养老服务设施的，则应补缴相应土地价款。养老服务设施用地以出让方式供应的土地，其使用权出让年限不得超过 50 年；以租赁方式供应的土地，其租赁年限不得超过 20 年。

加强养老服务设施用地的监管。各级自然资源部门要积极参与跨部门医养、养老服务的综合监管，与相关部门建立医养、养老服务设施规划和用地协调监管机制。医养、养老服务机构用地信用情况应当纳入土地市场信用体系和医养、养老服务领域社会信用体系，建立健全守信联合激励、失信联合惩戒的制度。

加强对居家和社区养老服务设施项目的规划编制、用地审批、建设和竣工验收等各个环节的监督。用于城镇医养、养老服务设施建设的用地、资产，不得挪作他用。非经法定程序，不得改变医养、养老服务设施建设的用途。严禁养老服务设施建设用地、用房改变用途、容积率等土地使用条件，变相搞房地产开发等行为。自然资源主管部门应当在国有建设用地使用权出让合同或划拨决定书中明确配建医养、养老服务设施的面积、容积率、开发投资条件和开发建设周期，以及建成后交付、运营和管理、监管评估方式等。

（五）点状供地：乡村“康养项目”用地创新

在乡村康养、休闲、旅游项目建设中，永久性建设的占比较少，传统整片式供地，一方面需要考虑建设用地规模、占补指标等问题，开发商拿地成本高，资金回报周期长，使项目难以落地；另一方面考虑到体验性、舒适感，容积率、建筑密度都相对低，造成土地资源浪费；同时由于乡村土地入市量少，村民村集体市场意识不足，部分租赁土地建设的项目有效益时，较容易出现农户毁约、纠纷等情况，对投资方保障力度不够，影响投资信心。因此，在地方探索实践的基础上，浙江、重庆、广东、江苏、海南等省份创新性地提出了“点状供地”模式。

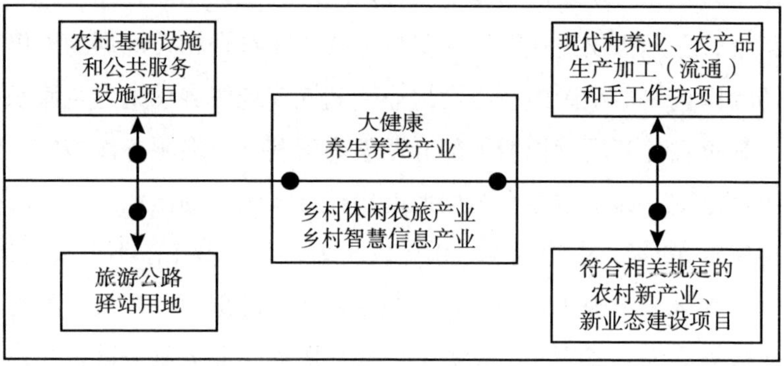

图1　农村“点状供地”基本产业领域

“点状供地”可理解为：在城镇、产业园区开发边界外，不适合成片开发建设的地区，根据地域资源环境承载能力、区位条件及项目用地需求，结合项目区块地形地貌特征，依据建筑物占地面积等点状布局，按照“建设多少、转化多少、征用或占用多少”的原则点状报批，根据规划用地性质和土地用途灵活点状供应的项目用地方式。点状供地一般仅适用于容积率低、层数以低层为主的开发建设项目。目前，我国农村点状供地的项目类型上主要围绕康养产业、乡村旅游、乡村公共服务以及乡村智慧信息等新产业新业态。

二　康养产业用地政策存在的问题与优化路径

实现国民健康长寿，是国家富强、民族振兴的重要标志。城市化、老龄化、疾病谱变化、生态环境因素及生活方式变化等，给维护和促进国民健康带来一系列新的挑战，目前康养服务业供给总体不足和类型供给差异显著，与国民总体需求增长之间的“不充分、不均衡”矛盾依然突出，康养领域产业发展与国民经济社会发展的协调性有待进一步增强，也需要从国家和区域战略层面统筹解决关系康养的重大问题。因此，《“健康中国2030”规划纲要》特别提出“把健康城市和健康村镇建设作为推进健康中国建设的重要抓手，保障与健康相关的公共设施用地需求，完善相关公共设施体系、布局和标准，把健康融入城乡规划、建设、治理的全过程，促进城市与人民健康协调发展”。“把健康融入所有政策”，“系统评估各项经济社会发展规划和政策、重大工程项目对健康的影响”。那么，站在“保障与健康相关的公共设施用地需求”的视角来看，目前的康养用地政策依然需要更多的探索。

（一）康养产业用地政策的关键问题

一方面，各部委分别或联合发布的规章中，更多的是对“养老服务设施用地”的规范，从2014年国土资源部发布《养老服务设施用地指导意见》到2019年自然资源部《关于加强规划和用地保障促进养老服务发展的意见》，政策的核心依然在“养老服务业”。从2016年国务院发布《“健康中国2030”规划纲要》，到2019年国家统计局令《健康产业统计分类(2019)》，健康产业有了明确的统计分类标准；而自然资源部发布的《产业用地政策实施工作指引（2019年版)》，由于涉及产业领域广，对健康产业用地政策实施的工作指引则显得不足。

另一方面，各部委分别或联合发布的涉及康养产业的部门规章系统性不够，具有核心重复、分散片面、操作实施有难度的特点，导致康养产业投资主体在投资中发生“国家战略支持、按规申办较难”的现象，用地供应和监督部门出现“用途界定存疑，按章批准犹豫”的局面。总体上看，从2013年到2020年，我国国家层面和地方层面宏观的涉及康养产业用地相关政策密集出台，但由于微观性的可操作性标准缺失、供地方式与康养产业及康养设施用地属性不符、批后监管不力等问题，相关政策的有效落实存在一定难度，可以说我国统一、规范的康养（健康）产业用地制度及其配套政策体系还有一定的修订空间。

（二）康养产业用地政策的优化路径

从前文解析中，我们可以发现应当从“科学规划康养产业发展用地、多方增加康养产业用地供应，实行差别化康养用地供应模式，完善操作细则和加强用地监管”等方面来优化我国康养产业用地政策。

一是科学规划康养产业发展用地。进一步明确康养产业用地的性质，以此为基础制定专门的康养用地规划，确保康养用地有稳定的来源 。

二是探索差别化康养产业用地供应模式。建立精细化、差别化的康养产业用地供应管理体系，为适应多层次、多样化、多年龄段的康养需求，保障各类康养产业用地供应。康养产业用地的供应需要根据开发定位和客户群体的不同，加以区别对待，在符合国家相关法律法规的前提下，探索公益性、营利性康养、医养、养老设施用地的差别化供应方式。

三是完善用地审批细则，加强供后监管，建立相关职能部门的联动管理机制，确保康养用地供应名副其实，地尽其用。康养产业项目建设周期长、单纯靠服务获得收益资金回收期长，且其间变数甚多。因此，部分投资企业在获得财政资金、用地政策等优惠政策扶持后，存在擅自将康养产业项目的用地性质改为房地产开发项目的乱象。为了推动康养产业的发展，必须保持康养用地用途的不变性、不走样，必须完善相应的监管机制，健全监管措施。

当然，康养用地政策体系的优化需要我国自然资源部门与政府其他有关部门、相关领域专家学者、康养产业投资企业及社会公众通力协作，共同为康养产业项目“立足”之门打开后的阔步前进保驾护航。

参考文献

[1] 任耕：《乡村振兴战略下乡村旅游用地法律问题》，《西南交通大学学报（社会科学版）》2018 年第 6 期，第 122 ~ 127 页。

[2] 牛云凡等：《我国养老服务设施用地政策及应对策略分析》，《国土资源情报》2015 年第 2 期，第 45 ~ 50 页。

[3] 田露：《农村土地向旅游用地流转的法律问题探讨》，《农业经济》2018 年第 10 期，第 105 ~ 106 页。

[4] 将志颖：《稳步推进健康中国战略》，《中国发展观察》2020 年第 5 期。

[5] 国务院：《关于促进健康服务业发展的若干问题》，2013 年 9 月。

[6] 安徽省自然资源厅：《自然资源法规政策解读》，《安徽日报》2020 年 5 月 8 日。

[7] 魏百佩等：《基于 BOOT 的经济适用型养老地产开发与运作模式探究》，“学术论文联合对比库”，2018 年 12 月 3 日。

B.9

国家养老政策发展历程与国外养老体系借鉴探析

黄凯伦　杨晓兰*

摘　要：　本文主要采用文本分析法，梳理了从2000年1月至2020年12月我国中央政府及其部门颁布的养老政策文献。从国务院、民政部、人社部等官方网站收集公开发布的养老政策文件，并运用网络爬虫与人工检索搜集整合政策文本与数据，构建小型数据库，最终共收集涵盖2000年以来国务院与各部委出台并实施包括法律、公告、意见、通知、函等多种政策形式的284份养老政策文献。本文主要分析我国养老政策的变迁过程，包括数量、制定主体与议题的变化以及我国未来养老政策方向，并通过查阅文献，分析美国、日本两个进入老龄化社会国家的政策经验。

关键词：　养老政策　变迁路径　文本分析

一　中国养老政策

（一）中国养老政策变迁

1. 政策数量变化

根据联合国制定的《人口老龄化及其社会经济后果》标准，当一个国

* 黄凯伦，旅游管理硕士，武汉市江夏区全域旅游发展中心，主要研究方向为养老政策；杨晓兰，中山大学旅游学院，主要研究方向为康养政策。

家或地区 65 岁及以上老年人口数量占总人口的比例（老龄化系数）超过 7% 时，就意味着该国家进入老龄化社会。依据该老龄化社会划分标准，在 1997 年，我国以占比 7.04% 的 65 岁及以上人口正式迈入老龄化社会。2000 ~ 2012 年，我国老龄化系数也是呈持续上升的态势，但由于此时我国尚处于老龄化初期，国家年平均仅出台 5 项养老方面政策，社会对养老的关注度较低，养老议题尚未成为时政热点。随着中国老龄化程度的不断上升（见图 1），国家养老政策的发布也愈加频繁，并在近两年出台了一系列具有标志性意义的政策文件。2012 年是我国养老政策供给的一个转折点，标志着我国由此开始积极关注养老发展，养老政策的发文数也迅速上升。2013 年国家养老政策发文数突破 20 项，2014 年国家养老政策发文数为 36 项，达到养老政策领域的历史最高峰。在此之后，国家持续保持养老政策的高频数发布节奏。经过统计资料整理，得出 2012 年以来国家养老政策数量出现显著增长的原因有以下两点：一是国家开始将社会日益增长的养老需求上升为政策关注重点，二是民生问题得到进一步重视。此外，习总书记还提出要构建以养老、孝老、敬老和医养结合为核心思想的政策方针，这为国家进一步设计和实施养老政策提供了指导思想。

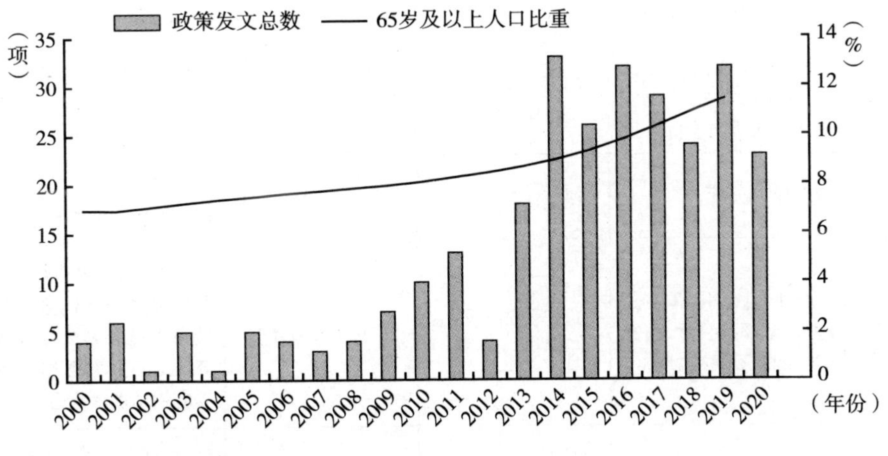

图 1　国家养老政策数量与 65 岁及以上人口比重的变迁（2000 ~ 2019 年）

资料来源：国家统计局。

表1　2017～2020年养老政策（部分）

编号	发文机构	文号	发文日期	标题
1	民政部、发展改革委、公安部、财政部、国土资源部、环境保护部、住房城乡建设部、卫生计生委、中国人民银行、工商总局、食品药品监管总局、银监会、全国老龄办	民发〔2017〕25号	2017年1月23日	《关于加快推进养老服务业放管服改革的通知》
2	中华人民共和国国家质量监督检验检疫总局、中国国家标准化管理委员会	GB/T 35796—2017	2017年12月29日	国家标准《养老机构服务质量基本规范》
3	交通运输部、住房城乡建设部、国家铁路局、中国民用航空局、国家邮政局、中国残疾人联合会、全国老龄工作委员会办公室	交运发〔2018〕8号	2018年1月8日	《关于进一步加强和改善老年人残疾人出行服务的实施意见》
4	人力资源社会保障部、财政部	人社部发〔2018〕18号	2018年3月5日	《人力资源社会保障部财政部关于2018年调整退休人员基本养老金的通知》
5	工业和信息化部办公厅、民政部办公厅、国家卫生健康委员会办公厅	工信厅联电子〔2018〕63号	2018年9月12日	《关于开展第二批智慧健康养老应用试点示范的通知》
6	国务院办公厅	国办发〔2019〕5号	2019年4月16日	《国务院办公厅关于推进养老服务发展的意见》
7	工业和信息化部办公厅、民政部办公厅、国家卫生健康委员会办公厅	工信厅联电子函〔2019〕133号	2019年6月4日	《工业和信息化部办公厅民政部办公厅国家卫生健康委员会办公厅关于开展第三批智慧健康康养应用试点示范通知》
8	民政部	民发〔2019〕88号	2019年9月20日	《民政部关于进一步扩大养老服务供给 促进养老服务消费的实施意见》

续表

编号	发文机构	文号	发文日期	标题
9	人力资源和社会保障部办公厅、民政部办公厅	人社厅发〔2019〕92 号	2019 年 9 月 25 日	人力资源社会保障部办公厅民政部办公厅关于颁布养老护理员国家职业技能标准的通知
10	住房和城乡建设部	中华人民共和国住房和城乡建设部公告 2019 年第 285 号	2019 年 11 月 8 日	住房和城乡建设部关于发布行业标准《养老服务智能化系统技术标准》的公告
11	民政部	民发〔2019〕137 号	2019 年 12 月 31 日	民政部关于加快建立全国统一养老机构等级评定体系的指导意见
12	工业和信息化部办公厅、民政部办公厅、国家卫生健康委员会办公厅	工信厅联电子函〔2020〕164 号	2020 年 7 月 9 日	工业和信息化部办公厅民政部办公厅国家卫生健康委员会办公厅关于开展第四批智慧健康养老应用试点示范的通知
13	民政部办公厅、财政部办公厅	民办函〔2020〕86 号	2020 年 7 月 31 日	民政部办公厅财政部办公厅关于开展第四批居家和社区养老服务改革试点成果验收的通知
14	住房和城乡建设部、国家发展和改革委员会、民政部、国家卫生健康委员会、国家医疗保障局、全国老龄工作委员会	建房〔2020〕92 号	2020 年 11 月 24 日	住房和城乡建设部等部门关于推动物业服务企业发展居家社区养老服务的意见
15	国务院办公厅	国办发〔2020〕48 号	2020 年 11 月 26 日	国务院办公厅关于建立健全养老服务综合监管制度促进养老服务高质量发展的意见

2. 政策主体结构变化

研究发现，2000 年以来共有 43 家主体参与了 284 项养老政策的制定。

从政策结构来看，在2000～2012年，国家养老政策的制定主体分为单独主体和联合部门（两个及以上部门联合发文）两大类，其中以单独主体制定为核心。在单独主体制定方面，共有54项养老政策由单独主体制定，这在所有国家养老政策中占78.2%，其中国务院是制定国家养老政策数量最多的单独发文主体。在联合部门制定方面，共有15项养老政策由联合部门制定，这在所有国家养老政策中占21.7%。值得注意的是，自十八大以来，国家养老政策开始出现显著变化，联合发文数量迅速增长，且这种形式逐渐成为一种制度常态。2013年以来，共有43.2%的养老政策由联合部门制定，其中联合发文机构最多的公文是《关于加强老年宜居环境建设的指导意见》(2016年)，这部公文由全国老龄办牵头，涉及公安部、民政部、科技部、司法部、商务部等25个主体部门。

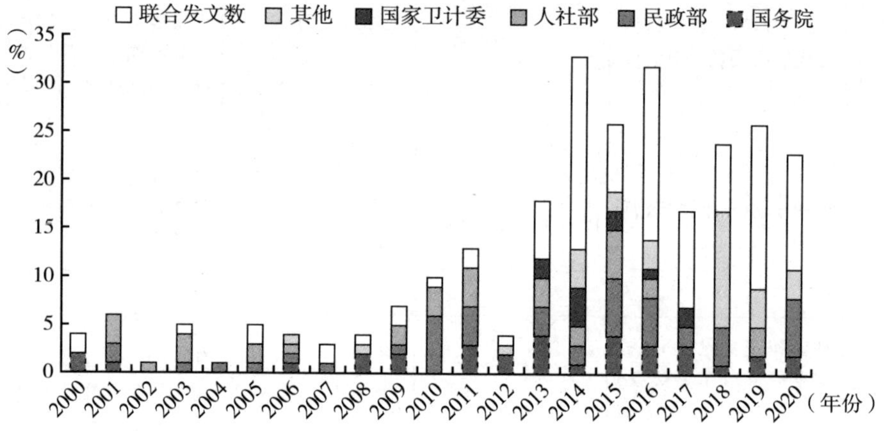

图2　养老政策制定主体分部（2000～2020年）

中央政府建立起以国务院为核心，以国家发改委、民政部、财政部、人力资源和社会保障部等职能部门为主要养老政策制定者的养老政策网络。随着国家养老政策制定的深入，更多中央相关部门参与到共同构建国家养老保障、服务体系及探索养老新模式中来，最近几年的养老政策联合发文数量及比例的上升，体现了协同治理的趋势。地方政府在贯彻实施中央政策方针的同时，还出现了一批积极探索创新养老模式、体现地方特色的政策。近几

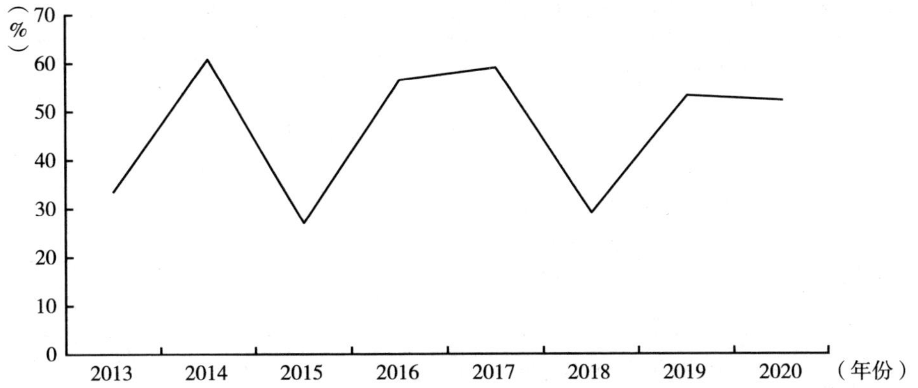

图 3　2013～2020 年我国养老政策联合发文占比趋势

年，养老政策的发布体现出我国中央政府与各部委、各地方政府横向协调和纵向合作，统筹推进健康中国建设的特点。

3. 政策议题变化

在养老政策领域，同样体现了“摸着石头过河”的政策学习路径。首先国家设计若干个初步政策实验，并验收这些初等政策文件（通知、意见、通告、通报、决定）的实行效力，随后分析总结得失，最终将提取成功可行的方法，用具备强制实行效力的法律法规将其落实到社会生活中。根据统计得出的国家养老政策议题和类型分布表（表 2），国家养老政策的基本结构可总结为：以政府保障与服务为核心支柱，以老年服务市场化为结构亮点，以社区服务与自服务为配合力量。

随着时代变化，养老需求逐渐朝多元化方向发展，养老政策议题也逐渐变得丰富多样，覆盖对象也更加全面。在民政部于 2017 年 12 月组织编写的国家标准《养老机构服务质量基本规范》（以下简称《基本规范》）中，规定了首个国家级的养老服务机构服务项目标准、服务质量标准和服务管理标准，这意味着我国养老机构开始进入标准化管理的阶段。近几年，不管是各类养老领域试点的开展，还是养老领域国家标准的颁布，都预示着国家养老政策走向标准化管理的新时代。

表 2　养老政策议题与政策类型分布（2000.1～2020.12）

政策议题		规范性文件										法律
政策结构	具体议题	通知	意见	批复	函	决定	通报	通告	公告	办法	标准	法律
政府保障与服务	老年健康支持体系	12	2	1				2				
	老年合法权益		2									1
	老年工作基础和规划实施	30	13	8		1	3		1	1		
	老年社会保障体系	61	9		9	2	1					
老年服务市场化	老年消费市场建设	12	5								1	
社区服务与自服务	老年精神文化生活	4	2									
	老年宜居环境建设	6	2		1				1			
	养老服务体系	48	15	1	2	1		3	3	4		
合计		173	50	10	12	4	4	5	5	5	1	1

（二）中国养老政策特点

1. 政策重心：政府保障与服务体系

在2000年1月至2020年12月期间，国家养老工作的重心为构建政府保障与服务体系。养老政策结构分为三个层次，第一层次是以政府保障与服务为核心，第二层次以老年服务市场化为支撑，第三层次是以社区服务与自服务为配合。经过资料整理后发现，“政府保障与服务”政策（共159份，占比58.9%）在所有养老政策中占比最大，居核心地位。该类政策涵盖养老机构投入机制、养老服务人才队伍建设、养老服务机构基层工作和养老服务部门组织领导四个方面。国家十分重视养老工作的基础保障建设，并集合各方力量不断建立完善养老工作标准。“社区服务与自服务”政策在数量上居第二位（共93份，占比34.4%），该类政策涵盖居家社区养老服务、养老机构和农村养老服务三个方面。在新中国成立之初，家庭和政府以集体供养的方式承担了主要的养老服务；到了1982年，政府逐步成立起贯穿中央和地方的老龄工作网络，在调整养老政策的基础上运用市场化工具不断优化升级养老服务市场，推动养老服务体系建设与社会发展相协调。“老年服务市场化”类政策居第三位（共 18 份，占比 6.7%），对其进行深度分析后可发现，养老保险是政策中的重点关注内容，这既表明了国家对养老保险的重视程度，也说明国家开始启动养老供给的市场化进程。

2. 政策薄弱点：社区服务与自服务

在当前国家养老政策中，政府和社区服务与自服务之间存在力量悬殊问题，政府的主导力量过于强大，而社区服务与自服务仍处于弱势。根据表 2 可发现，老年精神文化生活、老年宜居环境建设类政策文件数量相对较少。在社区养老方面，国家层面上的政策内容较为浅显且无较大差异，大多数政策仅起到确定社区养老在养老服务体系里的地位的作用。同时受资源限制和社区服务与自服务权力有限的影响，社区养老服务功能无法被充分利用[1]。家庭养老、机构养老与社区居家养老这三种模式是现代养老服务结构的顶层支柱，但经过深度调研发现，家庭养老模式正随着家庭人口结构变迁而逐渐衰落[2]，机构养老模式需要花费较高费用，老年人常需要面对一床难求的问题，在此情形下，社区居家养老模式开始广受社会关注并成为养老体系的核心重点，老年群体自服务也被视为大力推广社区居家养老模式的重要配合力量。

2011 年 12 月国办发布的《关于印发社会养老服务体系建设规划（2011～2015 年）的通知》指出，社区养老服务将解决众多家庭在日间无空闲时间照护老人的痛点问题。2012 年 12 月颁布的《中华人民共和国老年人权益保障法》指出，要建立健全以居家养老为主要形式的社会养老服务体系，社区和养老机构要积极提供帮助与指导确保养老服务活动的顺利开展。2013 年 10 月国务院颁布的《关于加快发展养老服务业的若干意见》指出，想要让老年人享受更为全面的社区养老服务，当务之急是要充分发挥社区公共服务设施的养老服务功能。2014 年 8 月财政部等四部委颁布的《关于做好政府购买养老服务工作的通知》指出，政府要积极开展各项老年康复文体活动，丰富老年人的精神生活，提高老年人的生活质量。2015 年 2 月民政部等十部委颁布的《关于鼓励民间资本参与养老服务业发展的实施意见》提出，鼓励民间资本投入养老服务行业，增添养老服务行业的市场活力。2016年更是有多个政府文件指出要从社会各个角度全面促进养老服务业发展。2017年2月国务院颁布的《关于印发“十三五”国家老龄事业发展和养老体系建设规划的通知》指出，要大力推行居家社区养老服务，完善养老服务基础设施建设。由此可见，国家政策层面对社区居家养老服务重要性的认识逐步深入，但总体而言，有关加强社区居家养老服务与自服务模式的国家政策数量仍较少，有待增加。

（三）中国养老政策未来发展趋势

1. 构建智慧养老体系

人类社会进入了信息化与大数据时代，新时代给人们带来了更多社会福音[3]。随着时代发展，互联网与大数据为养老服务事业注入了新活力，并在中国养老服务体系中发挥了至关重要的作用。国家卫生健康委员会、民政部办公厅和工业和信息化部办公厅三部门曾于2018年联合发布《关于开展第二批智慧健康养老应用试点示范的通知》，以此来回应《智慧健康养老产业发展活动计划（2017～2020年）》（工信部联电子〔2017〕25号）的施行效果。颁布这些政策都是为了鼓励支持一批养老服务示范企业、养老服务示范基地和养老服务示范街道（乡镇）的建设与发展。党的十八大以来，各级政府积极观察时代流行趋势，探索养老服务的创新方式，将AI、大数据信息服务等高新技术融入智能养老服务的生活、医疗等领域，满足老年人多样化、个性化的养老需求。

未来，在高新信息技术的帮助下，政府政策将从以下两个方面建设我国智慧养老体系。第一，基于大数据提供个性化养老服务。政府将进行海量信息收集，把社区老年群体的信息输入大数据库，同时运用大数据与云计算技术，对各类养老数据进行数据整合与归类，并搭建养老信息数据平台，最后能在平台数据的支持下，识别不同老年群体的不同需求，精准化供给养老服务，使大数据与信息技术真正成为读懂老年人内心需求的秘密武器，它将伴随着老年人助其度过美好的老年生活。第二，构建虚拟养老系统。利用大数据工具，构建信息平台整合第三方养老服务商资源，经过信息筛选后与选定的服务商合作，共同提供无间隙的养老服务。虚拟养老社区通过信息平台整合散乱的养老服务资源，以养老服务商信息流推动养老服务人才供给流，吸引养老服务资本资金流，加快养老服务设施建设速度，为居家老人提供全天制、高标准、高水平的养老服务[4]。由当前的时代趋势来看，未来将会有更多有关主体加入智慧养老体系的构建工作中，智慧养老体系与服务也会朝更加专业化、标准化的方向发展。

2. 推动养老服务市场化

自 1986 年民政部制定 1986～1990 年的养老行业五年发展规划以来，我国已经走过了三十多年的养老服务市场化探索历程，实现了从初始阶段“政府包办养老服务”到发展阶段“鼓励民间资本投入养老行业，推动养老服务市场化、产业化”的根本性转变。我国政府站在养老产业调整和社会经济转型的高度提出了发展养老服务业的全新概念，为养老服务行业的市场化改革提供概念依据。2011 年是不同寻常的一年，在这一年里，我国进入了养老服务市场化改革的新阶段，内容多样的养老服务政策为我国带来了养老服务事业的全新面貌，给予养老服务产业政策补贴和优惠，推行养老服务事业体制创新，这些新政策获得了社会大众的认可，并取得了较好的施行效果。这些政策文件提出，政府要在“保基本”的前提下，简化政策实施程序，放宽市场要求，鼓励体制和机制创新，激发市场活力，创造一个和谐的养老服务市场环境。与此同时，为了优化养老服务的品质，国家发改委于 2016 年提出要降低养老服务市场的进入门槛，充分释放市场活力，通过提供多项资金支持、政府补贴等优惠政策鼓励不同类型的投资商加入养老行业，推行医养结合模式，丰富服务供给类型（参见国发〔2016〕21 号文）。正式打开我国养老服务市场化大门的标志性文件是由国务院办公厅发布的《关于全面放开养老服务市场提升养老服务质量的若干意见》（以下简称《若干意见》）。在这一时期，政府紧扣“兜底线、保基本”的中心思想，从养老服务体系政策的整体设计出发，精准规划养老服务行业的定点政策，严格监督政策实行，促进养老服务的市场化进程。养老服务产业不再是传统的福利性产业，而是一项能带来经济收益的市场化产业。养老服务产业发展已被国家纳入政策议程，可以认为，2011 年以后我国的养老服务市场开始迈入全方位发展的新阶段。

目前，养老服务市场化改革主要有三个指导思路：一是以市场化筹资方式替代传统资金筹集方式。二是重视养老服务市场化运作模式，努力提升养老服务的品质和供应效率。三是扩大市场供给规模，促进养老服务产业化发展。养老服务市场化改革始终要关注这三个基本问题，即谁来提供养老服务（即市场主体的角色定位）、以什么方式提供养老服务（即市场在养老服务资源配置中的基础地位）、提供什么样的养老服务（即养老产业的发展），只有明确这三个问题的答案，养老服务市场化改革才能顺利进行。为了使养老服务市场化改革更为深入，改革应从宏观、中观和微观三个层次开展。一是在宏观层面要不断抓紧养老服务政策体系的整体设计，确定其市场定位，同时要长远考虑养老产业未来的发展问题。二是在中观层面加快养老服务体制改革，吸引多类主体加入市场，营造和谐共赢的合作环境。三是在微观层面将养老服务市场化改革落实到为老年人个体提供私人化、专业化、个性化的服务中去[5]。

3. 推动养老社区化

随着新技术的出现，我国的养老模式不再局限于家庭养老和机构养老，各种养老服务开始进入社区，社区养老也逐渐成为我国养老的主流模式[6]。随着家庭养老功能的急剧减弱，老年人口的高龄化现象加重，长期照顾（long-term care）需求逐渐增多，社区养老需求应运而生。在我国，目前社区养老的主导力量仍掌握在政府手中，主要有政府全权经营管理、政府投资主建后交由民营力量管理、政府收购民办养老产业、政府资助民办养老产业等形式，将适用于社区养老的养老设施搬入社区，为社区内的老年群体提供养老服务。社区养老服务中心、社区养老服务站、社区日间照料中心、社区老年活动中心等是目前社区养老设施的主要形式。社区养老不仅能够减少家庭养老的压力，使社区老人产生社区归属感，还能实现老人在居家养老的同时与环境友好相处的目标[7]。

李学斌（2012）从福利多元主义的理论视角出发，以南京为案例地，通过对南京市的实地考察，总结出我国目前社区养老服务的主要运作模式，并根据调查结果将养老服务分为政府主导型的街居服务模式、政府与社会合作供给型的政府购买模式、计划经济遗产型的单位服务模式以及市场经济产物型的市场服务模式四种运作模式。实证研究发现，在提供的养老服务内容上，可以为老年人提供长期照顾服务的是政府购买模式和市场服务模式，但这两种服务模式仅能提供简单的生活起居照料服务，尚无法满足老年人的寻求心灵陪伴需求、便捷的居家理疗康复需求等多样化需求，也无法提供专业化服务。与政府购买模式和市场服务模式不同的是，街居服务模式和单位服务模式提供非照顾型服务，主要服务对象为健康老人，主要通过组织开展多样化老年文化活动来丰富老年人的精神生活，生活起居照料服务并不在其服务范围内。结合我国目前的老龄化发展趋势，以社区为基础的长期日常生活起居照料服务和医疗健康服务应该作为未来社区养老服务发展的重点。在养老服务的资金来源上，政府财政是街居服务模式和政府购买模式的主要资金来源，彰显的更多是社会福利特点。单位资金是单位服务模式的主要资金来源，单位运用这些资金开展各项服务，体现的更多是单位福利特点。老年人及其家庭是市场服务模式的主要资金来源，表明的更多是一种市场交换关系[8]。想要保证居家养老制度的顺利施行，必须要有相关的政策制定支持。居家养老政策的制定过程必须以“两个制定”和“两个区分”为原则，“两个制定”指一方面要设计能在全国通行的顶层政策，另一方面要允许地方根据实际情况，制定符合地区特点的居家养老政策；“两个区分”则是指一方面要根据不同的老龄人口需求，制定不同的实施规则，另一方面要区分各个主体之间的责任，划清各主体的负责范围[9]。

4. 推动养老金融创新

养老金融与老年人的美好生活息息相关，同时也是衡量我国养老产业发展状况的重要指标[10]。在《养老金融蓝皮书：中国养老金融发展报告(2017)》中，养老金融从内容上被分为“养老金金融”“涉老服务金融”和“养老产业金融”三部分。养老金金融指的是为储备制度化的养老金而推行的一系列金融活动，其目的在于实现养老资产量的增值。狭义上的养老金融指的就是“养老金金融”。涉老服务金融指的是面向老年人对金融产品以及专业化服务需求方面所开展的服务金融活动，其目的在于提高老年人对金融产品和服务的满意度。养老产业金融指的是通过政府或社会资本投融资等方法，涵盖资本来源渠道、信贷产品创新等领域，以此来促进整个养老行业蓬勃发展的一系列金融活动。

国务院办公厅于2017年6月29日发布了《关于加快发展商业养老保险的若干意见》（国办发〔2017〕59号），该文件指明了在未来发展过程中，商业养老保险肩负的使命和应发挥的作用。进入2018年后，养老金融政策数量急剧上升，可见我国正在加快深化养老金融的供给侧改革。2018年4月2日，财政部等部门联合发布了《关于开展个人税收递延型商业养老保险试点的通知》（财税〔2018〕22号），率先尝试在我国推广个人税收模式的商业养老保险，在试点中摸索构建养老保险体系的正确道路。中国银保监会于2018年7月31日发布了《关于扩大老年人住房反向抵押养老保险开展范围的通知》（银保监发〔2018〕43号），该文件弥补了传统养老方式的空白，对推动养老保险进程具有指导意义。

目前我国的养老金融发展总体情况是：在养老金金融方面，养老保障体系的总体框架已经基本搭建完成；在涉老服务金融方面，相关产品和服务的种类正在逐渐增加；在养老产业金融方面，我国正致力于研究能加快推动养老产业发展的高效模式。从整体来看，相比于发达国家，我国的养老金融仍处于发展不成熟阶段，发展的深度和广度都不够，亟须制定更为细化的政策加以支持。更重要的是，在学习发达国家养老金融成功发展案例的同时，更要结合中国国情推动创新金融发展，国家应该积极支持鼓励相关养老金融发展朝产业化、专业化、规范化方向发展，并出台相关政策作为法律支撑。

二　国外养老政策状况及经验借鉴

随着经济社会的发展，一批发达国家率先进入老龄化。最先进入老龄化的国家是法国，紧随其后，其他发达国家也开始相继贴上了老龄化社会的标签。老龄化现象在日本尤为严重，目前日本的老龄化系数已超过25%。根据欧洲委员会推算，到了2060年，老龄化将成为一个普遍问题，欧盟全体成员国的65岁及以上人口占比将超过28%，由此引起的劳动力短缺问题将严重影响这些国家经济社会的发展。面对老龄化问题，发达国家采取的措施如下：（1）推行鼓励生育、延迟退休年龄等人口政策；（2）构建全面发展的养老金保障体系；（3）完善以医养结合为特色的医疗保障体系；（4）建立形式多样的养老服务模式；（5）发展老年福利产业；（6）设计多种社会活动参与途径，并鼓励老年人加入其中[11]。下文将重点介绍美国、日本两国养老体系的概况、特点及中国可以借鉴的经验。

（一）美国养老政策概况及经验借鉴

1. 美国养老政策简介

美国养老政策的发展和养老体系的构建和美国人口变化密切相关。从1950年到2010年，美国人口数量增加了一倍多，人口特征呈现老龄化和多样化的发展趋势。美国于1950年正式进入老龄化社会，65岁及以上人口在美国总人口中占比为8.1%。此后美国老龄化程度持续上升，至2000年，65岁及以上人口占总人口的12.4%，同时随着人口基数的变大，老年人口数量增长到3510万，据估计，到2025年，美国的老龄化系数将上升至17.9%。同时越来越严重的高龄化趋势也将成为一个社会痛点，80岁及以上的高龄人口将在全国总人口中占7.4%（3250万），高龄化现象在女性群体中更为明显。

随着美国人口老龄化现象加重，老龄人对个人、家庭、社会、政府的各类社会、经济需求迅速增多，美国政府采用法治手段来保障广大老龄人口的合法权益。例如《社会保障法》《老年人社区服务就业法》《禁止歧视老年人就业法》等各项法律法规。其中最为关键的是美国国会于1965年颁布的《美国老年人法》，正式提出要建立联邦老年署，为老年人的美好生活提供法律庇护。1973年美国国会又通过了该法的修正案，提出要在联邦老年署的基础上进一步深入关注老年人生活，设立相应的地方老龄局，对点对户地为老年人生活提供保障。美国政府的这一举措有力地推动了养老健康产业的发展，社会上也出现了许多创新性的养老健康产业模式，例如政府“购买养老服务合同”[12]。

2. 养老政策经验借鉴

（1）完善有关社会保障的法律规范。美国政府出台一系列社会福利法案，致力于构建使老人安心的法律保障体系。相比之下，我国老年保障制度仍处于探索阶段，社会上缺乏统一的养老服务管理部门，有关法律法规常存在内容不连贯的问题，这些现象均表明我国的老年保障制度亟待进行转变，使之成为能真正发挥作用的法律手段[13]。同时，我国需要对原先制定的即时性零碎制度加以整合，并以此建立起一套完整的制度框架，在保证一定的制度调整弹性基础上，使制度具有前瞻性。

（2）改革基本养老保险制度，完善并普及企业年金制度，优化养老保障体系。我国应该从自身实际情况出发，广泛吸收借鉴其他国家的经验教训，真正为我国的老年人建立起坚实的养老保险法律制度围墙。以造福老人、服务社会为制度核心思想，以基本医疗保险、基本养老保险和最低生活保障制度为制度支撑，并要关注城市与农村养老保险制度协同发展。同时还要逐步建立企业年金制度。在此之前，首先应当明确以下几点：一是企业年金应提供什么样的保障范围、应达到什么样的服务水平、应履行什么样的权利义务；二是企业年金应享有什么样的法律保护、应获得什么样的法律地位；三是企业年金与基本养老保障之间应建立什么样的关系，怎样维持这种关系；四是企业年金应采取什么的实施办法才能真正发挥效能；五是企业年金基金应受到什么强度等级的监管。此外还要充分运用政府的监管职能，负责主持制定企业年金基金投资管理的相关法律法规，吸引更多拥有一定经济实力的企业参与其中，与企业协同面对投资道路上遇到的问题，尽力降低投资风险，在提高收益的同时，指导企业扩大企业年金的保障范围。

（3）对养老机构要予以多方面政策扶持并推动其稳定发展。通过出台多项激励补贴政策，为社会资源的加入营造良好的市场环境，丰富养老机构的投资方结构。同时，政府和民间力量应当被视为推动养老服务发展的中坚力量，其中政府既要积极培育和支持社会服务团体和民间组织，下放给它们更多的权力，由它们来直接负责经办和管理养老服务的场所、机构和设施，也要发挥其监督和管理职能，加快养老服务事业的市场化进程，确保养老服务事业的规范运转。在加快养老机构的专业化建设上，关键点为加快服务专职人员的培养过程，要通过工作定期服务培训、职业院校专业授课培养等多种途径，为养老行业输送专业型人才。在加强养老机构的规范化建设上，政府要制定出一套完整的养老机构经营管理守则和养老服务人员的服务标准，大力消除行业内鱼龙混杂的现象。

（4）重视开发老年产业，活跃老年人消费市场。老年人日益增长的消费需求与不规范不成熟的养老服务市场之间的矛盾是我们当前需要重点解决的。尤其是在体育休闲、文化教育等行业，很多企业并不重视这类老年市场的开发，无法满足老年人的需求。随着我国老龄人口的逐渐增多，需要加大居家养老模式的渗透深度，政府应该调整养老产业的单一结构，与各种社会养老服务机构共同探讨能满足老年人需求的新居家养老服务项目，推动养老市场蓬勃发展。

（二）日本养老政策状况及经验借鉴

1. 日本养老政策简介

虽然日本是一个有着十分严峻的人口老龄化问题的国家，但它一直在尽力解决养老问题，在政府政策上，它采取的主要措施为颁布多项规范养老产业发展的法律法规，并结合社会发展趋势不断调整修改相关内容。譬如《退休金法》（1923）、《国民健康保险法》（1938）、《工人养老保险法》（1941）、《厚生年金法》（1944）、《国民年金法》（1959）、《老年福利法》（1963）、《老年保健法》（1982）、《护理保险法》（1997）、《高龄居住法》（2001）、《高龄者虐待防治法》（2006）、《日本年金机构法》（2007）等法律法规。

日本通过年金制度、医疗保险制度和介护保险制度三大支柱构建养老保障体系。在年金制度中，强制性和选择性是其主要特点。1961 年“皆年金”阶段的到来，意味着所有日本公民都可以享有基本年金。介护保险制度是一项较有特色的制度，这项制度是 20 世纪 90 年代日本受德国的影响而建立起来的一种新型社会保障制度。这一制度规定，40 岁以上的公民都必须加入保险缴纳费用，这些费用将被积攒起来用于公民自身未来的老年福利、老人护理的一般开支，当公民在未来老年时期对护理服务有需求时，只需经过相关机构简单的情况查明和信息核对即可享有相应服务，无需缴纳服务费用[14]。

在养老服务产业的发展中，由于日本政府的力量有限，其负责的社会福利事业无法满足所有老年人日益增长的多样化需求，因此部分民资力量开始建立中小型企业投资养老健康产业。为了使养老服务市场行为更加规范化和标准化，日本于 1997 年通过了《护理保险法》等有关法律法规，规定所有养老机构必须积极与政府交流沟通，在政府的监管下定期上交营业报告，并做好存档记录，同时还下达了对养老机构各项经营标准的进一步细化规定，全面规范养老机构的经营行为。日本在 1987 年颁布了《社会福祉士及介护福祉士法》，并在 2006 年通过了其修订法，这些法律都是培养行业专业人才的培训指南，为日本老年护理服务教育设计了一套专业化教学流程。此外，《福利人才确保法》从法律上给予相关养老服务人才应有的经济、社会地位，我们应该深刻认识到，目前的养老行业发展尚不成熟，只有提供相应的经济社会保障，才能真正留住这种专业型人才。为了解决养老产业中老年人利益受损害的问题，政府和老年协会都采取了有力措施。政府制定了《高龄者虐待防治法》（2006），而协会则制定了《老龄商务伦理纲领》，“银色标志认证委员会”根据此纲领内容，严格检查养老机构的经营状况并颁布经营许可证，同时要求机构经营的所有老龄产品和服务都要获得协会认证许可，确保服务质量。1998 年日本还颁布了《特定非营利活动促进法》，在提供法律保护的基础上，鼓励非营利组织的蓬勃发展，使非营利组织能发挥更大的力量服务于弱势群体。

2. 养老政策经验借鉴

（1）进一步推行长期护理保险，建立中国特色长期护理保险制度。面对市场上日益增长的长期护理需求，长期护理保险制度也随之产生。但是我们也要认识到，我国的长期护理保险制度尚处于初步运行阶段，并无法以较大的制度力量化解快速发展的老龄化趋势与供不应求的护理服务之间的矛盾，想要解决这一问题，就需要我国对养老政策的制定内容进行深入探讨。相比之下，日本政府建立起了一套完整的医疗保险制度和企业年金制度并行的国家保险制度，经过国家强制手段推行，最终取得了极佳的施行效果，这一做法值得我国借鉴。

（2）加强医疗保险制度的监督与管理。缺乏完整的法律制度支撑是我国医疗保险制度目前面临的一个制度短板。相比之下，日本则是建立了一套完整的医疗保险制度管理体系，以其科学的管理手段、全面深入的保障制度、广泛的覆盖范围等特点，在实践中取得了较好的社会反响。在推行过程中，日本根据不同的职业和不同的地区在政策细则上加以区分，并用法律强制手段确保推行，从而保证全民都拥有医疗保险。我国也应学习日本的做法，在政府的监管下建立一套医疗保险制度，保障全民都能享有保险权益。

（3）借鉴时间货币与时间银行，创新养老服务供给。面对养老护理人员供需不平衡的现状，日本结合国家实情，提出了“时间银行”和“时间货币”两个创新性概念。时间银行是专门用来储存时间货币的特殊银行，公民们在积极参与社区养老服务志愿活动的同时，可以将自己的服务时长转换为时间货币储存到自己的时间银行账户中，当自己遭遇困难急需他人救助时，即可联络银行管理员，通过支取时间货币的方式兑换其他公民储存的志愿服务时间。这种“时间货币”在全国通用且主要以社区为单位进行流通。时间银行能有效召集社区力量，能为老年人提供日常生活起居照顾、陪伴老人度过漫长时光、协助老人完成康复护理活动等，为社区增添了人情味，形成了一种相互照顾的循环养老服务模式，有助于促进社区和谐发展。

（4）鼓励非营利性组织发展，完善非营利性组织监督机制。政府可以从政策支持和财政扶持两方面为非营利性组织的发展提供帮助。第一，社区作为养老服务的核心主体，想要充分发挥其主导作用，政府就应当颁布相关鼓励制度，并提供经济支持，要求社区为老年人提供更多服务；第二，重视民营资本在养老服务产业的关键地位，在鼓励其加入养老产业的同时，也要用强制手段规范民营资本在养老服务产业的运作行为，为养老产业的发展营造良好的市场氛围，丰富养老产业投资主体的结构。第三，加强政府监管力度以确保非营利性组织的健康发展，保证非营利性组织服务的质量，形成社会信任。第四，为非营利性组织的发展提供法律支持和财政资金，使非营利性组织成为社会养老服务事业的重要组成部分。减少政府对非营利性组织的过度干预，适度放宽对非营利性组织的运作标准，将主管单位和登记单位的管理职能合并组合成单一管理体制。此外，还要给予居民更多的监督参与权，充分发挥社会舆论的力量，共同监督非营利性养老服务事业的健康发展[15]。

三　结论

从每年颁布的养老政策数量呈上升趋势来看，国家对养老行业发展的重视程度逐渐上升。同时，养老产业的规模也在逐渐扩大，根据国家社会科学基金“养老消费与养老产业发展研究”课题组测算，2019 年中国养老产业规模已达 7568 亿元，预计到 2050 年中国养老产业规模将增长至 21.95 万亿元，老年人消费市场也越来越活跃，总体而言，养老市场的发展现状呈现良好态势。

目前的养老行业发展趋向于智慧健康养老，将养老与 AI、5G 等先进技术相结合，并与医院、社区等合作，将机器人融入养老行业，为老年人提供智能化服务，这将有助于解决养老行业人才匮乏的问题，同时这种高质量的服务也将有助于推动居家养老的发展，让人们更加放心、信任养老服务产品。

在未来，规范养老行业发展标准和鼓励支持养老产业与高新技术结合发展将是国家政策内容的两大方向。养老行业是一个新兴行业，目前国内的养老行业发展尚不成熟，需要不断有详细的标准法规来规范行业健康发展。同时在数字化时代，为了给需求人群提供更优质的服务，新辟数字化产品发展道路已成为许多行业顺应时代发展所提出的新目标，因此国家也应出台相关政策鼓励支持养老产业与高新技术结合发展，为养老行业描绘美好的发展蓝图。

参考文献

［1］汪波、李坤：《国家养老政策计量分析：主题、态势与发展》，《中国行政管理》2018 年第 4 期。

［2］翟振武、陈佳鞠、李龙：《中国人口老龄化的大趋势、新特点及相应养老政策》，《山东大学学报（哲学社会科学版）》2016 年第 3 期，第 27 ~ 35 页。

［3］维克托·迈尔 - 舍恩伯格、肯尼思·库克耶、ViktorMayer-Schonberger 等：《大数据时代：生活、工作与思维的大变革》，浙江人民出版社，2013。

［4］汪波：《需求—供给视角下北京社区养老研究——基于朝阳区 12 个社区调查》，《北京社会科学》2016 年第 9 期，第 73 ~ 81 页。

［5］朱浩：《中国养老服务市场化改革三十年的回顾与反思》，《中州学刊》2017 年第 8 期，第 66 ~ 72 页。

［6］陈社英：《社区研究、社区养老与社会政策》，《人口与社会》2017 年第 2 期，第 3 ~ 12 页。

［7］邹海燕：《基于社会工作视角下我国城市社区居家养老服务研究——以北京市 B 社区为例》，北京交通大学硕士学位论文，2016。

［8］李学斌：《福利多元主义视角下的城市社区养老服务模式研究》，南京大学博士学位论文，2012。

［9］同春芬、汪连杰：《福利多元主义视角下我国居家养老服务的政府责任体系构建》，《西北人口》2015 年第 1 期，第 73 ~ 78 页。

［10］樊鑫森、魏雁飞、李丽丽：《我国养老金融发展研究》，《西南金融》2018 年第 8 期。

［11］赵春飞：《国外应对老龄化的经验和启示》，《中国经贸导刊》2017 年第 27 期，第 59 ~ 62 页。

［12］程承坪、吴琛：《健康战略下发达国家发展养老健康产业借鉴研究——以美国、德国、日本为例》，《当代经济管理》2018 年第 3 期。

［13］吕永久：《浅析美国养老制度及对我国的启示》，《中国老年保健医学》2011

年第 3 期，第 94 ~ 95 页。
[14] 习开冉、郝志梅：《日本养老社会保障制度对我国养老事业的启示》，《中国卫生产业》2018 年第 28 期。
[15] 黄栩、侯金阳：《福利多元主义视角下的中国养老服务体系完善——基于日本经验的启示》，《劳动保障世界》2018 年第 20 期，第 21 ~ 23 页。

B.10
药用植物在康养景观设计中的应用

王东光　林芳花*

摘　要：将药用植物应用在康养景观中，包括相当数量的森林康养和园林康养景观，是全世界都面临的研究课题，而相较于德、日等发达国家，我国在相关领域的起步较晚。本文简要介绍了我国药用植物和康养景观的基本发展情况，阐述药用植物在康养景观中的生理和心理康健功效，以及选择药用植物的基本原则和实践中两者结合的方式，剖析我国药用植物资源发展存在的问题，以及景观配置相关理论和产业的发展前景。

关键词：药用植物　康养景观　景观设计

一　药用植物和康养景观的概念

（一）药用植物简介

《中华本草》中将中药资源定义为：在一定空间范围内可供作为传统中药、民族药及民间草药使用的植物动物及矿物资源蕴藏量的总和[1]。由此，药用植物可定义为正常或非正常状态下可以产生药用物质，以及整体或部分可以加工为药用资源的所有植物的总称。据估计，全世界具有疗效的植物种

* 王东光，博士，惠州学院生命科学学院讲师，主要研究方向为药用植物资源利用；林芳花，博士，惠州学院生命科学学院副院长，副教授，主要研究方向为中药资源综合利用与开发。

类超过 70000 种，而我国第三次中药资源普查结果显示，全国药用植物总量为 11460 余种[1]。

近年来，随着科技的飞速发展和人们生活水平的不断提高，越来越多的人开始注重“保健”（即对美好生活向往的基础），绿色自然已经成为新风潮。如今，药用植物已不再局限于治病救人的传统功效，而是有多层次、多方位的开发利用，逐步渗透到人类饮食、保健、化妆品、绿色农药、畜禽产业等生活领域。此外，药用植物也与人们所处环境有了新的有机联结。把药用植物作为景观设计元素，除了发挥其直接的药效功能，有时还可以实现缓解人们身心压力等间接效能。所以，在一定程度上，新时代药用植物的种类不仅仅包括传统意义上的中草药，其含义及范围得到了进一步延伸。

1. 外来的药用植物

我国是四大文明古国之一，与国外的交流历史悠久，古有张骞通西域、丝绸之路、郑和下西洋等多项与海外国家交往的历史记载，今有“一带一路”、WTO 成员等贸易互通途径。在频繁而丰富的商品交易中，众多药用植物的引入也随之发生。早在秦汉时期，张骞两次出使西域，开辟了东西方文化交流的途径，外来药用植物也开始陆续传入我国。到了宋元时期，外来药用植物的引入最为频繁，和海外诸国在医药方面的交流也日趋增多。外来药用植物交流大致有以下三种途径：第一是贸易通商，互赠礼品，古代中国与海外各国常有医药上的贸易往来；第二是派出专业的技术人员学习国外的药用植物相关知识，促进药用植物的交流及其效用的开发；第三是伴随着宗教传播而进行的药用植物相关方面的交流，其中，佛教的影响最大，佛教与药用植物渊源颇深，唐代佛教的兴起，使得药用植物得到越来越多人的重视并开始进行种植技术等方面的研究。在外来药用植物的历史交易及交流长河中，传入我国的外来药用植物大多来自南亚及东南亚、西亚及中亚地区，分别占到总数的 44.55% 和 25.59%。外来药用植物的涌入，既丰富了我国的药用植物资源，也拓展了我国药用植物的应用范围，加速了其发展历程[2]。

2. 我国现有的药用植物

我国多样的地域、地形和气候环境，造就了具有极大多样性的植物种群。据调查，在全国已知的25.7万种植物中，很多植物都具有药用价值，药用植物占比约为50%。在距今最近的一次（20世纪80年代）全国植物资源调查中，共发现药用植物11140余种，主要分布在383科2309属中，种子植物、苔藓、蕨类等高等植物约占总数的96%，而包括藻、菌、地衣类等在内的低等植物仅约占4%[3]，其中种子植物占90%以上，是我国药用植物资源的主体。由于地形的多样性，我国药用植物的分布也不同。种类数量由多到少依次为西南（以云南、四川、贵州为主，分别为6500种、4500种和4200种）、华南、华东、西北、东北和华北地区。当然我国也有数量可观的代表性的药用植物，包括东北等地的人参，分布较广的杜仲、银杏等。

（二）康养景观简介

1. 康养景观概念的产生

康养是现代名词，是基于康复的概念应运而生。在古代社会，康养对于多数人来说是奢望，因为人类社会发展的初期，首要的任务是躲避灾难，获得生存。而在适应自然和改造自然的过程中，疾病是每个生命个体不可逾越的鸿沟。康复一词是基于健康而言的，所谓健康，世界卫生组织（WHO）给出的定义涵盖四个要义，即个体身体、心理没有现有条件所能诊断出的疾病，能适应不同的生活环境，行为习惯是积极的。由此可知，康复是指人体生理和心理由不正常状态回复到正常状态的过程。

利用亲近自然的手段，达到康复的目的，古今中外研究者甚众。根据“亲生命性假说”以及其他相关的理论假说，人类具有亲近自然环境的本能，与自然亲近的过程，对于人类的身心发展有着一定程度上的益处。其历史可追溯到古希腊人通过建造舒适环境，辅以人为心理疏导的方法，来激发病患自愈其疾病。而中世纪的西欧国家，也通过在修道院中配置多种多样的植物和建筑风格的多样化，对患者视觉、听觉和嗅觉等给予冲击，提高疗效，当然此时并没有成形的理论支持。14世纪到16世纪，文艺复兴的兴起推动了现代医学的发展，反而忽视了自然景观的作用[4]。康复景观现代研究，始于19世纪的北美，由本杰明和曼宁吉尔博士首次提出景观及其他植物配置对疾病的治疗有直接的作用，开创了康复景观相关理论研究的先河[5]。

而在我国，距今2000多年的《黄帝内经》中就明确提出了人和自然是统一体，认为人类的生存、健康与自然环境有着密切联系。东汉时期，寺庙成为我国古代的医院，而这些“医院”多配置有良好的自然环境，我国传统中医认为，治病既要治标也要治本，强调整体的“调理”，从技术手段上发挥了景观等环境对疾病康复的促进作用。而最早将康复景观这个概念引入我国是在21世纪初，主要研究园艺对治疗的促进作用。而在2006～2010年，由于国际社会康复景观理论和实践的发展，开始系统性地研究康复景观的相关理论，特别是注重中医理论与康复景观理论相结合。近年来，特别是在风景园林领域，越来越多的研究者把传统医学中的中医五行理论与西方康复景观的设计相关理论进行融汇。

《中国康养产业发展报告（2017）》指出，康养的内涵既包括了康复与疗养，也包括健康与养生。康养概念的生命学维度包括三个要素，第一为自然寿命的长度；第二为精神层面的丰度；第三为生命的自由度[6]。综上所述，笔者认为康养景观可概括为：以良好的自然要素为主体，或许辅以现代医疗卫生设施，能使人恢复或保持健康状态的景观类型。

2. 康养景观的理论基础

（1）景观

原国家劳动和社会保障部对景观的定义：景观（Landscape）是指土地及土地上的空间和物体所构成的综合体。景观是自然存在和人类有意愿造景的有机统一。

表1　景观学派的类型

学派名称	专家学派	心理学派	认知学派	经验学派
核心观点	以形体、线条、色彩和质地4个基本元素决定判定风景质量	把群体的普遍审美趣味作为衡量风景质量的标准	从人的生存需要和功能需要出发来评价风景	用历史的观点，以人及其活动为主体来分析景观的价值

现代研究中，景观的研究多与其对生态环境的影响为主要目标，所以景观生态学是重要基础理论。国际景观生态学会提出的最新景观生态学（Landscape Ecology）定义如下：景观生态学是针对不同尺度层面的景观空间变化所进行的研究，包含景观异质性的生物、地理以及社会的成因与联系，景观生态学是一门连接自然科学和人类科学的交叉学科[7]。

（2）植物与植物群落

人类的进化是以植物的出现为基础的，植物于人而言其作用不言而喻。除了人们赖以生存的绿色植物，大多数种类的植物兼具涵养水源、为其他动物提供栖息场所、降噪、净化空气等重要作用。当然，极具多样性的植物界中并不是所有的植物对人类都是有益的。从矛盾的角度讲，植物对人的影响极大，而在人类改造自然的过程中，植物多样性也在人类几次的工业革命过程中，遭受了重创。

植物群落（Plant Community）是指生活在一定区域内所有植物的集合，它是每个植物个体通过互惠、竞争等相互作用而形成的一个巧妙组合，是适应其共同生存环境的结果[8]。运用植物群落学的相关研究方法，对于景观设计有非常大的指导意义。

作为景观的背景要素，植物群落与人类相辅相成，人天生有置身于植物群落的本性，而植物群落的发展也在一定程度上依赖于类的干预。在悠久的中华文化中，尤以阴阳平衡的“植物场”来阐述人与植物的均衡平和状态[9]。

（3）环境心理学在康复景观中的应用

人类情感是最复杂的意识形态，特别是我们当前在强调“以人为本”的社会氛围中，实质上所有的研究活动终究归结于对人的研究，康养景观效用，直接体现就是人处于其中时心理所发生的变化。

①注意力恢复理论

通过营造不需要付出太多心神，且能吸引人的景观（恢复性环境），从而引起非自主性的注意力，达到缓解人们精神疲劳的目的[10]。

②压力减轻理论

Ulrich 认为，人们天生偏爱自然，自然环境是人们规避压力时的第一选择。这一理论的发现，为自然环境可以减轻人们压力提供了依据，也是我们康养景观建立的重要理论基础[11]。

③亲生命性假说

国内外历史记载均表明，人类天性崇尚自然环境，当人们处于非健康生理和心理状态时，自然环境会使其自然而然地向积极的方向发展[4]。

④景观偏好与感知恢复性

每个人都是独立的个体，每个人都有其独立的喜好，包括景观，当他处于亚健康状态时，他所喜好的景观或者环境，就是他的恢复环境。

⑤园艺疗法

园艺疗法是指人们在园艺、花园等场所，通过一定的体力或其他身心活动，促进其生理和心理恢复健康的一种治疗手段[12]。

⑥绿地 8 类感知属性法

研究表明，人们对绿地的喜好，不只限于感官系统的感受，更重要的是绿地能满足其其他的需求[13]。目前，人们普遍认可 8 种感知属性（图 1）。

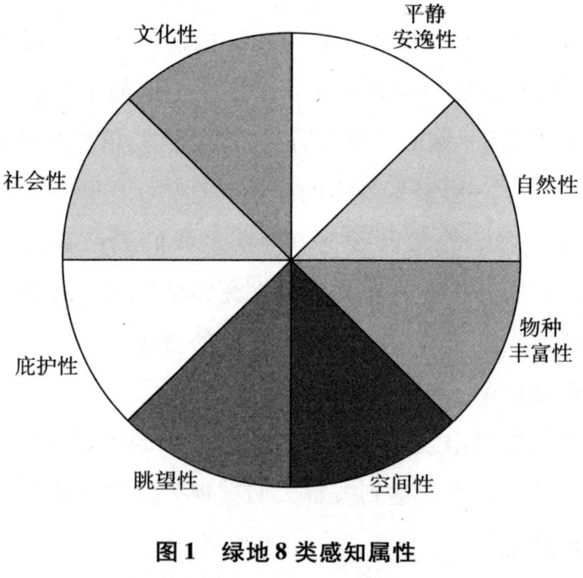

图 1　绿地 8 类感知属性

3. 康养景观的主要类型

不同的研究团体，对不同的景观进行分类，使得景观的类型非常复杂，根据不同的分类标准，康养景观也大致可以分为以下几种（见表2）。

表2　康养景观的主要类型

分类依据	类型
附属场所属性	①专业性机构，如医院、疗养院等；②养老机构；③公共绿地
康疗方式	①静养型景观；②活动体验型景观
受益对象	①康复人群所需景观；②健康或亚健康康养群体所需景观

二　康养景观设计中药用植物的选择

（一）遵循保障生态功能的原则

如前所述，康养景观选择植物，首先要满足人们亲近自然的生态属性，包括可以调节空气温湿度，具备供氧固碳、吸收微颗粒物质、消除有害物质的能力，兼具降低噪声污染等生态功能。

1. 可以调节空气温湿度

众所周知，大多数药用植物，和其他绿色植物一样可以通过叶片吸收所处环境中的大量热量，从而降低空气温度，提高环境湿度，但是某些药用植物有一定的刺激性气味不适用于康养景观，所以在康养景观设计中，要选择合适的药用植物品种。邓必玉等研究表明，许多生长在沿海的药用植物，包括海刀豆、草海桐、香附子等在内的前滩药用植物，在调节小气候，改善沿海居民的居住环境方面有很好的功效[14]。同时草本木本等多类药用植物应用在康养景观中，既改善了温湿环境，也解决了单一植物种类与景观生物多样性之间的矛盾[15]。

2. 具备供氧固碳的能力

世界卫生组织2016年研究表明，随着城市化进程的加快，城镇的密集程度急剧提高，“热岛效应”已经形成对城镇人口的不利影响，不仅体现在生理上，也表现在心理上。而康养景观的构建，正是解决这个问题的重要手段。据世界气象组织 2020 年公布的《温室气体公报》显示，全球 CO_2浓度已经超过 410.5ppm，而我们的目标是到 2100 年 CO_2浓度达到 450ppm 以下，所以构建康养景观，我们需要注重选择固碳能力强的药用植物。一般来说木本阔叶树种的固碳能力较强，比如紫丁香的固碳能力在生长季中，要高于连翘和金银忍冬[16]。

3. 吸收微颗粒物质的能力

雾霾等颗粒物空气污染物对人的身体健康有多种影响，主要包括引起呼吸系统疾病、心血管疾病和传染病。此外包括 PM2.5 在内的微小颗粒物对农业和旅游业均有不良的影响。Ege 等人[17]研究表明，农场长大的孩子患哮喘的可能性较小，这是因为他们从小就处于微生物多样性较高的环境，而不是颗粒粉尘。不同种类和品种的树木在减少颗粒物和其他污染等方面存在差异。试验表明，叶片粗糙程度以及叶片上下表皮具毛的程度决定植物吸收颗粒物的能力。在园林康养景观设计中，我们应当选择吸收颗粒物能力强的药用植物。

4. 吸收或消除有害物质的能力

现代工业和农业的急速发展，使得环境中工业废物和农药残留物等有害物质数量快速增长，对生态系统中的植物多样性造成了较大的威胁，也严重影响人类的生活和安全，所以对包括空气和土壤中有害物质的控制，已经成为全世界面临的挑战。在康养景观中配置一定的药用植物，既能增加空气中的氧含量，也能消除有害物质。例如：无患子、金银花等药用植物能吸收空气中的二氧化硫，夹竹桃、丁香、连翘、杜仲、桑树等树种能吸收有害气体氯化氢，桑树、黄金树等可以吸收转化铅化物，对于重金属镉污染的土壤可以用桑树等药用植物来改良。

除此以外，将倍半萜等萜类、醛类脂肪酸衍生物，水杨酸等氨基酸衍生物和苯系的芳香族化合物等药用植物挥发物配置在景观中，有抑菌杀菌、净化空气的功效。

（二）注重保健养生的原则

药用植物是新型康养景观中最重要的景观要素。最大限度地把药用植物配置到康养景观中，既能发挥其本身具有的药用价值和生态功效，又能增加康养景观的保健性、科学性、文化性和艺术性。在选择药用植物种类时应将着重点放在其所承载的食用和闻吸的医疗特效上，也可以分为嗅味治疗、外疗和内疗等方式。

1. 嗅味治疗

通过利用药用植物的茎干、花、果实等的挥发物来达到康健和保健目的。例如在医院等场所的附加场所种植药用植物，可以杀灭细菌病毒以及蚊虫，防止疟疾等疾病的传播。研究表明，常春藤、海桐等药用植物可以抑制空气中细菌等病菌的滋长[18]。桂花和竹子的挥发物不但可以抑制其林内细菌数量的增长，同时对真菌和放线菌也有一定的抑制作用[19]。

2. 外疗

置身于康养景观中，人们不仅可以通过呼吸和皮肤毛孔直接吸收药用植物的药效成分来保健身体，有些病痛可以直接使用药用植物的茎干花果等汁液来治疗和提神养性。例如跌打损伤可以擦涂接骨木，抚摸桃叶珊瑚可以养肾，擦涂芦荟汁液可以消肿止痛。菟丝子汁液中槲皮素、山柰酚、金丝桃苷、紫云英苷、异鼠李素等的药用成分，可以治疗白癜风、带状疱疹等皮肤病[20]。此外，在康养景观中配置阔叶药用植物可以隔离紫外线，有防止日光中紫外线辐射的功效等。

3. 内疗

所谓内疗即口服药用植物的根、茎干、叶、花果等，从而达到康健病体的疗效。康养景观中也可选择种植一些可以制作成花茶等食品的药用植物。例如菊花、金银花、玫瑰、茉莉花，采摘炮制，饮用后有清热祛火、美容养颜和调理气血等功效。药用植物牛蒡子可以治疗风热感冒、肺热喘咳、咽喉肿痛、鼻炎、痄腮、丹毒、疽肿疮毒及出疹性疾病[21]。

（三）具备视觉享受的原则

视觉享受是康复景观的最直接的体现，是因为人类内心的思维活动与外界色彩的冲击有着重要联系，其中唯绿色最能触动大多数人，因为绿色代表顽强的生命力。所以不管是在森林康养景观中还是在园林康养景观中，主色调一般为绿色。如果需要多色彩的搭配，药用植物的多样化表现特性也可以完全满足需要，但必须注重主次分明，有机统一。在选择药用植物种类时，通常遵循色彩多样和形态丰富的原则。

1. 色彩多样

中医认为“五色入五脏”，即赤青黄白黑五种颜色分别对应人体心肝脾肺肾五个脏器，五种颜色刺激对五个脏器的健康有积极的作用[22]。我国地大物博，在11000余种药用植物中，不同生物学特性的药用植物（乔木、灌木、草本和地被类），其花果茎叶颜色各异，几乎可以囊括所有的颜色，所以将药用植物应用于康养景观中，即使多样化的要求，也能选择到合适的植物种类或其颜色结构。例如：可以将大部分绿色药用植物应用于康养景观中，提供给需要缓解紧张情绪的人群。心情压抑需要释放情绪的人群，可以配置以红瑞木等植物为主要组成要素的康养景观。在景观中配置黄花植物如万寿菊等，可以使人注意力集中。而一些紫色叶片的药用植物景观，同样可以提供给患有淋巴系统疾病，亟待康复的病人。

2. 形态各异

视觉享受另一个方面或者方向是指植物的形态美对人的触动。大多数药用植物不仅具有一定的药用价值，而且其花、叶、果实或形态等多姿多彩，观赏价值很高，如灌木和草本植物，包括多花紫藤、虎耳草、桔梗等。许多药用植物特别是地被植物，喜好荫蔽的林缘地带、山沟或稀疏树丛等环境，但其在郁闭度较高的高大木本植物茎冠下也可以有良好的形态发育，而这些特点可以补充景观的有效空间，所以药用植物的形态指标也是康养景观植物选择的重要考量指标之一。

三　药用植物在康养景观中的配置

本文着重讨论药用植物在森林或园林康养景观中的配置问题，无论是在上述哪种康养景观中配置药用植物，均要处理好以下几方面问题：（1）各种药用植物、其他植物和建筑环境的有机统一；（2）每种药用植物个体要与所有景观要素有机统一；（3）不同植物群落与其他建筑等要素的有机统一。

（一）药用植物在森林康养景观中的配置

森林康养最早起源于德国，1840 年左右，德国创建了全世界第一个森林浴基地，至此拉开了森林康养发展的帷幕。此后在美国、日本等发达国家，森林康养得到越来越多学者和民众的青睐。这源于森林这个天然氧吧的独特作用，包括能使人血糖、血压降低，提高人体免疫力，提高睡眠质量，减少负面情绪，森林中存在药用植物，其生态系统的功能也必然包括药用植物的功效，所以使得全世界森林康养景观产业蓬勃发展[23]。在森林康养景观设计中，药用植物的设计要时刻体现保障生态功能的原则，对场地自然条件减少破坏，充分利用现有资源，做到无污染、高效能。

药用植物多为草本植物，较适宜用于花境营造。可按照中药药效等主题进行设计，如清热解毒主题可用连翘、牡丹、玉簪、旱金莲、藿香蓟、波斯菊、腊梅等组合设计。

1. 要与其他景观要素结合

如本章开始所述，景观要素讲究有机统一，而且森林康养景观是依托森林这个本底建立的，森林是一个具有以木本植物为优势种的稳定植物群落，所以在改进森林景观的过程中，我们实际上是在进行优化组合，而不能如园林景观设计一样景观要素的配置可以有更强的主观意愿。

在景观要素组合优化过程中，要首先考虑建筑的内外设计，再将其与植物景观设计相结合，室外景观设置的主题须与室内活动密切关联，如室内设置药浴池，室外可适当进行林分改造，栽种野菊花、艾草、青蒿等。

2. 要与道路交通设置相结合

要根据不同人群需求设置不同宽度的道路，而不同的道路要配置不同的药用植物种类及其他装饰品和标志物，例如将中医经典药用著作，按照成书的时间顺序进行不同主题景观序列造景，康养步道旁一般要种植芳香类药用植物。

3. 要与景观小品结合

不同文化主题的景观，要配置不同的器皿或器件，如嗅觉体验型药用植物区域，要配置相关的昆虫模型，还要与水景相结合。要展现我们丰富的中医文化符号，通过坐凳、垃圾箱等多样造型烘托出主题的内容。

（二）药用植物在园林康养景观中的配置

药用植物配置是包含景观美学、生态学、环境心理学等众多学科的综合应用体系。我们在利用药用植物在园林康养景观中配置时，要遵循具备视觉享受的原则、保障生态功能的原则以及注重保健养生的原则，同时要兼顾芳香保健的原则，这样才能使药用观赏植物在园林中的应用达到较高的水平。

药用植物配置就是利用植物自身的材料与其他园林建筑的素材结合在一起从而搭配栽植，在配置时可根据不同植物的特性对植物进行合理栽培，充分利用资源对园林景观进行设置。根据不同的景观属性，我们把配置有药用植物的园林景观分为专性和非专性两种。

1. 专性园林景观的药用植物配置

这里所指的专性园林景观包括用于科研和药用植物资源保存、专门用于展示的专用性药用植物园，包括药用植物种子资源收集、展示研究以及展示为辅生产为主的主题植物园。根据搜集和展示药用植物的目的，以及药用植物的生物学和生态学特性进行分区栽种，例如根据药用植物属性把常用草药、珍稀和濒危草药、民族草药分区种植，或者根据药用植物形态分区种植木本药用植物、草本药用植物等。

2. 非专性园林景观的药用植物配置

非专性园林景观是指供大众休闲娱乐的公园和社区中的药用植物区域。

这一类景观以传播养生医药的药效等为目的，为市民提供康养场所。在选择药用植物时多以矮生的和宿根性草本或者灌木种类的药用植物为对象。而在社区绿地中，多选择保健植物来配置，例如有层次性顺序配置松柏类大乔木、罗汉松等小乔木、苜蓿或麦冬等草本植物组合。

当然，在为园林植物配置药用植物时，也应该注意到药用植物与其他园林绿化树种、建筑物等景观要素的有机结合。

四　药用植物在康养景观中的应用前景

虽然药用植物在康养景观中应用的相关研究在逐年增加，但是我们应清醒地认识到，相关的研究还不够系统，需要我们从以下几个方面推进。

（一）药用植物的分类和发掘须进一步推进

改革开放以来，我国经济飞速发展，我国正在经历从资源消耗向资源保护的目标转移。这三四十年内，中药资源发生了急剧的变化，存量锐减，需求量激增，如何利用康养景观对药用植物多样性需求的契机，拯救、保护和利用好我国的药用植物资源，是一个亟待解决的重要现实问题。

制定药用植物管理的规范标准，加强药用植物变种的收集，积极引进药用植物新种，将打破药用植物应用有限局面的壁垒。

（二）药用植物景观特性的进一步发掘

药用植物在康复景观中缺少设计性的指导，对药用植物的药效物质了解得不够全面，无法赋予其应有的文化特点，没有专用的相关理论创新。

药用植物在康养景观中的应用，是一项涉及园艺学、生态学、医药学和美学等多学科的交叉理论的研究工作，实际上从事相关研究的人才本来就比较缺乏，在快节奏的生活压力下，研究者也疲于应对繁杂的工作，将药用植物的景观配置直接照搬到各个场景的现象时有发生。全行业的从业者应该更注重相关理论的基础研究，呼吁更多的人参与此项工作。景观设计学、园艺美术学和园林植物保护学等基础理论的进一步发展，必将推动药用植物研究和康养景观的共同发展。

（三）康养景观植物配置技术的进一步发展

将治疗性和康养性的设计元素融于康养景观中，不仅能代替传统医药，同时也可以利用景观特性对人进行心理暗示，在新的景观设计中，要更注重受众的视觉、听觉、触觉和嗅觉的疗效和心理建设作用。同时要兼顾室外和室内景观相互补充方面的设计，使得康养景观更具兼容性和包容性。

景观设计要求上，要追求表达效果的清晰、康养目标的明晰、与其他建筑设计要接合、空间要更开放，更要体现药用植物的生命力，从而达到人为设计与自然景观融会贯通。

（四）康养产业的壮大及康养概念的进一步普及

现阶段，亚健康人群越来越庞大，特别是经济发展较快的大中型城市的人群，需要更多和更优质的康养景观。由于体验性还不足以得到满足，实质上康养的理念还不够深入人心。目前我国康养景观的认证制度和评判标准仍旧缺乏。建设康养基地，短时间内也无法实现盈利，所以造成了投资者缺乏投资信心，更制约康养产业发展的规模，只有打破这种恶性循环，才能把康养产业发展为朝阳产业。

我们要学习日本等国家在康养景观设计及管理中的先进经验，建立完备的制度，根据我国药用植物资源现状，制定具有本土特色的发展规划，促进药用植物在康养景观中的广泛应用。

参考文献

［1］国家中医药管理局《中华本草》编委会：《中华本草》第 1 册第 1 卷，上海科学技术出版社，1999，第 52 页。

[2] 谭晓蕾:《外来药用植物的系统整理及研究》，北京协和医学院硕士学位论文，2016。
[3] 欧阳静:《中国药用植物资源可持续发展的路径选择》，新疆大学博士学位论文，2006。
[4] 张延龙、牛立新、张博通、郭丽娜、赵仁林、闫振国:《康养景观与园林植物》,《园林》2019 年第 2 期，第 2 ~ 7 页。
[5] Pfeffer J. C , Deyton D. E , Fly J. M. "Survey of Horticultural Therapy Programs in Tennessee", journal of therapeutic horticulture, 2009, pp. 25 – 44.
[6] 何莽:《中国康养产业发展报告 (2017)》，社会科学文献出版社，2018，第 2 ~ 5 页。
[7] 李艳秋、申瑞玲、高鹏:《景观生态学在农业景观生态规划和设计中的应用》,《北方环境》2010 年第 4 期，第 31 ~ 34 + 41 页。
[8] 储亦婷、杨学军、唐东芹:《从群落生活型结构探讨近自然植物景观设计》,《上海交通大学学报 (农业科学版)》2004 年第 2 期，第 176 ~ 180 页。
[9] 谢祝宇、胡希军、蒋艺芳、韦健:《基于五行理念的居住区中心绿地植物场设计——以怀化市桃花坞花园小区为例》,《湖北农业科学》2012 年第 11 期，第 2251 ~ 2255 页。
[10] Kaplan S. "The Restorative Benefits of Nature: Toward an Integrative Framework", Journal of Environmental Psychology, vol. 15, 1995, no. 3, pp. 169 – 182.
[11] Ulrich R. S. "View through a window may influence recovery from surgery". Science, no. 224, 1984, pp. 420 – 421.
[12] 章俊华:《Landscape 思潮》，中国建筑工业出版社，2008，第 2 ~ 3 页。
[13] Grahn P, Stigsdotter U K. "The relation between perceived sensory dimensions of urban green space and stress restoration" . Landscape & Urban Planning, vol. 94, no. (3 – 4) , 2010, pp. 264 – 275.
[14] 邓必玉:《海南省西部沿海地区野生药用植物资源调查研究》，海南大学硕士学位论文，2010。
[15] Heiland S , Weidenweber J , Thompson C W. Linking Landscape Planning and Health, Biodiversity and Health in the Face of Climate Change, 2019, no. 19charper, pp. 426 – 448.
[16] 韩焕金:《城市绿化植物的固碳释氧效应》,《东北林业大学学报》2005 年第 5 期，第 68 ~ 70 页。
[17] Markus, J, Ege, et al: Exposure to Environmental Microorganisms and Childhood Asthma, New England Journal of Medicine, 2011, vol. 364, no. 8, pp. 701 – 706.
[18] 郑林森、庞名瑜、姜义华等:《47 种园林植物保健型挥发性物质的测定》,《上海市风景园林学会第四次全国会员代表大会论文选集》，2008，第 189 ~

193 页。

[19] 周单红、马世锋、王少登等：《4 种景观林对空气微生物的抑制作用》，《浙江林学院学报》2010 年第 1 期，第 93 ~ 98 页。

[20] 黄云英、张德芹：《菟丝子外用治疗研究进展》，《天津中医药大学学报》2012 年第 3 期，第 190 ~ 192 页。

[21] 马天宇、陈燕平、程素盼等：《牛蒡子研究进展》，《辽宁中医药大学学报》2018 年第 9 期，第 113 ~ 116 页。

[22] 袁铄慧：《中医五色理论在现代色彩心理学及疗法中的佐证初探》，《浙江中医药大学学报》2007 年第 1 期，第 34 ~ 35 页。

[23] 刘敏佳：《湖南省森林康养基地景观规划研究》，湖南农业大学硕士学位论文，2019。

B.11
云南省成为南亚、东南亚健康休闲养生旅游中心探析

仇学琴　王鸿运*

摘　要：近年来，云南省旅游业的发展速度减慢，其领先于西部各省份的优势渐渐丧失，甚至落后于西部一些省份的发展速度，究其原因，云南省旅游产品老化，创新发展不足是主要因素。如何打造出在国内外具有竞争力的旅游产品，仅靠旅游业唱独角戏是不够的，必须发挥云南省的整体优势，多个产业共同发力，才能打造出联动发展的创新型旅游产品。健康是人类永恒的主题，也是社会进步的重要标志。云南省人民政府提出打造世界一流的“绿色能源、绿色食品、健康生活目的地”，灵活运用云南在大健康产业发展中的区位、气候、自然环境、资源、文化艺术、度假旅游等多重优势，全面组织、指导、协调和推动打造世界一流的“健康生活目的地”，使云南成为国际先进的康复中心、诊疗中心、医学中心和医疗旅游目的地、医疗产业聚集地，带动云南生物医药技术和大健康产业跨越式发展，同时加速旅游产业的转型升级。本文分析了云南省成为南亚、东南亚健康休闲养生旅游中心的机遇、条件，提出了把云南省打造成为南亚、东南亚健康休闲养生旅游中心的构想。

---

* 仇学琴，博士，云南大学工商管理与旅游管理学院教授；王鸿运，云南大学工商管理与旅游学院硕士。

关键词： 云南省 南亚 东南亚 健康休闲 养生旅游

云南省是旅游大省，具有优良的气候条件，多样性的生态、生物资源和丰富多彩的民族文化资源。但是，近年来，云南省旅游业的发展速度减慢，其领先于西部各省份的优势渐渐丧失，甚至落后于西部一些省份的发展速度，究其原因，云南省旅游产品老化、创新发展不足是主要因素。如何打造出在国内外具有竞争力的旅游产品，仅靠旅游业唱独角戏是不够的，必须发挥云南省的整体优势，多个产业共同发力，才能打造出联动发展的创新型旅游产品。

云南省人民政府2018年政府工作报中提出打造世界一流的“绿色能源、绿色食品、健康生活目的地”，灵活运用云南在大健康产业发展中的区位、气候、自然环境、资源、文化艺术、度假旅游等多重优势，全面组织、指导、协调和推动打造世界一流的“健康生活目的地”，使云南成为国际先进的康复中心、诊疗中心、医学中心和医疗旅游目的地、医疗产业聚集地，带动云南生物医药技术和大健康产业跨越式发展，同时加速旅游产业的转型升级。

一 把云南省打造成为南亚、东南亚健康休闲养生旅游中心的意义

把云南省打造成为南亚、东南亚健康休闲养生旅游中心，意义长远，影响深广。

（一）把云南省打造成为南亚、东南亚健康休闲养生旅游中心，是落实健康中国战略的重大举措

随着十八届五中全会公报的发布，一个崭新的概念进入人们的视野，落入人们的日常生活——健康中国。2016年10月25日，国务院发布了《“健康中国2030”规划纲要》，规划对未来15年的健康工作进行了部署，主要是

从普及健康生活、优化健康服务等五大任务出发。这是中国史无前例且最高规格的健康产业规划，也意味着“健康中国战略”的正式落地和实施。随着“健康中国”上升为国家战略，全民共筑健康中国梦，百姓齐盼健康好生活。

（二）把云南省打造成为南亚、东南亚健康休闲养生旅游中心，是南亚和东南亚人民追求美好生活的需求

健康生活目的地可以提高全民体质和生活质量。根据医学产业分会2018年中国人的健康大数据，我国人民的健康状况不容乐观。世界人均寿命排行榜显示，中国人平均寿命居全球第83位，为73.4岁，日本位居第一，平均寿命83.4岁。全国有1.6亿人血脂异常，高血压人口有2.7亿人，糖尿病患者有9240万人，超重或肥胖者有2亿人，脂肪肝患者1.3亿人。平均而言，每10秒就有人罹患癌症，每30秒就有人罹患糖尿病，每30秒至少有一个人死于心脑血管疾病。中年死亡的原因中，22%由心脑血管疾病导致；76%的白领存在亚健康问题，肥胖人口将达到3.25亿，未来20年将会增长1倍。

2018年世界卫生日主题是：全民健康覆盖：每一个人，每一个地方。全球健康年支出总额占GWP的1/10左右，是全球经济发展的新引擎。到2020年，健康产业全球总产值将达到13.393万亿美元，全球健康支出增长快于GWP增长。

由于南亚、东南亚地处热带、亚热带地区，云南省大部分地区较为凉爽的气候适宜于其健康养生，休闲旅游。

二　云南省成为南亚、东南亚健康休闲养生旅游中心的机遇

（一）“一带一路”建设为云南省成为南亚、东南亚健康休闲养生旅游中心提供了良好的机遇

从国家战略导向来看，“一带一路”建设既为开拓入境旅游市场创造了

新的平台、新的条件、新的渠道、新的机遇，也为入境旅游市场开发指明了重点方向。东南亚市场是我国入境旅游的传统市场，虽然目前东南亚旅华市场的总体规模已经很大，但依然存在巨大的发展空间，特别是越南和印度尼西亚市场值得重点关注。南亚的印度有13亿人口的巨大市场，作为发展中国家，印度拥有数量稳定的中产阶级，也是云南甚至中国入境旅游的巨大潜力市场[1]。

（二）健康中国国家战略为云南省成为南亚、东南亚健康休闲养生旅游中心提供了政策支持

《“健康中国2030”规划纲要》具体实现的目标中就包括：“全民健康素养大幅提高，健康生活方式得到全面普及；健康服务能力大幅提升；健康产业规模显著扩大。建立起体系完整、结构优化的健康产业体系，形成一批具有较强创新能力和国际竞争力的大型企业，成为国民经济支柱性产业。”[2]2013年，国务院就批准发布了《国民旅游休闲纲要》，推动了健康与休闲旅游的发展。

（三）云南省与南亚、东南亚国家具有良好的交往基础

《2016中国入境旅游发展年度报告》显示，在2015年云南入境游客中，东亚国家日本以249.77万人次，占入境外国游客总量的9.61%；东南亚国家越南以216.08万人次，占入境外国游客总量的8.32%，日本、越南分别位列总入境游客量排名的第2名和第3名。第6、8、9、10名均为东南亚和南亚国家，分别为马来西亚、菲律宾、新加坡和印度。

（四）云南省打造“健康生活目的地”和昆明市打造“中国健康之城”目标为云南省成为南亚、东南亚健康休闲养生旅游中心提供了保障

云南省人民政府2018年政府工作报中提出打造世界一流的“绿色能源、绿色食品、健康生活目的地”；昆明市第十一次党代会明确提出要打造“中国健康之城”。2018年3月，国家发改委等相关部委召开会议，赞同在云南

昆明建设国家植物博物馆，同意设立中国昆明大健康产业示范区。与此配套的相关基础设施建设、园区建设、资金投入等为云南省成为南亚、东南亚健康休闲养生旅游中心提供了保障。

三　云南省成为南亚、东南亚健康休闲养生旅游中心的基础条件

（一）优越的地理位置

云南省地处面“三亚”（西亚、南亚、东南亚）以及靠近“两洋”（印度洋、太平洋）的独特地理位置，使其南北可以对接“一带”和“一路”，东西贯通南亚、东南亚，具有辐射中心的天然优势。

（二）独特的气候条件

由于云南省地处低纬度高海拔地区，又处于青藏高原东南侧，在错综复杂的地貌综合影响下形成了云南独特的气候——高原季风气候。云南有山地、盆地、高原，同时具有寒、温、热三带气候，既有长年披雪、巍峨耸立的雪山，也有动植物资源丰富的热带雨林。云南省的无霜期很长，偏南地区无霜期为300~330天，昆明所在的中部地区也有约250天。云南省会昆明气候属亚热带季风气候，被称为冬无严寒、夏无酷暑的“春城”，年平均气温20℃左右，气候干燥，适合老年人以及有呼吸道、关节疾病的人长居。在中国最适合居住的10座城市中，昆明排名第一[3]，并位列2017年中国避暑名城第一名，2017年全球避暑名城第二名[4]。云南省大部分地区也是四季如春、冬暖夏凉，冬日可避寒、夏日可避暑。

（三）云南具有类型多样、景色怡人的自然风光

云南山川秀丽，其自然旅游资源构成丰富多彩且复杂多样。在海拔76.4~6740米的地带上，地质构造在垂直方向发生了巨大变化，再加上特

殊的地理位置，使得云南囊括了从海南岛到黑龙江的中国土地上几乎所有的气候类型和自然景观，既有热带雨林景致，又有雪域和草原风光，还有在北半球范围内纬度最低的冰川雪山，而雄伟壮丽的石林和“三江并流”景象更是世界上独一无二的景观，玉龙雪山有世界上纬度最低的冰川。此外，还有许多峻岭峭壁、急流险滩和岩洞可供攀登、漂流和探险；许多高原湖泊是进行水上运动的理想场所；还有数量多、品种全的温泉供人休闲疗养。云南省的生物旅游景观极为丰富且独特，素有“植物王国”“动物王国”“花卉王国”的美誉，众多动植物的观赏价值都极高，而且自然生态系统保存比较完好，因此成为全国国家级自然保护区数量最多的省份，西双版纳热带生态系统原始而典型，被赞誉为“北回归线上的一颗绿宝石”；而位于滇西北的香格里拉生态旅游示范区，充分体现了人与自然和谐相处的特点，“天人合一”的主题，成为云南一大生态旅游景观。

（四）云南具有多彩的民族文化

云南地处中华文化圈、印度文化圈与东南亚文化圈的交汇点，不仅是亚洲各族文化体系网络中最重要的节点，还是人类文化遗产最珍贵的共生宝库，这里曾拥有辉煌的青铜文化，是稻作文化和茶文化的发源地之一；这里的大小爨碑对汉字书法法度作出了大胆的突破，拾级而上的层层哈尼梯田更是将水田稻作移植到山坡上的伟大盛举；这里孕育出了蜚声海内外、成果骄人的南诏文化、贝叶文化和东巴文化。

全国有55个少数民族，云南就有25个，且其中白、哈尼、傣、佤、拉祜、纳西、景颇、布朗、阿昌、普米、怒、德昂、独龙、基诺15个民族为云南特有民族。各民族在长期的生产活动中，形成了形态万千、类型多样的民族文化、习俗、节日、服饰、村舍建筑。云南琳琅满目的民族文化中也蕴含着充满智慧的生态、健康文化，为云南省成为南亚、东南亚健康休闲养生旅游中心提供了多文化和谐生存发展的模式。

（五）云南拥有数量众多、品种齐全的健康生态食材

云南是人类的发祥地之一，云南民族饮食文化可谓是中国饮食文化中奇丽夺目的瑰宝。环境是民族饮食文化赖以形成和发展的基本条件。云南高原、山脉绵延，江河纵横，平坝与湖泊镶嵌其间，形成丰富多彩的地理风貌和干湿分明的立体气候，极有利于动植物的生长，被称为动植物的王国。特殊的地理条件使全省气候和物种多样，“一山有四季，十里不同天”，形成立体农业型构架，同时农、林、牧、副、渔五业俱全；而不同的地方又有不同的风物特点，尤其是可供各种食用的人工种植和野生的食物资源更是品种繁多，各有特色，从而使云南民族饮食文化五彩斑斓，参差不齐，各有特色，因而也可以说云南是饮食文化的王国。云南各民族在长期的生产生活实践中，结合利用自然条件，创造了具有浓郁民族特色的饮食传统和饮食内容，极大地丰富和发展了云南民族饮食文化。

（六）云南拥有便利的国际及国内交通网络

云南省有 277 条航线，包括 222 条国内航线和 46 条国际航线。新增加昆明—悉尼、昆明—青岛—旧金山等 14 条国际航线，奥地利、比利时等 8 国政府在昆明开设了联合签证中心，法国、德国、瑞士、英国、意大利等 5 国政府在昆明分别开设了签证中心[5]。72 小时过境免签和 144 小时过境免签等一系列交通便利化政策的落地实施，有望持续拓展云南入境旅游的发展空间。

2017 年，云南全面迈入高铁时代，即将开通的泛亚高铁，也成为云南省吸引南亚、东南亚移居人群的重要因素。8 条国内铁路交会，5 条国际铁路出境，7 条出入昆明高速公路通往北京、上海、重庆、成都、杭州、广州、汕头等地，5 条国道通向越南、老挝、缅甸，昆明南站成为全国站线规模前三的高铁枢纽站，也是中国唯一通往南亚、东南亚的高铁枢纽站。

（七）云南成为国际入境游客扩散的目的地

北京市超过89.30%的入境游客扩散至上海、西安、沈阳、天津、重庆、成都、杭州、昆明、承德、大连等旅游资源同样丰富的城市或者邻近城市；重庆市超过49.32%的入境游客扩散至成都、昆明、西安、贵阳等邻近重庆的热点旅游城市。昆明市超过84.06%的入境游客扩散至丽江、大理、成都、重庆、桂林、拉萨等云南省内及邻近的旅游城市，入境游客以昆明为节点向其他城市扩散，主要集中在五个方向：省内、西向、北向、东北向、东向。入境游客以昆明为节点有20条主要扩散路径，其中，以省内及西向的扩散路径“昆明—丽江”最具代表性[6]。

四　云南省成为南亚、东南亚健康休闲养生旅游中心的构想

（一）明确目标市场，培养消费者群体

健康休闲养生旅游既有健康养生性，又有休闲旅游性。既然是旅游者，对旅游业传统的六大要素所包含的食、住、行、游、购、娱都有需求，并对有关专家提出的新的旅游六要素商、养、学、闲、情、奇也有所包含，注重养、学、闲、情是健康休闲养生旅游产业的核心内涵。

健康休闲养生旅游目标市场可分为大众、中端、高端三部分，呈塔状结构。

1. 大众市场。塔的底层是大众群体，与大众旅游相联系，打造价格较低、适应于普通大众的健康休闲养生旅游项目。这一部分客人主要以休闲观光旅游为主，健康养生为辅。

2. 中端市场。中端市场以中档收入的消费者群体为主。这部分客人以观光旅游项目与一定的健康养生项目相结合。

3. 高端市场。以高消费群体为主。这部分客人基本以健康养生项目为主。

消费群体的培养需要注重价格策略。面对低端市场，需要注意产品的价格弹性及渠道深度，针对性地定制与市场相符的产品，如面对的是公园和社区消费市场，就需要考虑降低健康休闲养生旅游的价格，提供更多的优惠及折扣，以具有竞争力的价格占领市场。面对中高端市场，则需要注意产品的服务水准、消费者的消费体验等，最大限度地提高消费者的体验满意度，以此来树立品牌。

（二）打造特色产品

特色产品的推出既要关注当前的市场发展状况，也要有所超前，才能对行业的发展起到引领作用。健康休闲养生旅游是健康养生业、休闲业及旅游业等多行业的联动发展，涉及交通、酒店、餐饮等部门的介入。各类产品的推出要经过细致的策划、设计，以适应不同顾客群体的需要。

根据云南省的自然条件和人文特点，云南省应打造以山水风光、民族风情为基础的大众性健康休闲养生旅游产品，以温泉疗养+少数民族康养文化为特点的特色性健康休闲养生旅游产品，其中贯穿以云南地方拳种148皇家宫廷太极拳和沙家武术为康养锻炼手段，并辅以云南特色药疗和食疗的云南健康休闲养生旅游综合产品体系。

打造“健康旅游目的地”是日益增长的来滇旅游的海内外游客追求美好生活的需要。2017年云南省累计接待海外旅游者（过夜）667.69万人次，同比增长11.2%；实现旅游外汇收入合计35.50亿美元，同比增长15.5%。

云南省提出了“国际化、高端化、特色化、信息化”“做大、做强、做精、做优”的总要求，采取了一系列重要举措来推进旅游产业的发展。如坚决整治旅游市场，创造良好的旅游环境和旅游秩序，以“零容忍”态度进行旅游市场治理；实施全域旅游发展战略，持续推动旅游产业转型升级。云南省正在推动77个县开展全域旅游的创建工作，把云南省建设为一个大景区，走到任何地方都可以享受一流的环境和服务。为此，云南大力推动“一部手机游云南”，通过创建旅游大数据中心、全面的游客综合服务平台、旅游综合管理平台，使游客在使用传统的预订酒店、机票等服务方式的同

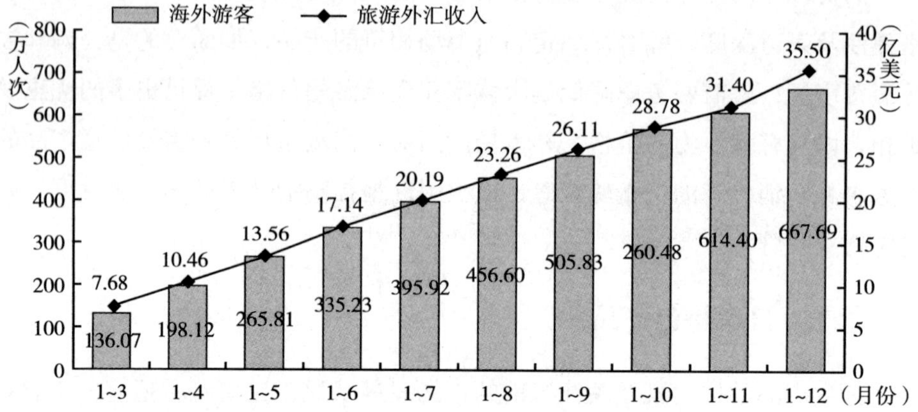

图 1　2017 年云南省海外游客统计情况

资料来源：项目团队整理。

时，可快捷查询景区厕所的使用状态也可享受停车场车位预订服务、景区导游导览服务，感受"旅游体验自由自在"的心境。与此同时，加快旅游产业的转型升级步伐，持续开发推出边境跨境旅游、自驾露营旅游、航空运动旅游、体育运动旅游、养生养老旅游等新产品新业态，倾力打造高品质的健康生活目的地。

（三）建设类型丰富的健康休闲养生旅游基地

云南省有类型丰富的旅游资源、健康养生资源，将这些资源打造成可以向消费者出售的产品还需要以相关的企业为依托进行策划、建设。结合大众旅游和康养小镇建设，云南省已经出现了一批着力打造健康休闲养生旅游的企业，如云南城投已经把产业发展核心定位于旅游业、健康产业和休闲产业的开发。出台的《云南省生物医药和大健康产业发展规划（2016～2020 年）及三年行动计划（2016～2018 年）》中，提出产业发展目标：2017 年，生物医药和大健康产业主营业务收入达到 2400 亿元左右，2020 年达到 3800 亿元左右，年均增长 20% 左右。云南城投集团在投入超过 20 个亿布局三七全产业的同时，正积极推进一二三产融合发展，向大健康、大休闲战略转型。2017第四届中国国际（云南）文化旅游投资洽谈会上，一批国际美丽健康小镇、温泉康养特色小镇、泛户外运动休闲和养生旅游小镇项目签约。保利集团宣布投资800亿元在安宁打造太平大健康新城，绿地香港控股有限公司投资306亿元开发建设以“医康养”为核心功能的“大健康”产业项目，鹏瑞利集团计划投资150亿~200亿元人民币在呈贡吴家营建设国际大健康城项目[7]。

由云南城投集团投资开发的“梦云南·温泉山谷国际康养度假区”地处安宁温泉镇核心区，该度假区依托温泉养生资源，以大健康产业链为核心，以“旅游产业、体育产业、健康产业、教育产业、商业金融、养生住宅”构建六位一体、产业互融的康养产业示范区。该项目占地34000亩，总投资超1000亿元，包括1个8000人网球馆、1个5000人体育馆、1个高尔夫球场、5个标准足球场、20个红土网球场；1所中心医院、5所专科医院、1个干细胞治疗中心、10000个康养床位；3所12年一贯制学校、12个公园；1个五星级酒店、3个三星级酒店；1个高端温泉SPA、1个凤山百米高空浴场、1所禅修院；2个城市综合体、1个市政管理区中心，整体规划、整体建设，全力强化与大健康康养相关的医、养、游、乐、闲等业态，带给云南乃至全国新温泉生活方式革新。

东巴秘境玉龙雪山大峡谷国际康养度假区提炼和萃取了纳西民族文化精髓，以“圣洁、纯净、神秘”的纯净生态景区为核心，以“丽江氧养”的康养旅游主题为基点，以“多元化、多需求”的客群为载体，充分发挥云南民族饮食、饰品文化特色，以健康度假、健康休闲、健康文旅为主题，以康养旅居人群为主力客群，紧紧围绕休闲度假客人健康、亲子、家庭聚会、商务交流需求，融合了丽江独有的民族文化、自然景观与现代健康理念，把旅游+健康、休闲+健康、酒店+健康、文化+健康发挥到极致。项目内还设置了云南省首个由法国百年品牌婕珞芙管理的GF健康养生度假酒店，这也是云南乃至全国的第一家健康养生酒店，酒店不仅具有住宿和休闲的功能，更注重对游客身、心、灵的全面调养修复。

（四）挖掘云南独特的中医药理疗文化

云南各族人民在长期的生活实践中形成了独特的健康养生文化，可以进行挖掘，使之服务于“健康生活目的地”建设。云南有6000多种植物药，其中有1200多种是民族民间药。云南少数民族文化中蕴藏着丰富而独特的医养文化，具有代表性的有傣、藏、彝三个民族医药，另外，还有纳西东巴医药、白族医药、景颇族医药、佤族医药、壮族医药、哈尼族医药等众多少数民族医药类。云南省已出版了《傣医本科教材》7部和傣族、彝族、佤族、纳西东巴医药等民族医药书籍10余部，研发民族药院内制剂400余种。西双版纳州、楚雄州研究制定了一批傣药、彝药民族药标准。2006年，傣医医师资格考试纳入国家医师资格考试系列，与全国执业医师资格考试同步进行。西双版纳州建有傣医医院，该医院还计划建设傣医药传统文化博物馆、傣医药健康管理中心、老傣医药膳堂、傣医药养生体验中心、傣医药国际交流中心，以及以傣药活株展示为主的庭院式标本园。这些少数民族医养文化也能成为云南省健康休闲养生旅游产业发展的重要支撑因素。

2017中国国际旅交会上，云南省中医医院就推出云南中医药、民族医药资源的3条中医药文化体验路线。2018年3月，首批国家中医药健康旅游示范基地创建单位云南杏林大观园已正式投入运营。云南省中医医院各个科室自编自创了强颈壮腰导引功、中医康复降压操、爱肾操、盆腔保健操、瑜伽呼吸操、扶阳十二式等12套中医康复保健操。

2016~2018年，省级财政共筹措下达中医药事业发展专项补助资金2.94亿元，其中，中央补助1.41亿元，省级补助1.53亿元，全面保障了基层中医药机构能力提升工程、中医重点专科（专病）建设、中医药人才培养、中医（民族）医药文献整理和院内制剂研发项目、中医（民族）药博物馆建设、名老中医药专家工作室建设等项目建设和开展。

（五）挖掘本土优秀传统健康养生文化，为产业发展注入动力

云南本土优秀传统健康养生文化包括两个部分。

1. 康体养生优秀传统文化

云南深藏着一个从北京遗落到民间的太极拳种，被北京体育大学的专家成为“活化石”，叫“148 皇家宫廷太极拳”。清朝年间，太极宗师杨露禅被端王府管家王兰亭引荐到端王府教拳，王兰亭拜在杨露禅门下，成为杨露禅的大徒弟。李瑞东（后成为慈禧太后两品带刀护卫统领和宫廷护卫教练）经王兰亭介绍拜杨露禅为师，跟随杨露禅和王兰亭学习太极拳。同时，李瑞东、张宏生又将太极武学及医道传给了张宏生的儿子张金龄（字寿轩，是国民党高级将领杨森、薛岳和白崇禧的师傅）。1939年，张金龄从北京移迁昆明定居后，将太极拳等平生武学传给了许水章（陈赓大将在云南时，许水章教过陈赓将军），许水章又传张国祥。148皇家宫廷太极拳在四川、广东佛山、台湾、新加坡有较大的影响，目前都以昆明为中心，加上张金龄去世后葬在昆明，昆明也成为 148 皇家宫廷太极拳的寻根之地。

沙家武术经过沙国政老师的训练和传播，在国内外也具有较大影响。沙家武术以通臂拳为基础，后融合了八卦，进而为了适应时代的需要，创编了沙式太极拳，也深受习练者的喜爱。

虽然 148 皇家宫廷太极拳和沙家武术都是从外省传入云南，但历经多代传播，已经成为云南省的本土拳种，能够为云南省的健康休闲养生旅游产业发展做出贡献。

2. 富有特色的食疗文化

云南拥有丰富的食疗原材料，三七、天麻、虫草、松茸、松露等都是云南的特产，云南省的菌类占全世界菌类总数的一半以上。丰富的药材、食材为云南省打造富有特色的养身食疗餐饮提供了物质保障。

云南省具有良好的气候条件，类型丰富的自然资源，多样的民族风情，厚重的康养文化，并具有交通等基础设施优势，再加上云南省人民政府提出把云南打造成世界一流的“绿色能源、绿色食品、健康生活目的地”，可谓天时、地利、人和，把云南省打造成南亚、东南亚的健康休闲养生旅游中心，既具有可能性，也具有现实性和可操作性。

参考文献

[1] 中商情报网，http://www.askci.com/news/chanye/20170126/1410468923 8.shtml。
[2]《"健康中国2030"规划纲要》，新华社，2016年10月25日。
[3] http://www.sohu.com/a/131971130_391586.
[4] http://www.sohu.com/a/161196945_99946928.
[5] 中商情报网，http://www.askci.com/news/chanye/20170126/1410468923 8.shtml。
[6] 中国旅游研究院：《2016中国入境旅游发展年度报告》。
[7]《聚焦云南产业发展新动能》，《青年与社会》2017年第30期。

案 例 篇

Case Reports

B.12

阳光花城，康养胜地：攀枝花市康养发展历程研究

康养旅游与大数据调研组*

摘　要：　攀枝花市从一个以钢铁工业发展为主导的资源型城市发展到阳光康养胜地，经历了阳光生态旅游发展阶段、阳光康养阶段以及“康养+”发展阶段。本文通过对攀枝花市2006~2020年政府大事记的梳理，总结出攀枝花从发展阳光生态旅游到发展“康养+”产业历程中，市政府在政策、项目、区域形象打造等方面的举措，同时也分析了攀枝花每个阶段转变的原因，最后通过攀枝花成功转型的经验为我国其他资源型城市转型提供启示和借鉴。

关键词：　攀枝花市　康养产业　城市转型

* 指导老师：何莽、彭菲；组员：邓巧巧、吕飞燕、苏松涛、吴睿涵、吴沅琳、朱柯静；执笔人：朱柯静，中山大学旅游学院。

一 引言

攀枝花市因我国三线建设而生，从一个人口稀少的荒凉山地发展到我国成渝攀地区重要的钢铁工业基地，再到被授以“中国钒钛之都”称号，攀枝花已经成为支撑我国钢铁、钒钛产业发展的重要资源型城市之一。随着我国经济进入高质量发展阶段，经济增长将不再以牺牲大量资源和环境为代价，资源型城市失去了原有的发展优势，城市发展缓慢，可持续发展问题日益突出。攀枝花作为一个典型的资源型城市，同样也面临着资源环境趋紧、钢铁产业发展动力不足、产业结构失衡等问题，因此攀枝花城市的转型发展显得十分迫切。在此前提之下，攀枝花通过挖掘城市优势资源，突出“阳光”特色，从 2006 年开始发展阳光生态旅游到 2012 年发展“阳光康养”产业至今，以阳光康养的崭新面貌呈现在大众面前。攀枝花康养产业的发展，顺应了新发展局势下对于生态环境资源的保护，同时也推动攀枝花市产业结构调整，扩大了攀枝花第三产业占比，实现了攀枝花向康养服务型产业的创新健康发展。

本报告以 2006 年为攀枝花转型发展的起始点，从政策、项目、区域形象打造、区域荣誉等方面对攀枝花 2006～2012 年阳光生态旅游发展及 2012 年至今康养发展历程进行梳理，厘清攀枝花市的整个转型过程及康养发展状况。随后对攀枝花市转型发展康养的各个阶段进行原因背景分析，明确攀枝花康养各个发展阶段的内外推力，最终提炼出攀枝花市产业转型发展康养的经验，为我国资源型城市转型提供实践借鉴。

二 攀枝花康养发展历程

攀枝花市阳光康养发展脱胎于阳光生态旅游，攀枝花市自 21 世纪初开始将旅游作为全市新的经济增长点，在“迎冬旅，创国优”的过程中不断加强城市环境治理及基础设施建设。2005 年，攀枝花正式获得“中国优秀

表1　攀枝花市康养发展阶段

发展阶段	年份划分	目标定位	区域形象	政策引导	项目支撑	展会活动	区域荣誉
阳光生态旅游发展阶段	2006～2008年	做大做强旅游业，着力打造特色旅游品牌	阳光&生态	《攀枝花市城市总体规划（2006～2025）纲要》《攀枝花市国民经济和社会发展“十一五”规划纲要（草案）》《攀枝花资源型城市转型战略研究》	红碧滩生态旅游示范区、桐子林湖区水上休闲运动中心	2006世界漂流锦标赛、2006年全国皮划艇激流回旋春季冠军赛	国家卫生城市、中国优秀旅游城市
	2009年	强化旅游业龙头地位，尽快形成“一轴两翼”产业发展新格局	阳光花城&养生胜地	《关于加快推动旅游项目建设，实现旅游产业又好又快发展的指导意见》	盐边县箐河瀑布景区	2009年全国女子垒球锦标赛、首届阳光休闲节	
阳光生态旅游向阳光康养过渡阶段	2010～2011年	努力建成面向大香格里拉的重要旅游集散地和全国著名的冬季阳光度假目的地	阳光花城&阳光休闲	“四个倾力打造”、《攀枝花市国民经济和社会发展第十二个五年规划纲要（草案）》	红格温泉旅游度假区、岩神山－莲花村阳光康养度假区	2010、2011中国攀枝花欢乐阳光节	四川省米易县国家皮划艇激流回旋训练基地
阳光康养品牌逐渐打响，成功塑造“阳光花城·康养胜地”形象	2012年	打造宜居宜游、特色鲜明、亮点纷呈的阳光花城，提高城市知名度和美誉度	宜居宜游	《中国阳光康养旅游城市发展规划》编制启动、《攀枝花市人民政府关于城市总体规划（2011～2030）》	普达阳光国际康养度假区项目、阿署达花舞人间景区项目、仁和康养休闲度假风情镇	2012中国·攀枝花欢乐阳光节、首届迷易中华养生健康产业发展高端论坛	
	2013年	大力创建中国阳光康养旅游城市	阳光花城·康养胜地	《创建国家园林城市工作规划》《攀枝花市老龄事业发展规划（2013～2020年）》《二滩湖区旅游开发总体策划》等		第二届米易中华养生健康产业发展高端论坛	省级森林城市、省级文明城市

续表

发展阶段	年份划分	目标定位	区域形象	政策引导	项目支撑	展会活动	区域荣誉
阳光康养品牌逐渐打响,成功塑造“阳光花城·康养胜地”形象	2014 年	有序推进阿署达花舞人间、普达阳光国际康养度假区等项目群建设	阳光体育 & 阳光康养	《关于本市创建中国阳光康养旅游城市的决议(草案)》 《攀枝花创建(中国)阳光康养试验区发展规划》 《攀枝花市促进健康服务业发展实施方案》		首届中国康养产业发展论坛、全国养老服务业发展(攀枝花)研讨会	
	2015 年	以康养产业为龙头,做大第三产业	智慧康养	《关于支持养老服务业发展若干意见》		2014 攀枝花欢乐阳光节	全国文明城市提名城市、中国阳光康养示范城市、全国十佳养老城市、全国呼吸环境十佳城市

续表

发展阶段	年份划分	目标定位	区域形象	政策引导	项目支撑	展会活动	区域荣誉
“康养+”业态综合发展	2016年	大力发展“康养+”，推进医疗保健、休闲旅游、商贸金融、文化创意、运动健身、房地产等服务业与康养产业联动发展，形成“大康养”发展格局	绿色&宜居&健康	《攀枝花市国民经济和社会发展第十三个五年规划纲要（草案）》 中共攀枝花市第十次代表大会：以建设阳光花城为统揽，全力抓好城乡统筹；以建设中国康养胜地为统揽，全力抓好改革开放 《攀枝花市阳光康养产业试验区发展规划》 《攀枝花市康养产业人才发展规划》 攀枝花国际康养学院成功创办	西蜀阳光花园酒店、鑫岛欢乐世界	第十一届中国生态健康论坛、“康养胜地与国家现代农业示范区建设”分论坛、全国首届国际生态康养产业博览会暨城市论坛	2016中国智慧城市创新奖
	2017年	大力发展“康养+”，即“康养+农业”“康养+工业”“康养+医疗”“康养+旅游”“康养+运动”	“康养+”	攀枝花康养产业投资基金组建 《攀枝花市康养产业基础术语》 《攀枝花康养产业人才中长期发展规划》 《攀枝花市候鸟型养老服务规范》		第三届中国康养产业发展论坛	国家森林城市、国家园林城市、攀枝花康养旅游综合体获评全国“2017年度民生示范工程”

续表

发展阶段	年份划分	目标定位	区域形象	政策引导	项目支撑	展会活动	区域荣誉
	2018 年	纵深推进 5 个“康养+”产业，高水平创建中国阳光康养产业发展示范区	英雄攀枝花、阳光康养地	加大宜居城市建设力度，加快建设全国阳光康养旅游目的地	东方太阳谷、医养康复示范中心	“康养中国，阳光花城”——2018 年首届中国攀枝花微电影大赛	四川省健康旅游试点城市、全省首个“三线建设”主题红色旅游融合发展示范区、国家园林城市
“康养+”业态综合发展	2019 年	大力发展康养产业，发展四季康养旅游，建设全域全龄智能特色康养示范区	四季康养	构建“一核一带三谷”康养产业布局	红格温泉康养项目、阿署达国家级旅游度假区、攀西阳光欢乐谷国际旅游度假区、洲际皇冠假日酒店	康养民宿设计大赛、攀枝花首届文化与旅游发展大会	全国康养产业可持续发展十强地级市第 5 名
	2020 年	建立康养产业统计监测机制，开展全生命周期的康养科研开发和应用，精准提升康养产业水平	“冬日暖阳、夏季清凉”康养	康养 5115 工程康养产业标委会筹建《国际康养旅游度假区建设服务和管理规范》《攀枝花市加快推进康养产业标准化工作的实施方案》	金杯半山－太阳谷项目 金沙画廊康养旅游度假区项目 海控湾康养小镇	第五届中国康养产业发展论坛	2020 中国宜居宜业城市、2020 中国避暑名城

资料来源：项目团队整理。

旅游城市”授牌，这意味着攀枝花旅游业发展取得了较大进步。2006 年，攀枝花开始将“阳光”这一形象融入旅游发展，打造“攀西阳光生态旅游”，到 2009 年提出打造“阳光花城”旅游形象，建设全国范围内优质的中国冬季阳光养生地[1]。2010 ~ 2012 年，攀枝花持续推动阳光生态度假区建设，着力打造全国著名冬季阳光度假目的地，围绕“一心一轴两翼”旅游发展格局，向康养旅游发展过渡。2012 年，攀枝花率先在全国启动《中国阳光康养旅游城市旅游发展规划》编制，正式提出“康养”概念，并于 2014 年举办首届中国康养产业论坛，申请创建“国家级阳光康养产业试验区”，成功塑造了阳光康养与休闲旅游的“攀枝花品牌”。2016 年至今，攀枝花进一步丰富了康养的内涵，提出“康养 +”概念，康养综合产业实现快速发展。综上，攀枝花阳光康养产业发展可以划分为四大阶段。

（一）阳光生态旅游发展阶段（2006 ~ 2009年）

自 2005 年攀枝花举办“四川省首届冬季旅游大会”并获得“中国优秀旅游城市”授牌后，攀枝花加大城市环境改善力度，逐步完善市内基础设施，大力支持旅游业发展，使城市旅游形象得到极大提升。

2006 年，攀枝花重点打造包括“大西南阳光温泉度假之旅”在内的“四大旅游品牌”，参与四川省新五大旅游区建设[2]。

2007 年，攀枝花启动攀西阳光生态旅游度假区开发建设。重点推动红碧滩生态旅游示范区、桐子林湖区水上休闲运动中心等项目建设[3]。

2008 年，攀枝花持续打造阳光生态旅游度假区。持续推动生态环境改善，成功创建国家卫生城市。

2009 年，在阳光生态旅游度假区打造的基础上，形成“一轴两翼”产业发展新格局，建设独特的中国冬季阳光养生胜地。

（二）阳光生态旅游向阳光康养的过渡阶段（2010 ~ 2011年）

2010 年，攀枝花着力塑造“阳光花城”形象。通过多个阳光主题活动节事的开展，重点体育休闲旅游区的建设，推进“四个倾力打造”。

2011 年，延续“四个倾力打造”目标，集中力量构建集度假、休闲、运动于一体的现代旅游体系，精心打造红格温泉、岩神山 - 莲花村阳光康养等项目，努力建设全国著名的冬季阳光度假目的地。

（三）阳光康养品牌逐渐打响，成功塑造“阳光花城·康养胜地”形象（2012～2015年）

2012 年，以“阳光花城”为依托，重点打造宜居宜游的攀枝花。普达阳光国际康养度假区的签约投资及《中国阳光康养旅游城市发展规划》的编制，标志着攀枝花正式进入康养发展阶段。

2013 年，攀枝花继续推动中国阳光康养旅游城市创建，出台相关养老产业发展规划，继续推动康养相关重大项目建设。

2014 年，首届中国康养产业发展论坛在攀枝花成功举办，巩固了攀枝花在我国康养产业中的发展地位，拉动了阳光康养产业领域投资，推进了攀枝花阳光康养产业项目建设，让康养产业真正成为推动攀枝花经济转型的主要产业，逐步实现资源型城市向阳光康养服务业城市转型。

2015 年，攀枝花相继出台《攀枝花纵向医疗联合体建设实施方案》等政策文件，从养老服务业、养老医疗等方面全面支撑康养产业做大做强。攀枝花从全国创造性提出中国康养旅游城市概念至 2015 年底，“阳光康养”形象深入人心，成功打响了“阳光花城·康养胜地”品牌。

（四）阳光康养向“康养 +”业态综合发展（2016年至今）

2016 年是攀枝花市“旅游提质增效年”。攀枝花市政府大力打造养生、养老、养心、会展等“旅游 +”产品，为之后的“康养 +”发展提供实践基础。同时，攀枝花也在大力深化公立医院改革，改造和升级医疗设施，从医疗方面全面保障康养产业发展。除此之外，攀枝花市政府联合攀枝花学院创办了国内首家康养学院，从人才供给上为康养产业提供支撑。

2017 年，攀枝花正式提出“康养 +”概念。2017～2018 年，“康养 + 农业”“康养 + 工业”“康养 + 医疗”“康养 + 旅游”“康养 + 运动”综合发展，在政府的推动下，优质农产品供给持续增加，钢铁、钒钛等加工制造也逐渐向康养制造延伸，医疗保健产业升级壮大，康养旅游市场逐步扩展，户外体育运动发展迎来小热潮，康养产业投资基金组建运行，“康养＋”产业项目化、具体化，整体朝向高质量发展[4]。

2019 年至今，攀枝花将城市文化融入康养发展中，赋予康养新的文化内涵。从攀枝花三线建设中的英雄故事，提炼出“英雄攀枝花·阳光康养地”的城市新品牌，研究推广康养文化，将康养真正融入民众生活。同时，攀枝花紧跟时代发展，推进康养旅游产业“5115”工程，鼓励康养民宿、自驾车旅游等新型旅游业态发展，建设全域全龄智能特色康养示范区。至此，攀枝花市发展成为我国康养产业示范区，对我国资源型城市转型提供了一个良好的典范。

三　攀枝花市康养各个阶段转变的原因探析

（一）从钢铁基地到阳光生态旅游区转变的原因

1. 资源环境对发展的刚性制约，要求攀枝花市转型发展

攀枝花市作为一个在钢铁工业基地的基础上建立起来的城市，其在我国钢铁工业发展史上的贡献举足轻重。攀枝花的矿产资源极其丰富，矿产资源价值高，组合条件良好，使得攀枝花在几十年的时间里从一个“不毛之地”发展为西南地区的“百里钢城”，但是几十年的钢铁工业发展也使攀枝花市在城市环境和不可再生资源等方面付出了沉重的代价。10 年前的攀枝花，环境空气质量达标率竟低于 20%，而当时国家要求的达标率为 80%，因此攀枝花也在 2005 年成为“中国十大空气污染城市”之一。攀枝花的环境问题不仅严重影响了民众的健康，还严重制约了攀枝花进一步发展的空间，在环境的压力之下，攀枝花产业转型显得更加迫切。

资源型城市从开发到兴盛再到枯竭最后到衰败，整个过程都离不开城市对于资源开发的定位。虽然从目前看来，攀枝花并不是一个资源枯竭型城

市，但是如果攀枝花在长久的发展中不注重对于资源的有效开采和可持续发展，那么攀枝花也将会走入资源型城市“从开发到兴盛再到枯竭最后到衰败”的发展怪圈。因此攀枝花也急需寻求产业转型，发展不依赖矿产资源的产业。综上，资源和环境对于攀枝花可持续发展的刚性制约，迫使攀枝花转向发展旅游业。

2. 我国钢铁产业产能过剩，攀枝花主导产业遭遇发展危机

随着我国钢铁产业规模的不断增大，钢铁供给已远超市场需求。且随着中国钢铁市场出现结构性产能过剩，即高端钢铁产品国内供给过少，主要依靠国外进口，而低端粗钢产品国内消耗不了，寻求出口，加之国际局势的动荡，中国钢铁市场来自低端钢铁产品出口、高端钢铁产品进口的双向压力越来越大，国内钢铁市场竞争加剧。因此攀枝花的钢铁产业也受到了极大影响，攀枝花寻求转型发展的希望也更加迫切。

3. 响应国家“十一五”发展规划：建设资源节约型、环境友好型社会

国家在“十一五”发展规划中要求各产业实行可持续发展战略，努力争取以较低的投入换取较高的产出，争取较低耗能、减少排放，发展循环经济。重视耗能较高污染较重的产业如钢铁、石油化工等的资源利用和节能减排，从源头上把控污染和能耗，坚持资源在生产消耗及废物产生中的循环利用，提高资源利用率。因此，钢铁行业也以“十一五”规划中对于环境保护的国策为重要引领，大力发展循环经济，参与资源节约型社会的建设，努力实现钢铁行业与自然环境和社会经济和谐、良性发展。攀枝花作为我国重要的钢铁基地之一，积极响应国家经济高质量发展号召，重视资源和环境绿色可持续发展，转型发展旅游产业。

（二）阳光生态旅游向阳光康养转变的原因

1. 中国老龄化趋势明显，康养市场广阔

随着我国社会的不断发展，受国家发展初期人口政策的影响，人口红利期逐渐消退，人口老龄化问题日益加重，我国可能会面临未富先老的局面。这给社会养老带来了巨大的压力，一方面我国老龄人口不断增加，另一方

面，就目前而言我国养老设施、养老产业供给增长较为缓慢，社会对于养老资源的需求远大于供给。除此之外，我国养老资源分布的不平衡性也加剧了社会养老的矛盾。而康养产业的发展，能在很大程度上缓解社会养老压力，发展康养产业不仅能够从供给上解决社会养老服务问题，也能从养老资源分布的不均衡性上有效解决养老问题。康养产业的特殊性，使其不仅可以在自然资源条件良好的地方发展，也可以在社会资源条件良好的地方发展，因此发展康养产业能够极大地满足不同情况下的养老需求。综上，我国庞大的老龄人口为康养产业发展提供了巨大的市场，而康养产业的发展也极大地减轻了老龄人口增加对社会带来的养老压力。因此，发展康养产业不仅是国家可持续发展的重要举措，更是国家面对全社会人口老龄化问题的重要举措，而攀枝花从旅游向康养的转变顺应了社会老龄化发展趋势，也顺应了国家发展对于康养产业需求的趋势。

2. 缺乏特色旅游产品，需明确城市形象定位

攀枝花市地处川滇交界处，紧邻云南昆明和丽江，昆明和丽江作为著名的旅游目的地，都有其独特的旅游吸引物。与昆明和丽江相比，攀枝花缺乏独特旅游吸引物并且处于昆明、丽江两座城市“形象遮蔽”的范围内[5]。除此之外，攀枝花与四川省境内的乐山、峨眉山等城市相比，既没有像乐山大佛这样的著名佛教人文景区也没有像峨眉山这样的世界自然、文化双遗产地，也同样处在乐山、峨眉山等地的“形象遮蔽”范围内。攀枝花市旅游资源无论是在独特性、规模性、垄断性、排他性和替代性方面，都无法与周边城市旅游资源做出区分，可利用的资源极少，真正能够给游客留下印象的可利用资源缺失。除此之外，攀枝花有质量有品位的旅游吸引物发展缓慢，缺乏吸引力。例如攀钢的工业旅游发展中，由于各种条件限制，游客只能观赏到钢铁生产工艺中的一小部分，难以给游客留下深刻印象和体验；在二滩旅游发展中，除了可让游客欣赏库区泄洪的壮观，再无其他可供观赏和体验的旅游产品……因此，攀枝花无论是从自然还是人文方面，其旅游资源都严重缺乏独特性和吸引力，这就意味着攀枝花仅仅发展传统的旅游并不合适。因此，攀枝花在提炼了其独特的阳光资源之后，发展阳光康养产业。从旅游

到康养的发展，是攀枝花充分利用其资源，进行独特性包装之后，以一个“阳光花城·康养胜地”的品牌向全国宣传，向全国展示了一个“阳光康养胜地”的具有吸引力的形象，增加了城市知名度的同时也为城市的发展带来更多可能性。

（三）“康养+”业态综合发展的原因

1. 攀枝花拥有发展多产业的条件

攀枝花想要实现康养产业基础之上多产业的融合发展，需要明确自身发展优势。以优质的自然资源为发展基础，依靠优越的地理位置实现与周边联动发展，将城市文化内核作为城市发展的内生动力，依托生态环境进行高质量发展，最后利用政策作为城市产业发展强有力的保障[6]。

（1）资源前提

攀枝花市地处北纬26°，境内平均海拔为1300米左右，属南亚热带干热河谷气候。特殊的纬度、海拔和海陆位置，使得攀枝花拥有宜人的温度湿度以及长达2700小时的年日照时长。除了舒适的气候，攀枝花还拥有富氧的森林资源，森林覆盖率达61.99%，拥有国家级森林公园，空气质量及生态环境优良。同时，攀枝花优质的自然环境也孕育出丰富的动植物资源，优质的温度、湿度、海拔度、洁净度、优产度、和谐度（“六度”）使得攀枝花成为一个养身、养心、养智和避寒、避暑、避霾的理想胜地。攀枝花独特优质的自然资源为其“康养+农业”“康养+旅游”等的发展奠定了自然资源基础。

（2）位置助力

攀枝花是四川省西部地区最大的城市，是川西南、滇西北区域中心城市，也是“南丝绸之路”最为重要的城市之一，区位后发优势明显。随着攀枝花到全国多地（例如成都、丽江、昆明、宜宾等城市）高速公路的建成，以及攀枝花保安营机场建成并开通了至全国主要城市的航线，攀枝花逐渐成为四川西南部的重要交通枢纽，是四川面向南部发展的重要门户。优越的地理位置推动攀枝花融入大香格里拉旅游环线，为实现“康养+”产业提供了有效推力，有利于攀枝花利用“康养+”实现与周边区域借位、错位、联动发展。

（3）文化特色

攀枝花文化丰富多彩且底蕴深厚。攀枝花位于“藏彝文化走廊”腹地，境内居住着30多个少数民族，各民族文化形成了攀枝花独特多彩的多民族文化。加之攀枝花是一个移民城市，四面八方而来的人们造就了开放的移民文化。而自由包容的移民文化、工业三线文化和多民族文化融汇成包容开放、海纳百川的攀枝花文化。攀枝花独特的文化为攀枝花“康养+”产业发展提供了社会文化基础，让攀枝花能够以开放包容的姿态迎接康养产业的创新发展。

（4）环境依托

攀枝花作为一个工业城市，城市环境一直是制约其发展的主要因素。但是随着攀枝花市政府对于环境重要性的清楚认识并付诸实践之后，攀枝花的城市人居环境得到了明显改善。特别是自2005年实施循环经济试点以来，攀枝花市将各种矿物资源、能源资源进行了有效利用，较少了工业生产过程中“三废”的大量排放。与此同时，攀枝花还积极启动生态保护和森林建设工作，持续推进退耕还林（还草）工程，利用植树节等活动发动民众参与植树造林和城区绿化，极大地提高了攀枝花市的森林覆盖率，有效地改善了攀枝花的人居环境，提高了民众生态保护的意识，为“康养+”的发展提供了生态环境依托。

（5）政策保障

自攀枝花发展康养产业以来，攀枝花市政府一直保持对康养产业发展极高的关注度和支持度。自2012年提出创建“中国阳光康养旅游城市”目标，并通过《中国阳光康养旅游城市发展规划》以来，攀枝花市政府不断出台相应政策，支持和保障攀枝花康养产业发展。2016年攀枝花市政府提出发展“康养+”以来，推出《攀枝花市阳光康养产业试验区发展规划》《攀枝花市加快推进康养产业标准化工作的实施方案》等10余个政策文件，分别从人才政策、资金支撑、项目引进等各方面支持“康养+”发展。良好的政策支持条件为攀枝花发展“康养+”提供了重要保障。

2. 攀枝花康养产业已取得阶段性的发展成果

在2012～2016年的发展中，攀枝花康养产业在资源、政策、项目等的推动下已经取得了阶段性成果，成功塑造了阳光康养胜地新形象，并且获得中国阳光康养示范城市、全国十佳养老城市等称号，同时阿署达花舞人间景区康养小镇和普达康养度假区项目的持续推进，进一步发展了攀枝花康养产业。因此，攀枝花在2012～2015年阳光康养产业的发展为2016年后康养与其他产业融合，实现"康养+"发展提供了强有力的支撑。但是攀枝花长久的发展离不开创新的观点作为理论支撑，也离不开新的产业作为实践支撑，所以"康养+"便应时而生。从目前看来，"康养+"产业已逐渐成为攀枝花第三产业未来发展的主导产业，"康养+"不是单一发展的"末梢神经"，而是一个能够延伸到各个产业的"中枢神经"，利用"康养+"统筹各方资源，实现攀枝花经济整体健康优质发展，推动攀枝花产业进一步转型升级。

3. "康养+"产业发展空间更加广阔，康养需求更加多样化

康养是贯穿人的一生、涵盖不同年龄段人群需求的连续性、系统性的行为过程，同时更注重以预防、调理和康复为目的的消费升级。从个体发展阶段来看，可细分为母婴健康关爱、青少年健康成长、青壮年舒压减负、中青年养生保健、中老年休闲养老、老龄看护照顾等六种模式，其中养老产业是布局重点，孕幼行业是新起之秀，康养产品也向多元化、大众化、共享化发展[7]。除此之外，随着社会文化和人们生活观念的进步，越来越多的人了解并接受了康养这个新兴产业，康养产业也逐渐延伸到服务全域全龄人口范围，人们对于康养的需求也越来越多，越来越多元化。因此，单一的康养产业发展模式不能满足逐渐增加的康养需求，需要发展"康养+"产业从不同方面满足不同年龄人群的不同康养需求，"康养+"产业也因此具有更为广阔的发展空间。

四　攀枝花康养发展经验总结

（一）坚持环境治理

绿水青山就是金山银山。污染的城市环境支撑不了城市的长久发展，更

支撑不了康养产业的发展，因此坚持环境治理是资源型城市转型的重要措施。攀枝花市从一个污染极其严重的钢铁工业生产基地转变为阳光康养胜地，其环境治理是产业转型成功的关键。攀枝花从2006年开始大力治理环境，至今已15年，15年间攀枝花市政府坚持环境治理，从工业“三废”的排放治理到生活污染物的治理，再到城市绿化的覆盖以及全市森林覆盖率的增长，攀枝花市政府一直以负责任的态度，从本源上进行治理。攀枝花还通过分区治理，针对不同区域不同的污染情况制定相应的污染治理方案，从而更加有效地对环境进行改善。攀枝花市康养旅游产业能够得到大力发展，离不开攀枝花市政府15年来对于环境治理的努力与坚持。这也给我国其他资源型城市树立了一个良好典范，无论城市将来发展方向如何，环境治理终究是决定城市转型发展能否成功的关键因素，而城市环境的治理，不是一朝一夕就能完成的，而是需要各届政府持之以恒、坚持不懈，从根本上解决城市污染问题，为城市未来的发展提供一个良好的生态环境和更广阔的前景。

（二）充分提炼自身城市资源，打造城市独特品牌

攀枝花康养产业发展成功的一个关键性因素是：攀枝花找到了自己城市的定位，打造出了属于自己城市的符号——阳光康养；提炼出了自身独特的资源——六度二文化。在发展阳光康养产业之前，攀枝花一直是以钢城的形象出现在大众视野中，谁都没有将攀枝花与阳光康养相联系。但是攀枝花抓住了自己年平均日照时数2300～2700小时的独特阳光优势，将其升华打造为“阳光花城”，向外界营造了攀枝花温暖健康的城市氛围，用阳光康养将城市包装成一个温暖阳光的“暖男”，并且用此“暖男”形象去取代攀枝花以往冰冷的“钢铁直男”形象。“六度二文化”也是攀枝花市提炼城市资源并且区别于其他城市的重要概括。“六度”指的是攀枝花的温度、湿度、海拔度、优产度、洁净度和绿化度，“二文化”指的是攀枝花社会治安和多元文化。攀枝花用“六度二文化”完美概括了其得天独厚的自然资源优势和人文条件，达到了良好的宣传效果，使得攀枝花成为大众所熟知的“六度禀赋”的康养胜地。

资源型城市在转型发展的过程中，可以借鉴攀枝花对于其资源优势的提炼，充分考虑本城市的自然资源及文化优势，通过对优势资源的提炼，来寻求合适的发展道路。同时也要注重城市形象 IP 的打造，以城市最为独特的一面作为宣传重点，呈现出独一无二的城市魅力，从而吸引更多资源促进城市发展。

（三）政策支持，通过政策灵活导向

攀枝花市政府在全国最早支持康养产业的发展，其在 2012 年通过了发展“阳光康养产业”的决策，启动了《中国阳光康养旅游城市发展规划》编制。2014 年，在民革中央、四川省政协的支持下，攀枝花率先举办了首届中国康养产业发展论坛。2016 年，攀枝花市政府联合攀枝花学院创办了国内首家康养学院——攀枝花国际康养学院。2017 年攀枝花在全国首先发布了康养产业地方标准，《攀枝花市康养产业基础术语》《攀枝花康养产业人才中长期发展规划》等相关政策文件相继发布。且在 2016 年之后，攀枝花市政府提出了“康养+”发展战略目标，赋予康养更多发展内涵。近 10 年来，攀枝花市政府关注市场及国家政策动向，在确定发展大方向之后能够根据实际情况进行灵活调整与导向，不断推动攀枝花市康养产业创新发展。由此可见，攀枝花市政府十分重视康养产业发展，对康养产业发展有一个长远而立体的规划，同时攀枝花市政府对康养市场需求也有着较为敏锐的洞察力，能够通过政策来实时灵活导向康养产业发展，正是攀枝花市政府长远性、发展性的战略眼光，使得攀枝花康养产业得以快速发展。

在中国的发展环境中，资源型城市转型的成功，很大程度上取决于政府的政治决策的成功。所以资源型城市政府需要树立长远的发展目光，根据城市资源发展状况及特色，制定符合本城市发展的战略规划，同时更需要各届政府接力前行，根据时代发展的变化灵活导向，推动相关政策及项目落地实施。

（四）相关展会支撑，提高城市产业知名度

举办展会活动是一种较为高效的宣传方式，攀枝花市从发展康养产业以来，积极举办且参与各项康养相关论坛及展会。从 2014 年主办首届中国康养产业论坛以来，攀枝花市政府相继举办了第三届和第五届中国康养产业论坛，并且积极参与了各类康养产业发展综合推介会。攀枝花利用康养论坛的举办，吸引社会资源向攀枝花康养产业靠拢的同时推动康养产业链条向外延伸，不断拓宽康养产业市场，使其成为一个全域全龄所需要的产品。与此同时，攀枝花也通过举办阳光主题活动，特别是连续举办阳光休闲节来调动市民及游客参与的积极性，提高了攀枝花市的知名度和好感度，持续深化攀枝花阳光康养的形象。除此之外，攀枝花还积极主办各项体育赛事，通过体育赛事的举办以及专业体育场馆、训练基地的建设，打造运动休闲的城市氛围，将“康养＋运动”作为城市康养发展的新动力。

资源型环境的转型过程中，城市固有形象通常是城市发展的一个严重障碍。而展会、活动、体育赛事等则能够为城市提供一个良好的城市新形象宣传的机会，因此资源型城市可以利用展会、活动或赛事的举办来提高城市影响力，宣传城市新形象。

（五）紧跟市场导向，重视细分市场

攀枝花在转型过程中，一直以市场为导向，不断调整战略方向推动康养产业持续发展。攀枝花针对老龄人口养老提出了“孝敬爸妈，请到攀枝花”的口号；针对全面二孩政策的实施，攀枝花开始打造月子中心，旨在把握住“妇孕婴幼”这一康养细分市场；针对国家大健康方略、全民运动热潮，攀枝花打造运动休闲品牌，大力支持市内公共健身设施建设，推动专业赛事举办，建设专业运动、训练场馆基地，吸引了来自全国各地的运动爱好者的关注。“康养＋”战略的提出，也是攀枝花市政府在不断适应市场变化的过程中进行的适时调整，从实践看来，攀枝花市紧跟市场导向的方略无疑是正确的。

资源型城市的转型是一个长期且艰难的过程。资源型城市在转型过程中不能一成不变，而是应该紧跟市场导向发展，挖掘细分市场资源，从细分市场中获得城市发展的灵感，从而实现城市的独特定位，增强吸引力，激发城市发展活力。

参考文献

[1]《攀枝花市 2009 年政府工作报告》，http：//www. panzhihua. gov. cn/zwgk/gzbg/580158. shtml。

[2] 冯苹、邓灼：《走近阳光 走进攀枝花——专访中共攀枝花市委书记赵爱明》，《四川党的建设（城市版）》2007 年第 7 期，第 26 ~ 28 页。

[3]《攀枝花市 2007 年政府工作报告》，http：//www. panzhihua. gov. cn/zwgk/gzbg/580156. shtml。

[4]《攀枝花市“康养 +”产业发展报告丨 攀枝花：阳光照亮转型路》，https：//pzh. scol. com. cn/sdtp/201803/56090808. html。

[5] 赖启航：《攀枝花市旅游业发展现状、问题及措施》，《攀枝花学院学报》2007 年第 1 期，第 38 ~ 40 + 99 页。

[6] 赖启航：《攀枝花市旅游业发展现状、问题及措施》，《攀枝花学院学报》2007 年第 1 期，第 38 ~ 40 + 99 页。

[7] 何莽：《康养蓝皮书：中国康养产业发展报告（2019）》，社会科学文献出版社，2020。

B.13
2020年广东省温泉康养业态报告

康养旅游与大数据调研组*

摘　要：温泉康养是一种资源依托型的康养形式，通常以温泉度假区、温泉酒店的形式呈现。广东作为温泉大省，其温泉康养产业在国内温泉康养中具备一定代表性。报告首先对广东省温泉康养发展阶段进行梳理，并对142家温泉旅游目的地的产品类别进行统计梳理，分析其产品结构；最后对广东省温泉康养产品组合进行梳理。报告最终得到的结论有：（1）广东省温泉康养分为三个阶段，20世纪50年代至70年代的温泉疗养院阶段、70年代至90年代以室内温泉为主的温泉旅馆集合体阶段、90年代中期至今的大型温泉度假综合体阶段。（2）广东省温泉度假区提供的温泉康养产品共有43类，可分为运动型产品、疗愈型产品以及休养型产品。（3）广东省温泉康养产品组合形成了以“运动型产品＋疗愈型产品”为主，纯疗愈型及全覆盖型为辅的格局。落实到具体产品类别组合时，最基础的组合为“温泉＋按摩”，度假区基本在此组合上进行产品类别的增加，常见的两种为“温泉＋按摩＋健身房”以及“温泉＋按摩＋泳池”。

关键词：温泉康养　温泉旅游　广东省

---

* 指导老师：何莽、彭菲；组员：邓巧巧、吕飞燕、苏松涛、吴睿涵、吴沅琳、朱柯静；执笔人：吴睿涵，中山大学旅游学院。

一　引言

温泉旅游作为中国国内乃至世界范围内旅游开发的焦点之一，是现代旅游的重要方式。同时，温泉旅游作为康养旅游的重要组成部分，在康养产业的发展中发挥着极为重要的作用。温泉旅游指的是以感受温泉沐浴文化为目的，将原先温泉疗养单一的物质享受提升到符合现代消费的文化和精神层面，使其成为一种以健康为主题、达到养生和休闲效果的时尚旅游[1]。据中国温泉协会数据，2018 年中国温泉旅游总收入约为 2493 亿元，全年接待总人次约为 7.85 亿人次，可见温泉旅游能够产生极大的经济效益，吸引较多旅游者以产生经济外部性效益，其在旅游业发展中有着重要地位。

广东作为温泉大省，有着丰富的地热资源及温泉资源。首先是资源总量大。据广东省国土资源部门统计，广东已探明的可开发温泉面积达到了 1463 平方公里，数量超过 311 处，这 300 多处中包含了 294 处温泉点以及 17 处隐伏地热区。其次是资源质量佳，在已探明的资源中，绝大部分地热点属于低温地热资源，适合进行温泉的开发及利用。广东省的温泉大部分为氡温泉，并包括碳酸氢钠、硫酸钙、氯化钠等其他溶质类温泉。广东省从化温泉以水质好、水温高为游客所认同，被人们称为“岭南第一泉”；其溶质具有较高特殊性，是世界上仅有两处的含氡苏打温泉之一，与欧洲的瑞士温泉齐名。再次，在温泉资源的分布上，广东省温泉资源分布较为分散平均。粤东地区的温泉资源主要集中于丰顺、普定、东山湖、惠州以及紫金等地区；粤中及南部地区的温泉资源则集中于从化、龙门、三元里、珠海以及中山等地；粤西的温泉资源分布于恩平、吴川以及阳江等地；粤北地区的温泉资源则集中在清远、英德、小坑等地。最后，广东省的温泉旅游产业规模大，需求旺盛。据广东省温泉行业协会发布的《2017 年广东省温泉旅游产业发展报告》，截至 2016 年底，广东省温泉旅游接待游客 1.15 亿人次，温泉旅游产业总收入达到 352 亿元。据协会数据，2020 年 1 ~9 月 67 家温泉总营收超过 18 亿元，接待游客数量约 40 万人次；67 家温泉中有 54 家营收出现增长，其中24家同比增长20%，较为突出的是云浮禅泉，增长高达90%。在温泉企业数量上，截至2019年10月全国共有3795家温泉企业，广东省有温泉企业1075家，占比为28.3%。疫情防控常态化下广东温泉旅游的复工复产表现亮眼，也证明康养日益成为人们的生活方式，温泉康养产业仍然具备发展潜力。

二　广东省温泉旅游发展阶段

广东省温泉发展有着深厚的历史底蕴，早在唐宋时期，潮州东山湖、从化等地温泉便具有一定的知名度。广东省的温泉旅游目的地根据使用的目的、面向的消费群体、设施设备等因素进行发展阶段的划分，可以分为三个阶段[2]，大体上与国内温泉开发的历史阶段相似。第一阶段为新中国成立后至改革开放这段时间，由于当时以计划经济为主要经济发展模式，温泉又作为具有稀缺性的一种医疗保健资源，因而国家对其进行统一管理。在20世纪50年代，温泉开发的主要形式是“工人温泉疗养院”。由中央政府及各部委于国内各地进行建设，数量有上百家。这种疗养院主要接待的对象为工人、伤员，并且有部分仅接待高级干部。主要以公费的形式进行消费；目的主要是提高工人福利并且接待公费医疗人员，以疗养康复为主，尚未具备旅行的功能。广东省温泉旅游在这一时期的代表是从化温泉疗养院以及中山温泉疗养院。第二阶段为改革开放后至20世纪90年代中期。在70年代末改革开放后，我国经济模式逐渐向社会主义市场经济转变，广东作为开放最前沿，大量港澳资本投入，经济得到了迅速发展。市场经济的发展，为原先的温泉疗养院扩大了消费群体，但也加剧了竞争，各大温泉疗养院开始采用不同的方式进行发展。这一阶段的温泉开始作为旅游资源被开发，具备了旅游的性质。主要以室内温泉为主，通常以温泉旅馆、温泉医院为主要呈现形式。该阶段温泉在单纯的疗养功能外，加入了休闲娱乐相关的因素，大部分温泉疗养院增添了许多娱乐设施与休闲活动，不可避免的是，温泉原先的医疗康养作用被削弱。从面向的客源群体来看，由于这一阶段的温泉消费属于较高消费，此类温泉旅馆接待的客人除了少数公费旅游者，主要以改革开放初期先富起来的那一部分人为主。广东省这一阶段的代表温泉旅馆集合体如清远银盏温泉、深圳石沿湖温泉等。第三阶段为20世纪90年代中后期至今，改革开放的成果使得广大人民群众生活水平提高，对旅游的需求大大提升，进入了大众旅游时代，温泉旅游目的地面向广大群众进行开发。由于各大温泉旅游目的地市场化程度已较为成熟，激烈的竞争使得其需要进一步的发展。这一阶段的温泉旅游目的地从上一阶段的室内温泉为主，转变为以露天温泉为主要特色；休闲功能以及娱乐功能在温泉目的地开发中体现得更加显著，因此汇集十几种乃至数十种娱乐项目的大型综合性温泉旅游度假区得到了发展，形成较大型的温泉度假村。典型代表为1997年试业的江门金山温泉，开创了第二代温泉产品，备受度假市场的关注，除此之外的代表还有珠海御温泉、从化碧水湾等。

表1　广东省温泉旅游目的地发展阶段

阶段	面向客群	主要特征
20世纪50年代~70年代	工人、伤员、公费医疗者	医疗、疗养功能为主；设施设备简陋；尚未具备旅游功能
70年代末~90年代中期	高收入群体、少部分公费旅游者	加入休闲娱乐相关元素；以室内温泉为主；具备一定旅游功能
90年代中期至今	大众游客	休闲娱乐功能更为突出，形成大型温泉度假综合体；以露天温泉为主要特色

资料来源：根据文献整理。

三　调研方法

考虑到广东省拥有丰富的温泉资源，且温泉旅游发展较早，规模较大，有着较为完善的产品体系及业态结构，因而本报告选取广东省温泉旅游目的地作为研究对象，主要包含各大温泉度假区、温泉酒店以及包含温泉区域的度假区。在携程网上以“温泉”为关键词对目的地进行搜索，得到本报告的研究对象：共计 158 家温泉旅游目的地[3]。

报告针对这 158 家温泉旅游目的地进行网络搜索及数据抓取，主要目的为获取各个目的地所提供的所有温泉康养相关产品。首先于携程网上搜索该度假目的地，于携程网对该目的地的门票销售介绍中获取部分产品信息，并从携程网对该景区介绍中获得相关信息；除了官方提供的相关信息，报告还于携程、大众点评等网站的消费者评论中获取相关信息，了解该度假区或度假酒店提供何种与康养相关的产品。除了以携程网中提供的信息作为数据来源，报告在数据搜索阶段还于网络上对各个温泉旅游度假目的地进行直接搜索，部分度假区或酒店有官方网站，在官网中也可搜索到相关信息。部分目的地并无官方网站，但有相关旅游度假网站收录了该度假区相关信息，也可作为信息来源之一。

四　调研结果

（一）广东省温泉度假区康养产品种类及频率

遵循上述的数据搜索方法，对名单中的温泉旅游目的地进行信息的检索。由于部分目的地存在重复，以及部分度假区或酒店信息无法在网络上获取，因而在统计时将其剔除。最终进行统计的温泉旅游目的地共计 142 家。结合在数据搜索中所得到的相关信息，对目前温泉旅游目的地中出现的康养相关产品进行统计与分析。在 142 家温泉旅游目的地中，温泉康养产品的数量达到了近 50 种；部分产品较为通用，出现频率较高，例如在温泉泡池中加入中国传统医学中的药材的中药池，142 家温泉度假区中有 116 家提供该产品服务。其他出现频率较高的产品如不加入其他物质的纯温泉池、健身房、保健按摩等。也有部分产品较为特殊，出现频率较低，例如盐浴此种较为特殊的疗养方式，在 142 家度假区中只出现了 2 次，以及部分较为小众的球类运动如壁球，同样只有 2 家温泉度假区提供此种产品。具体产品类别及项目数量如表 2 所示。

表 2　广东省 142 家温泉度假区康养产品种类及数量

单位：家，%

种类	数量	占比	种类	数量	占比	种类	数量	占比
纯汤池	142	100.00	篮球	34	23.94	足球	5	3.52
功能池	117	82.39	网球	33	23.24	盐蒸	5	3.52
中药池	116	81.69	羽毛球	30	21.13	射击	5	3.52
保健按摩	107	75.35	恒温泳池	28	19.72	药膳	4	2.82
按摩池	81	57.04	茶室	18	12.68	艾灸	4	2.82
健身房	79	55.63	钓鱼	17	11.97	沙浴	3	2.11
常温泳池	71	50.00	高尔夫球	14	9.86	药蒸	3	2.11
湿蒸	69	48.59	美容中心	14	9.86	港式按摩	2	1.41
SPA	68	47.89	矿泥浴	10	7.04	壁球	2	1.41
鱼疗	61	42.96	泰式按摩	8	5.63	保龄球	2	1.41
干蒸	59	41.55	瑜伽	8	5.63	素食	2	1.41
热石板按摩	56	39.44	医疗咨询	8	5.63	盐浴	2	1.41
乒乓球	51	35.92	地热廊	7	4.93	禅堂	1	0.70
桌球	51	35.92	单车	7	4.93			
足疗	35	24.65	排球	8	5.63			

资料来源：项目团队整理。

对部分产品的释义及产品结构说明如下。“中药池”指的是在温泉泡池中加入药材，具有一定医疗康养作用的温泉产品，常见的温泉泡池药材如金银花、当归、灵芝、沉香等。功能池则指在温泉泡池中加入除中药材外其他物质的温泉泡池，因种类多样，功能各异，所以使用功能池进行统一归类。常见的如红酒池、花瓣池、果蔬池、薄荷池等。这两项都属于温泉泡池中的加料池，中国的传统中医药文化是发展温泉康养的文化底蕴，中医药文化在广东也有着较为悠久的发展，人们对中医药有着较高的认同度，因而将中药池作为一个独立的产品进行归类。中药池与功能池在 142 家温泉度假区中出现频率均较高，有接近 120 家度假区提供加料池服务。除了部分温泉池数少、规模较小的度假区，大部分温泉度假区均提供此类产品服务。据中国旅游协会温泉分会的市场调查，大部分游客偏爱加料池，包括加入中草药的加料池，反映出广东省温泉度假区一定程度上顺应市场需求，提供游客偏爱的产品，也从侧面体现出温泉的核心性，即康养功能。

“按摩池”则指通过天然形成或是人工改造，使温泉泡池内的水产生运动，冲击人体以起到按摩、水疗作用的温泉产品，如漩涡池、活水冲击池等。有81家度假区提供此种产品形式，占比为57.04%，超过半数的度假区提供此种温泉产品。“纯汤池”指的则是不加入其他材料，单纯依靠天然温泉水中含有的微量元素及矿物质产生保健功能的温泉泡池；且此类泡池内温泉水通常处于静止状态。这类温泉是最为常见的温泉产品形式，所有搜集到的温泉度假区均提供这一产品，且基本为偏硅酸、氡含量较高的温泉，在所含微量元素上差别不大。61家度假区提供“鱼疗”服务，占比为42.96%。鱼疗最为常见的形式为在温泉池中放入热带鱼，使其啃食人体死皮，以达到缓解疲劳等作用。

“按摩”指的是由专业技师提供的额外按摩服务，大部分度假区并未对其进行额外区分，对于没有进行额外区分的度假区提供的此类产品，报告统一将其归类为“保健按摩”。在142家度假区中有107家提供保健按摩服务，占比为75.35%。除此之外，较多的度假区提供SPA水疗服务，共有68家，占比为47.89%；56家提供热石板按摩服务，占比为39.44%。热石板按摩通常形式包括提供热石板床；将特殊加热的按摩热石放置于人体皮肤、经络上以起到按摩作用。35家度假区提供足疗服务，占比为24.65%。8家度假区提供泰式按摩服务，占比为5.63%。清远篁胜国际温泉以及惠林汤泉提供港式按摩服务，占比为1.41%。惠州地派温泉度假村、台山颐和大酒店、乳源丽宫温泉酒店以及新兴天露山旅游度假区共4家提供艾灸服务，占比为2.82%。

“矿泥浴”指代的是以矿石或是泥浆作为介质，对地热资源进行利用，介质覆盖人体后产生保健疗养效果的产品形式。例如森波拉度假森林的“火山能量池”，便是使用火山矿石将人体埋藏其中以达到养生目的。矿泥浴相对使用盐作为介质的“盐浴”以及以沙子作为介质的“沙浴”数量较多，全省共有10家度假区提供矿泥浴服务，但只有3家度假区提供沙浴，2家度假区提供盐浴；总体来说与常规温泉产品数量相比仍然较少。

“干蒸”“湿蒸”都是桑拿的形式之一，两者最主要的区别在于是否含有水分。都是以蒸汽的形式与皮肤接触，对人体产生一定积极作用，达到康养的目的。干蒸与湿蒸这两种桑拿的形式较为常见，69 家度假区提供湿蒸服务，59 家提供干蒸服务，占比分别为 48.59% 和 41.55%。“药蒸”与“盐蒸”这两种桑拿形式数量则相对较少，其是在产生蒸汽的过程中加入中药或是天然矿物盐，使得蒸汽中含有相关物质并被人体皮肤所吸收，带来一些积极的作用。台山喜运来温泉大酒店、曹溪温泉、梅州鹿湖温泉假日酒店、湛江普瑞美温泉以及汕尾莲花山第一温泉度假村 5 家提供盐蒸服务，占比为 3.52%；奇洞温泉小镇、河源叶园温泉度假酒店以及海丰水底山温泉庄园 3 家提供药蒸服务，占比为 2.11%。

各大温泉度假区提供多种多样的运动产品。数量最多的是健身房这一产品形式，79 家度假区提供，占比为 55.63%，超过一半。有一定规模的温泉度假村及温泉酒店基本都会为游客提供健身设施，部分还有提供健身指导等服务。除了健身房，便是各种球类运动。其中乒乓球、桌球数量较多，均有 51 家度假村提供。可能的原因为此两项球类运动所需空间小，且较容易开展。提供篮球、网球以及羽毛球的度假区数量分别为 34 家、33 家以及 30 家，占比分别为 23.94%、23.24% 以及 21.13%。提供高尔夫球以及排球的度假区数量相对较少，分别有 14 家和 8 家，占比分别为 9.86%、5.63%。提供足球场地的度假区同样较少，只有 5 家，占比为 3.52%，可能因其较为激烈且所需场地面积较大。除了以上的球类，还有部分较为小众的球类项目出现频率较低，如保龄球、壁球，出现次数均只有 2 次，占比为 1.41%。广东省的温泉度假区还提供其他非球类运动项目，但数量较少。7 家度假区提供单车，占比为 4.93%，5 家提供射击，占比为 3.52%。从数据看，泳池也是温泉度假区提供的重要产品之一。有 71 家度假区提供常温泳池，占比为 50%，28 家提供恒温泳池，占比为 19.72%，恒温泳池数量仍然较少。还有 8 家度假区提供瑜伽服务，瑜伽服务大体分为两种，一种为提供瑜伽场地，另一种为有专业指导老师进行指引。例如韶关经律论酒店提供专门瑜伽房，龙山禅泉温泉提供有专人带领的瑜伽课程。

"医疗咨询"产品指的是在度假区内有诸如"养生堂""汉医馆"类的设施，为游客提供养生讲座，教授相关知识；或是在度假区内提供中医专家诊疗服务以及体检项目。共有 8 家度假区提供此类产品，占比为 5.63%，如广州从化碧水湾温泉度假区的国医馆提供中医专家咨询服务、从化碧泉空中温泉大酒店提供健康体检服务。"美容中心"则指度假区内开设的提供美容、护理等服务的场所，共有 14 家温泉度假区设立，占比为 9.86%。"茶室"泛指为游客提供一个专门的场所，用以品茗养生，有一部分温泉度假区提供此类产品，共 18 家，占比为 12.68%。

结合康养产品相关分类方法，并综合所收集到的数据，将广东省温泉康养产品大致分为三类。第一类为运动型产品，通过身体运动的形式，放松身心，促进健康。典型代表产品为健身房、各式球类运动、单车以及瑜伽等。第二类是疗愈型产品，此类产品通过各类形式直接或间接地对人体产生治疗、康复、疗养等作用。例如各类温泉泡池产品，无论是加料池、按摩池或是纯温泉池，均对人体有一定积极作用，以及各类按摩、桑拿、足疗等产品，均对人体有直接的疗愈作用；而医疗咨询、健康体检这类产品服务则产生间接的效应。第三类是休养型产品，这类产品形式可能并不对人体产生直接的康复疗养作用，但通常以一种宁静休闲的形式，使人内心获得宁静，调节人的精神状态，进而对人体产生积极作用。此类产品如垂钓、茶室、禅房。

表 3 温泉康养产品分类

类型	具体产品
运动型产品	健身房、各种球类运动、瑜伽、泳池、射击、单车
疗愈型产品	各类温泉泡池、地热廊、桑拿、SPA、各类按摩、足疗、艾灸、矿泥浴、沙浴、盐浴、医疗咨询、药膳、素食
休养型产品	钓鱼、茶室、禅房

资料来源：项目团队整理。

总的来看，广东省温泉度假区提供的温泉产品中，数量较多的几项为各类温泉池、保健按摩、桑拿以及健身房。随后数量较多的产品形式便是各式球类运动以及休闲养生活动如钓鱼、瑜伽等。数量最少的一部分除了部分较为小众的运动，各温泉度假区提供饮食方面的康养产品数量较少，多数度假区没有明确指出其提供如药膳、素食这些康养饮食产品。广东省温泉度假区的康养产品结构主要以疗愈型产品及运动型产品为主，辅以休养型产品。

（二）广东省温泉度假区产品组合

对广东省各个温泉度假区进行康养产品数量的统计，提供最多产品类别的为惠州海滨温泉度假区，提供了22项温泉康养产品，数量最少的是从化锦园温泉酒店，仅有2类温泉康养产品。在搜集到数据的142家温泉度假区中，平均提供的温泉康养产品约有11项。也就是广东省温泉度假区平均提供约11项温泉康养产品。

结合数据，对广东省温泉度假区的产品结构进行一定的分析及说明。从大的分类来看，绝大部分温泉度假区采用的是疗愈型产品与运动型产品的组合。所有的温泉度假区都提供温泉服务，且绝大部分提供了某一类型的运动型产品，如79家度假区提供了健身房，部分没有提供健身房的度假区，或多或少地会提供球类运动场所，最常出现的为乒乓球与桌球这两项，均有51家度假区提供，占比达到35.92%。据数据统计，142家度假区全部拥有疗愈型产品，占比达到100%；单纯提供疗愈型产品的度假区有16家，占比为11.27%；由于温泉本身便具有疗愈作用，因而不存在只提供纯运动型产品的度假区；剩余度假区提供的康养产品结构均为“运动型+疗愈型”，共计126家，占比为88.73%。另外，有26家度假区提供了休养型产品，占比为18.31%。因此，从大的分类角度来看，目前广东省温泉度假区的业态组合格局为：以“运动型产品+疗愈型产品”这一组合为主，纯疗愈型及“运动型产品+疗愈型产品+休养型产品”为辅。

从具体的产品类别来看，最为常见的组合为“温泉+按摩”这一组合，“温泉”包含中药池、功能池、按摩池以及纯汤池，“按摩”则包含各种形式的按摩，如保健按摩、热石板按摩等，包含这一组合的温泉度假区数量为113家，占比为79.58%。近80%的温泉度假区提供温泉及某种按摩服务，这一组合是温泉度假区最为基础的产品组合。在此基础上，温泉度假区产品组合继续延伸，如提供健身房、泳池等运动型产品，提供“温泉+按摩+健身房”组合的度假区有74家，占比为52.11%，提供“温泉+按摩+泳池”的度假区则有77家，占比为54.23%。

综上，从产品组合上看，广东省温泉度假区以“温泉+按摩”这一组合为基础，在此之上添加新的产品类别。较为常见的是加入健身房、泳池等运动型产品，约有一半的度假区采取了其中一种组合方式。结合数据中提到的各类温泉康养产品，广东省的温泉度假区目前提供的产品一定程度上出现同质化问题，由于特色温泉康养产品种类少，因此特殊的产品组合类型也会相对较少。

温泉度假区除了提供康养类别产品以满足游客健康疗养需求，为了增强自身竞争力、平衡淡旺季收益以及吸引更多游客以便增加收入，许多大型度假区提供了其他的休闲娱乐项目。例如修建水上乐园，据统计142家度假区中有22家提供水上乐园，规模大小不一，主要供儿童游玩。除了水上乐园，还有如团队野战基地、漂流泳道、玻璃桥等休闲娱乐项目，如清远的聚龙湾温泉、惠州林丰温泉度假山庄舍友团队野战基地，14家度假区提供漂流项目，江门古兜温泉、河源客天下、新兴天露山旅游度假区均提供“网红产品”玻璃桥。

可见在广东省温泉度假区的发展中，由于游客的需求不单单停留在医疗保健上，越来越多的休闲娱乐因素融入温泉度假区的产品开发中，但其中部分项目与度假区的核心吸引物“温泉”并没有直接的联系。也就是说，在广东省温泉度假区的发展遇到瓶颈，发现诸如产品同质化程度高等问题时，温泉度假区并没有选择深入挖掘温泉资源的价值，而是选择开发与温泉关联度较低的其余项目，如真人野战基地、水上乐园，且可能跟随旅游热点进行项目的开发，建设“网红项目”。尽管开发此类项目可能在一定程度上有利于增加收入，吸引游客，但并没有充分利用温泉资源的核心优势，即康养、疗养作用，总体上对于度假区的核心吸引力并无较大提升。并且“网红项目”可能经过一段时间后便失去吸引力，投资建设的成本很难收回，赢利更是存在困难。因此，温泉度假区开发的重点应回归至温泉资源本身，重新关注温泉的疗养功能，结合本地特色、传统文化或宗教文化，对温泉资源进行更深层次的利用与开发，创新产品及服务形式，增强自身核心吸引力。从重视娱乐休闲到回归康养性质，也是中国温泉度假区发展的趋势之一。

参考文献

[1] 黄向、徐文雄：《我国温泉开发模式的过去、现在与未来》，《规划师》2005 年第 4 期，第 72 ~ 75 页。

[2] 王华、吴立瀚：《广东省温泉旅游开发模式分析》，《地理与地理信息科学》2005 年第 2 期，第 113 ~ 116 页。

[3] 何莽：《康养蓝皮书：中国康养产业发展报告（2018）》，社会科学文献出版社，2018。

比较与借鉴篇

Comparison and Reference Reports

B.14
积极老龄化视角下社区休闲与养老模式探讨
——以日本为例*

刘慧梅　吴清月　彭　菲**

摘　要：　积极应对人口老龄化是我国的长期战略，随着家庭养老、机构养老逐步走入困局，国家正在探索以居家为基础、社区为依托的社会养老体系，而老年人的社区休闲参与从健康、参与、保障等层面提供了支撑，也是积极老龄化的应有之义。为了对我国养老制度、老年护理和社区休闲发展提供更好的

* 基金项目：杭州市发展改革委员会－浙江大学市校战略平台课题，2019 年高校基本科研业务费中山大学青年教师培育项目“积极老龄化视域下双高退休群体返乡创业与乡村振兴研究”（项目编号：19WKPY67）。

** 刘慧梅，浙江大学哲学系休闲学教授、博导，浙江大学旅游与休闲研究院副院长，主要研究方向为休闲哲学、休闲康养、休闲文化；吴清月，浙江大学哲学系休闲学博士生，主要研究方向为休闲伦理、电子休闲、休闲康养；彭菲，中山大学旅游学院特聘副研究员，主要研究方向为康养旅游、健康与休闲、社区养老。

借鉴，文章以日本休闲养老社区的建设发展为案例，通过比较中日养老社区的服务体系、保障体系，尤其是政策法律保障、组织运营和人力资源等，来反思和探索社区休闲与社区养老的最优结合方式，以期把现阶段老龄危机化解为扩大产业市场的动力，并为提高老年人身心健康、幸福感和社会成就感提供可行性建议。

关键词： 积极老龄化 社区休闲 社区养老 休闲参与

一 研究背景

积极应对人口老龄化是“国家的一项长期战略任务”[1]。据2019年数据统计，我国60岁及以上人口占总人口比例为13.3%，在短短十年的时间里增长了8700万，部分省市已进入深度老龄化阶段。预计到2030年，我国将成为全球人口老龄化程度最高的国家[2]。目前我国的老龄化伴随着少子化、空巢化，家庭养老模式逐步陷入困局。而机构养老的软硬件设施水平严重滞后于急剧增长的养老需求，这使得新兴社区养老服务逐步代替传统家庭养老模式和机构养老模式。针对当前的老龄化问题，我国已初步建立并探索“以居家为基础、社区为依托、机构为支撑的社会养老服务体系”[3]，这是“破解养老服务难题、加快发展养老服务业、扩大就业和促进经济增长的重要途径”[2]。

然而我国社区养老软硬件资源分布不均，养老设施与康复环境也良莠不齐，对老年人心理健康的照料不足。老年人生理上的退化往往使其失去更多社会交往参与机会，心理的变化也容易造成社会归属感的丧失。针对现状，国家各部门先后提出并强调“六个老有”的老龄工作目标，包括“老有所养、老有所医、老有所为、老有所学、老有所教、老有所乐”[4]，不仅强调了老年人生存医疗等方面的基本保障，而且号召要发挥老年人的作用，以及提供各式休闲文化娱乐活动满足老年人的身心健康需求。

这种强调系统化、规模化，以休闲活动为主导的社区养老模式尚未在我国彻底落地。日本作为世界上较早进入老龄化的国家，也是养老制度和老年护理、社区休闲发展比较健全的国家。因此，本文以日本休闲养老社区的建设发展为案例，以期通过中日社区养老特点比较、案例研究和经验反思，探讨社区休闲与社区养老的最优结合方式，并为将老龄危机化解为扩大产业市场的动力、提高老年人幸福感和获得感提供借鉴与建议。

二 积极老龄化与社区休闲参与

老龄化并非从生理年龄上对人加以限定，其概念随着社会意识形态和文化的变迁，也一直在变化。随着全球老龄化的加剧、人口身体素质的增强，以及人们对老年人能力认知的改变，社会对老龄化的认识从早期的“消极负面”逐渐转向今天的“积极正面”。

（一）从消极老龄化到积极老龄化

早期学界和社会对老龄化的看法较为消极，认为一旦进入老年就意味着衰弱和死亡，并伴随着生产力的减弱、国家或种族的式微。这种明显带有“恐老”色彩的舆论观点实则是对老年人口极其片面、负面的认知，并未从“以人为本”的角度去思考老年人的潜在需求及其带来的潜在市场，也没有探索到老年人各方面的社会成就和其发展。

20 世纪 50 年代，学界出现“成功老龄化”（Successful Aging）的概念[5]。步入老年并不只有消极、遗忘、丧失、衰弱等阴影面，还有阳光普照的另一面，充满生命力和继续成长的空间。成功老龄化包括生理健康、心理幸福、社会参与的各个方面，其中生活满意度以及幸福感是最重要的两项内容[6]。不过“成功”一词含有较为明显的价值判断成分，相关研究主要还是围绕身体健康，且其关注的是老龄化的结果而非过程，可以说这个概念一定程度上较为狭隘。

1982 年，Butler 在奥地利 Salzburg 老年学会议上提出“生产性老龄化”(Productive Aging)[7]，颠覆了消极老龄化阶段人们对老年人口的负面认知，对老年人的能力做了全新的阐释，有助于重新认识老年人现有的生产性成就，以及重新挖掘老年人潜在的生产力，肯定老年人在社会经济发展过程中的重要作用，它强调的是老年人的社会参与深度。

1987 年，世界卫生大会开创性地提出“健康老龄化”（Healthy Aging），作为对“成功老龄化”的补充升级[8]，并且将关注主动逐步转移到老龄化的“过程”，强调的不仅包括如何延长老年人口寿命，更包括如何提高老年人生活质量和满意程度。不过根据 1990 年世界卫生大会的“健康老龄化”发展战略，该概念主要还是从老年人的生理年龄出发，针对其健康和医疗康养等，旨在减缓疾病与衰老，让老年人在有生之年都保持良好的身体状态和机能。

2002 年，在第二届世界老龄大会上，世卫组织提交了 *Active Aging：A Policy Framework* 报告，在健康老龄化的核心观点“健康”的基础上又增加了“保障”和“参与”两项新维度，系统诠释了“积极老龄化”（Active Aging）的框架[5]，具体包括六组指标，分别围绕健康和社会服务、个人行为、个人身心、物理环境、社会、经济指标。这一框架是基于前期各类老龄化概念的又一次升级蜕变。可以说积极老龄化一方面强调老年人自身的需求和意愿，唤起老年人对于自身的重新认知和自尊自信，以及其继续参与社会经济文化事务的能力和主观能动性；另一方面也致力于消除整个社会对老年人先入为主、陷入刻板的消极印象，重新认识老年人在社会中发挥的重要作用。可以说，积极老龄化融合了“成功老龄化”“健康老龄化”“生产性老龄化”，号召社会看到老年人快乐、阳光、成功的一面，并致力于为其提供广阔的社会支持。

（二）老年人休闲参与

休闲参与是积极老龄化不可或缺的重要组成部分。“积极老龄化”政策框架的三大支柱性维度分别是“健康”、“参与”以及“保障”。而休闲提升了老年人的身心健康，鼓励其按照自身兴趣爱好参与社会事务，保障了老年人各个层面的物质和精神需求。具体而言，包括以下几个方面。

其一，各类社区休闲活动能够帮助老年人通过人际互动与交流，扩大交际圈，通过积极参与社区事务与活动，更好地适应社区生活环境，找到自我存在的价值，凝结亲情友情，增强其在本社区养老的归属感。如社区参加太极拳运动的老人集体，其团队凝聚力、日常人际交流较好，社区满足归属程度高[9]。

其二，国内外诸多研究表明运动健身能够强化体质、延缓衰老，显著提升老年人口的身心健康，减缓其认知能力的下降，提高其自我照顾能力和身心舒畅程度。如 Fries（2012）等学者证明长期参与跑步运动的老龄人口，其死亡率和伤残率较之对比组有明显下降，休闲体育活动的频率与老年人的日常生活满意程度紧密相关[10]。

其三，社区休闲活动为老年人提供了重新学习、自我充实的机会，通过充分体验生活的休闲活动，老年人口对自身的定位不断予以修正和重新认识，在开发自我潜能、自我丰富与提升中实现了马克思笔下“人的全面发展”。有研究指出，长期自我学习可以延缓老人记忆衰退、提高其认知能力，并能充实丰富老年人的生活，使其形成乐观开朗积极的生活态度[11]。

三　社区养老与社区休闲

（一）社区养老定义及其发展

目前学界广为认可的养老方式有家庭养老、居家社区养老、机构养老等。其中以养老院为代表的机构养老界限比较明晰，而其他几种养老方式均有交集。

家庭养老是老年人依靠家庭成员尤其是子女来照料的养老模式。中国人传统的“安土重迁”思想使得家庭养老一直是我国居民的主要养老方式。然而随着生育政策和社会观念的演变，我国家庭结构逐步从传统大家族转变为小家庭模式。高龄化、少子化的同时，子女的跨地域职业流动使得空巢化进一步加剧。加之我国计划生育全面放开后，原本是计划生育下诞生的中年人上有四位老人，下有多位子女，在照顾老人时更为力不从心。

与家庭养老相对的是机构养老。20 世纪 70 年代，西方发达国家在认识到老龄化问题后，集中建设大量养老护理院，推行机构养老。经历一段时间的发展后，此举并没有成为解决养老问题的有效手段。一是机构养老前期投入大，其基础设施和床位供应都跟不上老年人口的急剧增长。二是机构养使得老人远离家庭，子女探视少，间接加重了老人内心的孤独和焦虑，不利于老人的心理健康。三是机构养老费用高昂，老人即便有心也无经济实力承担。

社区养老便是在此基础上产生。20 世纪末 21 世纪初，欧美各国将养老的重心转移到社区居家养老模式。如英国自 1989 年开始全面推行社区照顾计划，颁布了相关白皮书，此后又颁布了相关法令；2007 年德国改革护理保险制度，提高了居家社区养老补贴，使其成为最为重要的养老模式[12]。

所谓社区养老（又称居家社区养老），即老年人以家庭为居住地，以社区为日常活动养老平台，整合社区内各类资源，为老年人提供日常养老服务。老年人不离开家庭，就能享受到社区的养老服务机构、社区互助、志愿者及其他社会支持相关组织提供的养老服务。此种养老模式有以下优点：一是交通便捷、环境熟悉，依托老年人日常生活的最主要场所——社区，为其提供就近便利服务；二是遵循了老人不愿远离家人的心态，满足了其和亲友共同生活的情感需求；三是减轻了子女和政府的养老经济负担，避免产生空巢老人“孤独死”的难题；四是借助社区各项资源，资金投入少，故而收费低廉，政府财政压力小，老年人也能够承担。可以说是一种融合家庭养老和机构养老优势的新兴“经济适用型”养老模式。

（二）社区休闲与社区养老

社区休闲是指居民在社区范围内能享受到的休闲资源和休闲机会，它是居民的日常生活权利，是一座城市应有的内在功能，也是反映居民生活水平和城市发展现状的重要指标。社区休闲从整体视角出发，布局社区的休闲活动、空间、设施、服务、管理和运营，从而提升整个社区居民的休闲参与

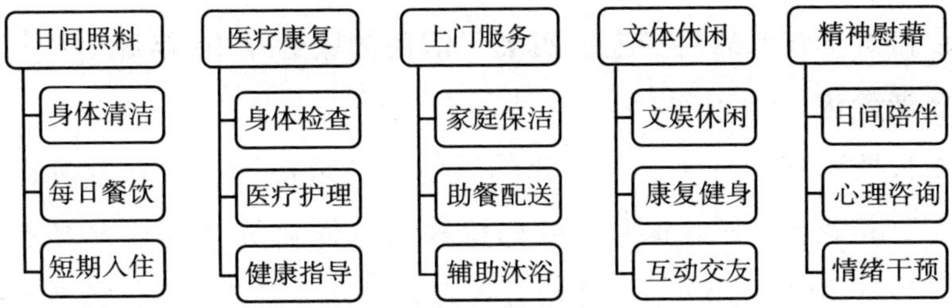

图1　社区养老模式的主要服务项目

度、休闲满意度、休闲认可度和生活幸福感乃至美好生活。特别是随着城市有机更新、老年友好型建设等改善民生与城市升级举措的实施，社区休闲场景的构建是不可或缺的因子[13]。

社区休闲是居民日常的核心休闲（Core Leisure），是大家能在家门口享受到的休闲。在养老领域，与之紧密相关的即休闲养老社区——系统、规模化、以休闲娱乐为主导的老龄社区。社区休闲作为老年人日常休闲交往的重要依托，能够使居民在社区范围享受到休闲资源和休闲机会，其深层价值在于满足老年人在信息时代和日益原子化、碎片化的孤独时代迫切需要的社交、健康、文化、教育、娱乐等需求，以及提升其归属感、自我成长和自我实现等价值。它有助于解决空巢老人生活寂寞、心理需求得不到满足等问题，促进老年人社区共同体意识，形成人与社区和谐共生关系。可以说，社区休闲养老是解决我国日渐加剧的老龄化问题，让我国的老年人更有乐趣、有价值、有成就感地安享晚年的积极老龄化重要途径。

四　积极老龄化与社区养老体系建设比较

2019年，日本65岁及以上老年人口占比为28.4%，相当于10个日本人里有3人是老年人[14]，老人“孤独死”的概率较高，由此诞生了专门打扫“孤独死”老人房屋的特殊清扫公司；与之相反的是同期日本出生率从19.9%下降到7.4%，年轻人不足导致社会结构向老龄化加剧发展。与此同时，日本人均预期寿命高达85岁，而中国人均预期寿命仅为76岁。高龄化等问题使得日本在二战后实施了四次“国民健康运动10年规划”[15]，全面推动积极老龄化。

日本长期受到老龄化、少子化的威胁，导致传统家庭养老模式日渐退化，故而对养老金、医疗保险、社保税收的一体化等进行了大刀阔斧的改革，尤其是从20世纪60年代开始就较为关注社区养老，并创新性地提出了“介护”服务（身体照料及家政服务的融合模式）。其涉及社区养老的健康服务体系、社会保障体系拥有不断完善的法律、日渐完备的专业服务人员队伍，并提供了多元化的服务内容，值得我国学习借鉴。

（一）社区养老与日常服务体系

为从源头预防老年疾病等问题，日本政府提出“活力80岁健康计划”[16]，1989年又制定了养老“黄金计划”，增设老年人社区福利设施，并为低收入老年群体提供上门介护服务。此后社区养老服务不断完善，根据老人的身心状态不同，提供不同种类的医疗保健、身体护理及家政照料服务。此外也提供日托服务或者短托服务，老人白天或者短暂几天在社区养老机构进行日常活动、康复治疗、医疗体检等，可以一边和亲人生活在一起，一边解决日常问题。根据介护法案，老人一般每周可以享受5次以内的护理服务，每次6~8小时。

此外，日本一些城市由政府出资，定点设立“社区综合咨询服务中心”“社区照顾支持中心”等类似机构，长期派驻具有相关资历的护理人员提供专业的老年人健康咨询服务，以及社区生活交流员为老年人就日常社区生活中的种种问题答疑解惑[17]，同时承担了介护保险服务的介绍签约监督等职责。一些地区经过允许，公开了高龄独居老人的具体信息，并通过社区互助的方式加强社区与老人尤其是空巢老人之间的日常联系。若居民发现有遇到健康问题、生活困难的老人，可以汇报给社区服务中心，有关部门会上门走访，为老人提供相应的照料服务与帮助，并在组织社区活动时鼓励其参与。还有一类公办民营的地区养老福利中心，由政府建造，民间资本运营。中心各空间设置合理，融合老年人才招聘中心、各类老年活动俱乐部、老年人健康体检中心、交友场所，甚至开辟了农田给喜爱种植的老人。此外，福利中心还承担部分社区综合服务中心的职责。

当前我国的社区养老服务，公办性质较强，因财政压力等只能顾及“三无老人”以及失能半失能老人，其他老年人的日常养老需求难以得到满足。民办资本因盈利微薄，故而服务项目单一且层次不高，局限性较大。此外，政府宣传渠道有限、养老宣传不到位，国内一些城市的相关部门也出资购买服务，为老年人提供社区上门护理服务（如杭州），但遭遇到老年人对政府福利服务了解甚少、普及率低、护工因工资太低而缩短工作时间等具体问题。

（二）社区养老保障体系

1. 政策法律保障

二战后日本相继颁布了《老人福利法》（1963）、《老人保健法》（1982）、《介护保险法》（2000）等相关法律，出台了《高龄老人保健福利推进 10 年战略计划》（1989）等政策，其中社区养老的主体地位逐步明确，并通过缴纳护理保险费等方式，形成了社会保险与政府财政分别负担一半的养老资金机制[17]。

我国养老政策和法律体系构建起步较晚，2011 年开始以向老年人提供制度性保障为目标，逐步统筹城乡基本养老、医疗保险制度，持续推进包括金融支持、土地供应保障、保险保障（养老保险、基本医疗保险、商业保险等）在内的养老服务保障体系建设。2019 年通过国家《基本医疗卫生与健康促进法》，这是首部以“制度”形式保障我国民众最基本的健康权利的法律，也为切实满足老年人深度养老服务需求提供了基本的物质保障。目前我国已有多个长期护理险试点城市，十九届五中全会也提出要“衔接配合建立长期护理保险制度”。然而由于 2014 年起国家 GDP 增速放缓，保险筹资难，部分政策出台后因经费等问题难以真正实施贯彻，到现在依然没有找到可以全国推广的护理保险模式。政策规划出台滞后于快速发展的老龄化现状、监督管理体系不到位等诸多问题在一定程度上也影响了相关工作的开展。

2. 组织与运营体系

日本养老组织大致可分为政府力量、非营利民间组织、社区互助及提供专门养老服务的企业。政府层面，厚生劳动省下设健康局，包括健康增进课，并针对老年群体下设老健局，作为老年人福利行政中枢机关。政府将行政权力下放，鼓励社会各方力量、人才的广泛参与，着力推行社区居家养老服务模式。尤其是对民间非营利组织给予大量政策支持，如《特定非营利活动促进法》（1998），其中大部分集中于对老年人及残疾人等弱势群体的帮助，有力地推动了帮助老年人等弱势群体的民间组织的蓬勃发展。此类组织对社区养老困境的具体情况往往有着近距离观察，并能提出行之有效的解决办法。如政府为“介护保险”提供部分资金，但其具体承保和实施等下放到民间组织。所以各社区提供的介护服务形式多样、灵活多元。

相较而言，我国的社区养老仍然处于起步阶段，尚未形成成熟的市场化运作，可以说政府不仅是各类养老服务的供应方，同时也是监督单位。为逐步摆脱此种困境，国家及社会各界也做出种种改革。如2020年住建部支持推动“物业服务” + “养老服务”的新模式探索。此外一些民间资本也逐步涉足养老领域。如海航投资宣布与中融人寿合作，进行“养老社区” + “保险模式”的新探索。当然，民间资本需要在土地开发、财税补贴、政策支持等优惠政策方面获得更多支持，从而减轻社区养老事业财政负担，提升养老产业的效率和质量。

3. 人力资源保障

日本通过两方面措施来缓解老龄化下劳动力的逐步缺失。

针对社区养老服务人才的不足，日本一方面通过宽松的留学生政策以及针对性极强的外国人留日就业政策等吸纳外部人力资源，另一方面，政府出台《社会福祉士和介护福祉士法》（1987）[17]，通过学校教育（如社会福祉士为本科教育）和相关资格认证（如介护福祉士为职业教育，须通过资格考试），培养了一支全方位专业养老服务人才队伍。根据日本介护协会的报告，日本九成养老服务人员的学历为高中及以上。除此之外还有《福祉人才确保法》（1992），对养老专业化人才的培养过程，乃至其社会地位予以法律上的保证，从而保障了社区养老服务人才的稳定持续供给[17]。

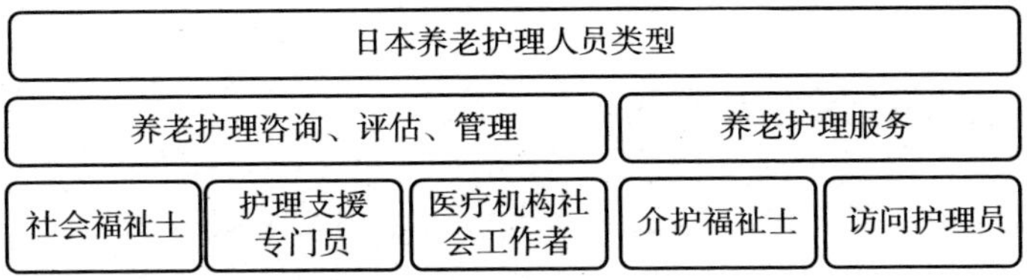

图2　日本养老护理人员类型

资料来源：项目团队整理。

同时，政府也采取对老年人口积极雇用的政策，1971年实施《中老年人就业促进法》号召老年人发挥余热，担起社会责任。1978年日本实施“中老年人雇用开发补助金”[15]制度，促进了老年人口的就业。2004年实施《高龄者雇用安定法》，各地设置老年人就业服务窗口，为老年人提供就业咨询，各地老年人才中心也积极对接企业和老年人，引荐大量短期就业机会。

目前我国执行《养老护理员国家职业标准》（2002），然而我国有近3亿老年人以及4000万失能老人及半失能老人，与需求相比，相关护理专业人才严重匮乏（约30万人），即使不考虑专业资格，目前我国一个老年护理员也要对接近10位老人[18]。2020年，南京中医药大学建立养老服务与管理学院，成为全国首个本科养老学院，但其他高校健康管理专业学生毕业后进入养老机构的意向非常低，主要以医疗机构工作为主。我国90%的社区护工来自周边农村地区，受教育水平有限，大部分人仅有小学或初中学历，养老服务人员的素质提升以及接受专业技能培训仍然任重道远。目前一些城市已经制定并实施相关养老服务人才政策（如北京）以及养老护理员薪酬等级体系（如上海），将岗位补贴与职业等级挂钩，为吸引人才，还设置了数万元不等的毕业生入职补贴。此外，养老服务人员的工作报酬和社会地位均较为低下，导致人员流动性较大，流失到其他服务行业的概率较高，难以发展成一支高质量且稳定的专业护理人员队伍[19]。因此，真正要“把人留住”，还需要社会转变观念。

五　日本社区休闲与养老模式发展经验

（一）全龄社区养老模式

1. 跨越年龄圈层的综合性社区养老：江古田之杜集合住宅

综合性集合住宅社区已日渐成为日本面对老龄化社会进行住宅规划的一种趋势，这就意味着不同年龄层聚集生活在同一个社区，组成一个新兴大家庭。如东京的江古田之杜集合住宅，地处东京中心地段，周边写字楼林立，适合上班族通勤，附近有面向社区开放的江古田森林公园，适合老年人日常休闲。社区内共有 4 种房型：面向高校学生的出租公寓、面向有子女的小家庭的公寓、面向健康老人的出租公寓、面向需要看护服务的老人的养老中心。

为满足各类群体需求，社区内还配有大型综合医院、托儿所、幼儿园、图书馆、养老院、药店，以及 24 小时便利店和超市，俨然一个小型社会。此外，社区还备有“客房”，专门为社区租户的朋友和家人准备；有面向小朋友的活动中心，由有相关教育背景的老人担任讲师；还有“生活实验室事务局”，定期组织举办音乐会、集市、节日聚会等各类丰富多彩的休闲活动。江古田之杜的社区设计理念，能够在保证隐私的基础上，创造全年龄段相互沟通、交流的场所，从而增加老年人休闲机会和空间，减少老年人内心的孤独。

2. 社区新型老龄社会探索：柏市丰四季台高龄社区

为进一步解决老龄化问题，日本不断联合高校科研机构探索“Aging in Place”（居家社区养老）等项目建设，其中最具有代表性的是位于千叶县柏市丰四季台地区的高龄社区。该地区 40% 都是 65 岁及以上的居民，为了带动地区活力、应对老龄化社会，地方政府与东京大学高龄社会综合研究所等机构合作，创建了一个高龄化范本的未来住区街道改造项目，积极为老年人提供再就业机会。

该项目主要包括四个方面：一是参与生活支援工作，雇用合格的老年人为身体较虚弱的老年人提供协助外出、打扫和家庭清洁等服务，老年人之间也可以通过相互陪伴、闲聊、共同外出散步等休闲方式加强社交，驱散孤独；二是开辟市民农园，在社区小型市民农园、屋顶农园等地推进休耕农业，吸引热爱种植的老年人进行农耕工作，在满足其兴趣爱好的同时也能收获农副产品，既可以通过与绿色植物的接触对老年人的身心产生积极影响，也是对区域内的各种废弃空间的有效利用；三是从事烹饪工作，招聘爱烹饪、热爱制作美食的老年人支持社区食堂和食品贩卖服务，推进当地食品制作产业；四是协助儿童保育，绝大多数老年人尤其喜欢和孩子们相处，可借此吸引老年人在老幼复合型设施中担任部分儿童教育和看护的工作，也能帮助其增强自我认同感和社会成就感。

（二）倡导积极休闲方式

1. 以乐活方式重燃老年人生活激情：蒲公英介护中心

养老院里老年人衣食无忧、身体每况愈下，很多人悲观消极，不愿参加康复锻炼和社交活动。爱知县的蒲公英介护中心是全日本最大的养老院，该院创新地发行了内部货币“SEED”币（类似日元纸币），寓意种子和希望，并以此方式对愿意参加康复训练，或配合护工工作的老年人提供一定数额的SEED币奖励。很多之前事事依赖护工的老年人，开始独立做事，而曾经躺在床上不肯动的老年人，也开始下床走路。至于那些高收入的项目，老年人都争先恐后地参与，攒够相当的SEED币后，老人们就能外出参加各种休闲活动或者逛街购物。

蒲公英介乎中心还专门开发了SMILE系统，即从精神机能（Spirit）、身体状况（Moshon）、独立能力（Independence）、生活水平（Life）、享乐水平（Enjoy）五个方面对老年人进行能力提升。自SEED币和SMILE系统运用以来，老人们的身体状况得到明显改善，老年痴呆症状也有所缓解，很多老年人都表示感受到了自身的价值和重获生活的意义。这种管理模式不仅让老年人找回以前的活力，更改变了大多数老年人消极的生活方式，养老院也不只是通往生命终点的候车室，而是让老年人在老有所养的同时，也有所乐。

2. 日间娱乐项目陪护所：梦想之湖护理村

麻将桌、扑克台、弹子老虎机等带有博彩性质的娱乐活动尽管一直被认为是消极休闲活动，却逐渐成为日本一些日间老人看护所的重要内容。因为其具备特别的“康复效果”，而且趣味十足，所以受到老年人的欢迎与热衷。最早如2001 年于山口县建立的“梦想之湖护理村”，老板森熏认为：虽然日本日间陪护所越来越多，但为老年人开设的活动太幼稚，这个群体需要真正的休闲活动。

博彩类休闲活动因其趣味性广受老年人欢迎和喜爱，同时也大大促进了老年人的大脑锻炼。在该院行走困难的老年人中，76.9%的老年人通过此类游戏改善了身体状况，比全国平均值高 65.4%。此外，这种形式的休闲娱乐也帮助老年人加强了社交联系，相关负责人表示，老人们在共同的休闲活动中不经意间就交到朋友，从前的寂寞和空虚等负面情绪大大降低。

日本一些社区自从引入博彩类休闲项目后，曾经突出的老年人自闭现象得到大幅度改善，积极参与外界交流的老年人增加了约 80%。不过还需要警惕博彩类娱乐项目的上瘾行为和不良社会影响，还应充分利用娱乐活动的康复效应与社交功能，商榷并探索适应积极休闲与社区养老模式的最佳途径。

（三）重塑休闲消费理念

1. 老龄消费服务综合体：永旺购物中心东京葛西店

社区养老不仅仅提供日常护理服务，同时也是养老服务业和老年人休闲娱乐消费需求之间的纽带，一方面能够满足老年人休闲交流和服务需求，另一方面深入挖掘、拓展新的服务和产品，以带动相关产业的供需发展。以永旺购物中心东京葛西店为例，方圆 2 千米范围内生活的有一半以上是具有消费潜力的老年人。2013 年，永旺葛西店四楼改造成老年人健康中心 G · G MALL，专门面向 55 岁以上高龄消费者，宣传标语是“人生后半场才有趣”，旨在让老年人更好地度过日常休闲时间。

G·G MALL 的设计理念是：以老人为本。其创新之处在于，充分关注被忽视的老龄人口市场，深挖该阶层的日常需求，并构建了愉快而充实的日常休闲空间，提供了丰富人生的各种可能，从而与老龄客群之间建立起极为亲近紧密的关系。如为了配合老年人晨起时间，将营业时间设置为早上 7 点；由于老年人体力有限，商场大量放置皮质沙发座椅；对购物车进行减重设计，并配有 360 度万向轮和便于放置包裹的独立弯钩；商场还专为独居老人提供小份装、少油少盐的健康食物；同时提供三小时必达配送服务，老年人不用再担心买太多拎不动；并为 55 岁以上老年顾客额外提供 5% 折扣，定制化营销方式大大增强了老年人的身份认同感。除此之外，商场内将大量空间改造为健身步道，开设了各类免费的老年健步、健身操课程，并提供专门面向老年人的健身房、康复中心，以及围棋、戏剧、料理等百余种休闲活动，丰富老年群体的休闲社群生活。

2. 精准定位的老年健身服务品牌：Curves 中老年女性健身房

近年来，涌现出大量为老年人服务的商业或公益组织，为老年群体构建了一套新的退休生活服务生态。如日本 Curves 是一家别具一格的老年女性健身俱乐部，它将美国 Curves 品牌健身房进行本土化改造，专门为高龄女性服务。目前已拥有近 2000 家连锁健身房，吸引超过 80 万中老年会员，会员的平均年龄为 61 岁。

日本 Curves 针对中老年女性需求进行精准定位和设计，以增强对中老年女性群体的吸引力。在健身理念上，它摒弃了传统健身房减脂增肌的理念，而是提出通过疾病预防和控制达到健康、养生的目的，这一理念无疑更适合老年人；行程安排上，健身房内没有私教、不收私教费，实行免费指导，一次运动只需要 30 分钟，轮流批次快，也不需要等待很久；性价比上，鉴于老年人对价格比较敏感，健身房去除不常用的器材，让利给消费者，并且采用非传统杠片设计的液压式器材，产生如水中运动般的适能适性，以此确保任何年龄和身体状态可负荷的运动状态，尤其是对于运动能力比较低的中老年女性群体来说，很容易上手；此外，健身房以“二没有一不”（没有男性、没有镜子、不化妆）为理念，以免高龄女性因身材走样而丧失自信心。

六　日本社区休闲养老对中国的启示

日本的养老模式打破了人们对老年人的刻板印象，为老人们带来温暖、丰富、积极、有趣的晚年生活。其人性化的设计、创新的休闲活动、新颖的运营模式、人性化的服务体验，为我国的社区休闲养老带来诸多启发。

其一，建立健全社区养老政策法规体系、优惠政策和监管机制。日本《介护保险法》等法律的制定，一方面是为了解决老年人缺乏护理的问题，另一方面也是为了减轻日渐沉重的政府财政负担。我国政府为推动养老事业可持续发展，也制定了相关法律，推行了各级政策。然而目前存在的主要问题，一是国家养老保险资金池亏空形势日渐严峻，二是政府出台的各项优惠政策，以及与政策配套的土地开发、资金支持等，都尚未完全落到实处，如入住民办养老机构不能享受医保定点服务，老年人争先恐后入住可医保报销的护理院导致床位紧张等资源分配问题；三是涉及具体政策的细节仍然有待完善，如养老只有生病部分可以报销，除此之外的服务费用均需要自费，老年人负担较重，中年一代也因此背上沉重的养老负担；四是民办养老机构钻政策的空子，非法营销保健品等。当然日本养老政策也有其不足之处，如日本介护保险广受诟病的非独居老人不能使用介护保险报销日常家政服务、服务人员谎报服务时长，再如介护保险真正的实施方为民间组织和社团法人，这种非公立性会导致相关组织因逐利而忽视没有给付能力的低收入老年群体。我国应吸收日本各类养老法律及政策中的优点和可行之处，扬弃其现存问题，推行可行的政策并落到实处，以及建立健全行之有效的监督机构和监管网络，使得社区养老机构和服务体系能够有效运营。

其二，构建多方协同社区养老机制，深挖休闲养老经济。日本政府不再直接提供养老服务，而是交由第三方来提供，推进社会福利组织、企业参与社区养老，从各个层面弥补政府供给的不足，减轻政府财政、人事等负担。而日本民间企业以其独特的市场敏感性提供富有创造性的、灵活高效的银发服务，一方面提升了日本的社区养老水平，另一方面也拉动了经济的增长，实现双赢。过去受限于经济发展水平，为老服务的生态体系长期处于空白残缺状态，现在大量休闲文化服务组织出现，开始为老年群体构建新的退休生活，这种新的形态链正在快速改变老年群体的生活消费理念，激发老年群体对生活的兴趣与希望，为他们的退休生活打开了一扇新的窗口。各地区也化老龄化压力为动力，多方面挖掘老年人潜在需求，从而扩大需求、创造就业岗位，带动经济增长，而这些紧密相关的因素就构成了亟待挖掘的“银发经济”。

其三，完善老年再就业群体及老龄服务人才队伍建设及保障。专业养老服务人员短缺已经成为制约我国养老事业发展、加重老龄化危机的重要因素。日本通过建立养老服务细分教育体系及资格认证制度来拓宽养老服务人员体系，并为致力于养老服务的学生提供配套教学及资金补助。政府为福祉士专业的学生提供高额学费资助（高达80%），且类似中国“免费师范生”政策，毕业后从事相关工作五年则不需要返还这部分资助。此外日本因劳动力短缺，放宽了海外养老护理专业人才进入就职的条件，同时践行积极老龄化的措施帮助老年人再就业，标本兼治，力图解决本国老龄化问题。国内的养老机构普遍抱怨招人难，护工的社会地位和工资待遇低下，专业性未受到社会认可。因此，必须将养老服务人才和老年人才队伍纳入我国新型人才队伍建设，通过完善护理人员的学科体系和资格认证，以确保各地社区有充沛的专业化老龄服务人才资源。同时还要对老年再就业群体及老龄服务人才的经济地位、社会地位、收入来源予以保障。

其四，推进积极老龄化与本地社区的深度融合。日本的养老机构一般都会选址于市区老人密集的地区，规模不大，较少超过100张床位。并将社区休闲与养老融合，内部花园、幼儿园、餐厅等对外开放，设置儿童游乐区，与其他年龄层共享休闲健身等公共设施，减少养老机构的密闭性。此外，各个地区均建立“地区综合服务中心”，为老年人提供各类日常社区生活指导服务和再就业服务推荐，从根本上调动老年人社会参与能动性以及社区主人翁意识。目前我国社区养老还处于试点起步阶段，一些试点城市（如北京）推出了“社区养老服务驿站”及“养老照料中心”，然而社区中各类资源仍需继续整合，如民政部门、卫生部门等均建立社区相关服务站，但相互联系分散，导致资源浪费，可以借鉴我国“市民中心”的便民服务，将各类老年人服务资源有效融合。目前我国一些试点社区推出“积分养老”模式，联合社区内部医院、超市、银行、餐厅、老年大学等，为老年人打造用积分抵扣现金的养老模式。此举不仅鼓励了老年人多多出门参与社会事务，也启示社区各产业联合起来挖掘养老服务的新风口。

其五，创新养老服务，重视休闲活动对老年人身心健康的影响。日本各个养老院以及社区养老机构，为了让老年人的生活更有激情、参与感、成就感，科学评估了老年人口的身心需求，通过分级护理制度，从各个细节丰富老年人的休闲活动，如发行内部“纸币”，聘请老年人作为社区幼儿园的老师、开辟老年农园等，采取的服务花样迭出。可以说社区休闲活动不仅可以节约护工等人力资源、减轻相关部门财政压力，整合以及盘活了相关资源；也有效陶冶情操、丰富自身人格，提升其身心健康尤其是幸福感和社会成就感，给老年人群体提供了信息互通、人际交流的平台，以及社会参与、发挥余热的舞台。我国于2020年发布《城乡老年友好型社区标准》，其中的重要环节即为“丰富老年人的精神文化生活”，然而从现状来看，养老服务主要还停留在维持老年人生存及身体健康的层面，应大力开发多种多样的活动，与老年人互动交流，给予老年人心理抚慰和人文关怀，通过休闲参与实现我国的积极老龄化。

参考文献

[1] 张洋：《我国社会养老服务体系完善研究》，东北师范大学博士学位论文，2016。

[2] 孙碧竹：《我国社会养老服务体系发展研究》，吉林大学博士学位论文，2019。

[3] 崔恒展：《居家养老的源起演变及其内涵探究》，《山东社会科学》2015年第7期，第120～124页。

[4] 邬沧萍：《提高对老年人生活质量的科学认识》，《人口研究》2002年第5期，

第 1 ~5 页。
[5] 武盼盼：《降低主观年龄：成功老龄化的有效途径》，西南大学硕士学位论文，2016。
[6] 要薇：《从理念到实践：生产性老龄化研究》，河北大学博士学位论文，2013。
[7] 陈坤、李士雪：《健康老龄化的理念演变与实现路径》，《理论学刊》2017 年第 3 期，第 87 ~92 页。
[8] 范方春、吴湘玲：《老龄问题应对理念的辨析——历史和比较的视野》，《社会保障研究》2018 年第 4 期，第 13 ~21 页。
[9] 贾红力：《太极拳运动对社区老年人休闲利益和积极老龄化的影响》，南华大学硕士学位论文，2015。
[10] Fries, J. F. "The Theory and Practice of Active Aging", *Current Gerontology & Geriatrics Research*, Vol. 2012, No. 10, 2012, pp. 1 ~7.
[11] 贾红力等：《衡阳市社区老年人积极老龄化现状及其影响因素的研究》，《护理学杂志》2015 年第 1 期，第 85 ~88 页。
[12] 柏萍、牛国利：《城市社区居家养老服务的发展思路与对策》，《城市观察》2013 年第 4 期，第 33 ~44 页。
[13] 刘慧梅：《后疫情时代休闲方式的探讨》，人民政协报，http://rmzxb.bzzb.tv/shareart_ 3432299_ 5. html，2020 -11 -06。
[14] 杨光辉：《中国人口老龄化与产业结构调整的统计研究》，厦门大学博士学位论文，2006。
[15] 赵毅博：《日本养老保障体系研究》，吉林大学博士学位论文，2014。
[16] 张旭：《基于老年人行为模式的居住环境建构研究》，天津大学博士学位论文，2016。
[17] 康越：《日本社区养老服务体系的做法与经验——以大阪府岸和田市为例》，《中央社会主义学院学报》2011 年第 5 期，第 108 ~111 页。
[18] 杨瑞攀：《中国养老护理员职业发展困境研究》，重庆大学博士学位论文，2015。
[19] 陈玲、汪雅新：《社区式休闲养老服务模式探究》，《中国商论》2017 年第 14 期，第 179 ~180 页。

B.15

基于RMP模式的休闲农业旅游产品研究

——以日本Mokumoku农场为例

张 漪　褚天韵　胡安安　王 莎*

摘　要：体验经济的到来使得休闲旅游深受大众喜爱，乡村振兴战略进一步促进了乡村旅游的发展。在此背景下，以休闲农业为主题的旅游产品受到学术界和实践界的广泛关注。本文基于RMP分析模式，对日本Mokumoku农场较为成功的运营模式进行了系统还原，从用户视角扩展了管理维度，总结出延长休闲农业产品产业链、提升休闲农业产品消费体验属性、打造休闲农业创意品牌、强化休闲农业产品用户管理策略四个方面的具体建议，为疫情防控常态化下国内休闲农业旅游产品的开发与运营提供参考。

关键词：体验经济　休闲旅游　RMP模式　Mokumoku农场

一　引言

伴随着消费个体化现象不断加深，孤独感和人际疏离感日益成为社会各

---

* 张漪，复旦大学旅游学系硕士研究生，主要研究方向为乡村旅游；褚天韵，复旦大学旅游学系硕士研究生，主要研究方向为乡村旅游；胡安安，复旦大学旅游学系副教授，主要研究方向为康养旅游、养老旅游；王莎，复旦大学旅游学系副教授，主要研究方向为休闲旅游、邮轮旅游。

界关注的焦点问题。2020 年突发的新冠肺炎疫情进一步加剧了上述现象，面对面的人际交往活动迅速减少，人们渴望在疫情结束后走出家门、亲近自然，与家人、朋友亲密接触、放松身心。在此背景下，旅游产业需要迅速把握这种体验经济的需求动向，结合国家乡村振兴战略，将研究与实践的重点投向休闲农业旅游产品，关注生态休闲旅游业的健康良性发展，为旅游业的复苏提供新动能。本文基于经典的 RMP 旅游规划模式，以运营较为成功的日本 Mokumoku 农场作为研究范本，结合国内情况展开扩展分析，提出新的产品设计思路和管理建议。

二　相关研究述评

（一）体验经济

休闲农业旅游产品的核心在于体验，即通过消费者的体验活动带来可以持续的经济效益，因此需要从体验经济的视角还原产品的设计思路。目前学界普遍认为“体验经济”的概念由美国未来学家阿尔文·托夫勒在 1970 年《未来的冲击》一书中首次提出，核心观点由美国经济学家派恩和吉尔摩于 1988 年[1]进行了系统阐述。简单地说，体验经济是指“以服务为舞台、以商品为道具、以消费者为中心，创造能够使消费者参与、值得消费者回忆的活动型经济形态”[1]，通常以效用作为基本价值衡量变量，反映消费者心理满足状态。需要特别指出的是，不同学科都结合自身特点对体验经济进行了系统研究，因此体验经济的定义属于一个内容集合，必须结合具体的研究情境加以细化定义。

本文以关键词“Experience Economy”在 Web of science 中进行检索，共析出 23859 篇文献（1990 ~ 2020 年），足以体现学界对相关概念的重视程度。国外学者对体验经济的研究体系可以简单概括为三大方向：第一，关注体验经济的生成基础。相关研究指出，体验是传统服务产品以外的新型经济提供物[2]，是随着社会发展产生的新形态[3]，需要从生成和培育的视角分析基础要素。第二，关注体验经济的发展模式。前人研究普遍认为体验经济的发展需要依靠“创意”[4]，强调生产者的定制化服务供给与消费者的个性化体验相辅相成[5]，指出体验经济将在未来新型经济发展模式中占有重要的地位。第三，关注体验经济的价值增值。已有成果聚焦于体验经济中的兴趣、情感等因素[6]，指出消费者更易为自己的独特体验而付费[7]，体验经济的重点应在独特性的挖掘方面。

较之于国外，国内学者对于体验经济的研究起步较晚，在中国知网中以“体验经济”为关键词进行检索，共析出 5940 条结果，最早一篇发表于 1998 年，已有文献较多源自旅游及其相关产业。国内学者普遍将体验经济看作一种经济模式，一般基于服务业研究背景展开，表现为通过文化包装和创意设计，利用科技手段创造出满足个性化体验需求的吸引物[8]。不同于国外学者将焦点放在体验经济的生成基础、发展路径、影响因素等方面，国内学者更多地关注体验经济给各行业带来的变化，或是将体验经济视为一种产业模型变量，据此分析各个行业的应对举措和发展策略。

（二）休闲农场与乡村旅游

休闲农场是休闲农业的具体载体和主要表现形式，在乡村振兴战略的宏观背景下，休闲农场及相应的休闲农业项目迎来了重要发展机遇。休闲农场模式在国外由来已久，目前已发展衍生出多种形式。在理论层面，国外学界对休闲农场主要持两种观点[9]：多数学者认为休闲农场的经营和运作属于乡村旅游产业的一个分支；还有部分学者指出到休闲农场的观光体验是乡村旅游的具体实现形式。不难发现，国外学者对于休闲农场的研究主要是对乡村旅游的深入展开[10]，主要涵盖乡村旅游与可持续发展、乡村旅游发展的动力机制、社区居民的旅游支持意愿、乡村旅游发展策略等四个方面。

在国家大力发展“三农经济”的背景下，国内休闲农场与乡村旅游发展迅速，日益成为学界关注的研究主题。本文在中国知网以“休闲农场”为关键词检索到 659 篇文献。从发表时间上来看，国内对于休闲农场的研究始于 1991 年，在其后将近 10 年的时间里，研究对象主要为中国台湾地区，大陆对休闲农场的研究起步较晚。21 世纪初，国内学者逐渐开始关注台湾发展休闲农业对大陆农业结构调整的启示[11]，研究成果开始增多。从发表数量上来看，国内对休闲农场的研究热度从 1991 年（1 篇）至 2017 年（66 篇）整体呈现上升态势。从研究内容上来看，国内对于休闲农场的研究与休闲农业联系紧密，在国外已有研究重点的基础上，主要侧重休闲农业发展史、休闲农场规划应用等方向，比如宋红、马勇（2002）回顾了我国休闲农业发展的历史[12]；王仰麟、祁黄雄（1999）在休闲农业的规划中应用 GIS（地理信息系统）[13]，相关研究不仅扩展了休闲农场与乡村旅游的研究领域，对具体研究方法也进行了创新。

（三）RMP 模式

RMP 模式又称为昂普模式，最早由北京大学吴必虎教授提出，是国内较为成熟的旅游规划模式。R 指 resource analysis，M 指 market analysis，在两者的基础上进行深度产品分析，即 product analysis（P）。在中国知网中以“RMP”和“旅游”进行联合检索，共析出 402 篇文献。研究文献自 1999 年起呈现逐年递增态势，主要聚焦于旅游产品开发设计领域。已有研究显示，RMP 模式适用于特定区域、特定特征的旅游产品规划，比如文化类产品[14]、沉浸式工业园区[15]、休闲文创产品[16]等。总结前人研究，可以发现 RMP 模式有以下三个特点：第一，注重旅游资源的合理利用；第二，关注客源市场的特征分析；第三，突出旅游产品的创新设计。

对比已有研究可以发现，RMP 模式多应用在区域旅游规划中，理论架构与休闲、体验类产品设计领域实践十分契合，因此本文选取 RMP 模式具有一定指导性。在体验经济的背景下，休闲农场和乡村旅游更加注重旅游者的获得感，既有传统 RMP 模式关注的规划设计维度，也有新的模式发展要求。本文在借鉴 RMP 模式时，并没有照搬理论，而是充分考虑为旅游者创造体验的特殊因素，对其进行扩展。在 RMP 模式基础上，本文将用户管理（Customer management）纳入分析模式。具体来看，R 维度分析旅游资源的禀赋条件、地理区位条件等；M 维度分析现有旅游市场规模、市场结构、竞争－合作关系等；C维度分析用户管理的现状、管理策略等；P维度分析旅游产品的产品体系和发展空间。

三　案例介绍

本文的研究对象——日本Mokumoku农场坐落于三重县伊贺市郊区。Mokumoku农场的成功经营，实现了一二三产业的加法和乘法效应，成为日本最为知名的亲子休闲农场，当地也从偏僻贫穷的山村蜕变为全国著名的乡村旅游目的地和全国最富裕的乡村。农场将主要客群定位为家庭及学生，注重体验感、参与感与设计感，强调亲近自然、农识教育、家庭休闲，提供农耕体验、蔬果采摘、食材加工、生态餐饮、特色商品购买、乡野度假住宿等多元服务。在经过30余年的不断努力后，农场主体占地已经扩张至13万平方米，年游客量达到50余万人次，平均留客时间4～5小时，年营业收入超过54亿日元。Mokumoku农场已经俨然成为这个人口仅10万余人小镇的支柱产业。

通过对日本Mokumoku农场发展历程的梳理，本文重点分析其结合资源、市场的产品设计。休闲农场的成功离不开用户管理的发展策略，因此本文结合特定情境提出休闲旅游产品的RMP扩展模式，为国内高速发展的休闲农业产品的打造提供借鉴。

（一）资源基础——R

Mokumoku农场拥有强大的客源。它虽地处郊区，但能够辐射到一个巨大的都市群，京都、大阪、神户、名古屋等大城市均在两小时车程范围内，可以涵盖超过3000万的潜在客源。

Mokumoku农场依托独特的资源。与多数依托农业种植的农场不同，Mokumoku农场主要依托畜禽养殖产业，其前身是一家肉类加工厂，主打美味、放心、新鲜三大元素。由于售价高于进口肉制品，加之工厂处于偏僻的山村，缺乏区位优势、交通不便等原因导致经营困难，一度面临着严峻的销售压力。为了生存，工厂转型做猪肉深加工，但是不管如何转型，Mokumoku都没有离开一个主题——猪，这是它最重要的历史底蕴和资源基础。

Mokumoku农场背靠发达的小农经济。农场所在的青山镇拥有一众手工啤酒作坊、牛奶作坊和麦芽工坊，彼此独立、往来很少。Mokumoku的经营者在香肠制作获得一定成功、形成一批忠实会员的基础上，试图将手工香肠制作发展为流量入口，将各类作坊联合起来供城市游客参与体验。在1995年，以“自然、农业、猪”为主题的Mokumoku农场通过契约联合的方式诞生。至今，Mokumoku农场仍然提供周边农户自有产品的售卖，让周边农户受益的同时，还扩展了农场的消费空间。

（二）市场分析——M

Mokumoku农场的巨大成功离不开其独到的眼光和敏锐的市场嗅觉。1989年，为了改变农场惨淡的经营现状，现任社长也是当时的创始人之一后藤智着眼于“太太经济”现象进行转型，应当地居民的诉求，举办面向家庭主妇市场的手工香肠体验课程，将香肠的制作过程完全公开，吸引了许多家长带着孩子前来参观与学习。之后，农场关注到体验消费和亲子市场的巨大潜力，目标客群由家庭主妇扩大至整个家庭，开发出许多针对儿童和青少年的体验项目，使得孩子们可以在家长的陪伴下体验耕种喂养—采摘收获—成品制作的多元项目，不仅了解了农业相关知识，还培养了动手能力。随着市场的扩大，农场发展成为一个家庭休闲度假的旅游目的地，游客们可以在其中充分享受休闲时光。紧接着，Mokumoku农场根据城市居民对于绿色产品的持续需求，在东京、大阪、名古屋等大城市开设了Mokumoku的直营主题餐厅，进一步延伸产业链，实现了农场农产品从生产到餐桌消费的良性消费体系。

（三）产品打造——P

Mokumoku农场以资源为基础，从市场需求出发，完成了农产品生产到农产品加工观光的转型，采用外部合作和关联产业垂直整合的战略，延伸其产业链，形成了牧场养殖业、农场种植业、农副产品加工业（包含啤酒、烟熏制品、牛奶等）、物流运输业、商贸服务业等庞大的产业体系和多元业态融合的规模经济，为消费者提供丰富且不断更迭的产品。在此基础上，农场秉持尊重自然、尊重生态的理念，打造质朴闲适的日式乡村风情，风格统一、特色鲜明，并用故事和主题为消费者打造差异化的游览体验。

在产品创新上，农场保持最初的工匠精神，通过技术的不断改进，为游客提供最好的产品和服务。Mokumoku 最经典的香肠产品经过 30 年后仍然在不断更新换代，试图最大化地减少添加剂，提高绿色品质，坚守传统工艺。

在产品设计上，农场注重细节，实现了乡村原生态和日式特色风情的统一。房屋及辅助基建材料装饰紧扣日语原意“木”的含义，均选用天然木质材质或采用自然木纹，使得农场保有乡村的原始生态感，与周围山林景色融为一体。水电等生活能源充分利用雨水、风力和太阳能，例如利用雨水冲洗抽水马桶，利用风车进行发电，利用太阳能为户外灯提供电力，使得游客能够接触到环保村庄的生态生活。农场的建筑及景观设计坚持采用日本传统文化元素，如素雅的房屋与凉亭、浪漫的樱花树、创意的稻草人等，彰显质朴闲适的日式乡村风情，塑造独特的景观体验，园区内的指示牌均为农场员工手绘，以保持原生态的创作手法，并点缀以“猪”等主题的装饰，处处显示着农场工作人员的热情与用心。

在产品整合上，农场打造“农业 + 教育”“农业 + 商贸”“农业 + 餐饮”“农业 + 节事”和“农业 + 度假”模式的休闲产品产业链，将农业与热点趋势相融合，为前来体验的游客提供主题化和一站式的消费场景。农场在不同季节里打造相应的主题活动，开展日本传统表演的新年庆祝主题活动，设置暑假挑战杯以及半价优惠的感恩祭活动等，多样的主题活动提升了农场的曝光度，让消费者时刻关注其最新发展，还在一定程度上消减了旅游的季节性影响。除了以直营农场和农场加工为基础的运营，农场还提供在线销售快递到家服务，其网络平台的产品收入占到总营收的 1/3，实现了流量的转化。

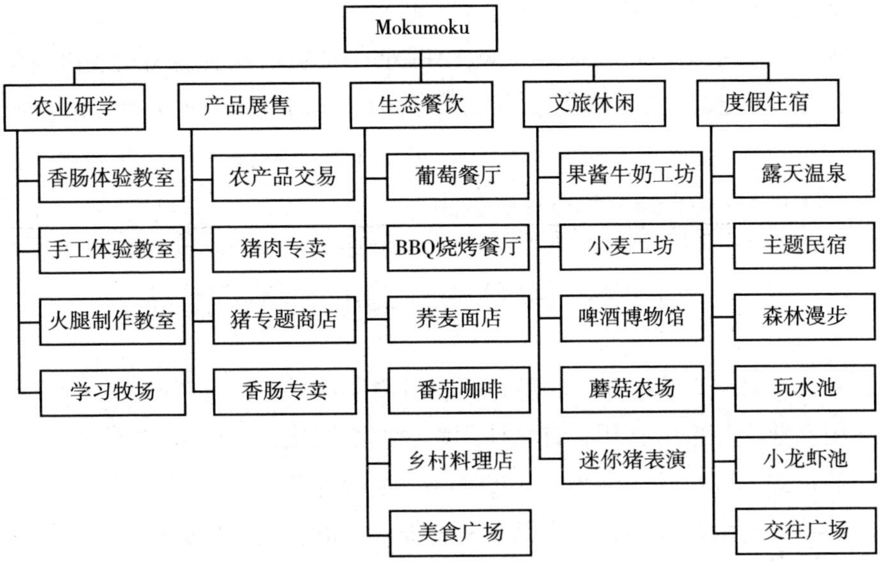

图 1　Mokumoku 农场产业拓扑

（四）用户管理——C

Mokumoku 农场基于其庞大的会员体系，培育独特的社群文化并延伸消费场景，增强与消费者之间的沟通联系，提高消费者忠诚度和游客重游率。

首先，农场构建成熟强大的会员体系，实现激发活跃。Mokumoku 目前已有五万名会员，农场设置诱人的福利政策刺激消费者加入会员，包括会员限定特别活动、农场农产品的会员购买特权、免费进入付费区域、餐厅与住宿折扣、消费积分等，各种会员政策不仅有利于提高顾客的忠诚度与重游率，同时能够激发消费者的消费能力，刺激他们尝试更多的体验项目，从而提升参与感和满意度。

其次，农场采用精细化管理，全渠道提升留存。基于天然农副产品对消费者的极大吸引力，Mokumoku 充分利用与消费者的每一个触点，在农场中设立场内餐厅、在城市中设立城市餐厅、在网上设置网购平台，逐步将消费场景延伸至目标客户所在的都市以及互联网，实现流量的三次转化，将农场理念输入客户的生活内容，沉淀客户黏性。

通过会员制与消费场景的延伸，Mokumoku 农场积极与消费者进行沟通联系，以“一起思考、学习、感动”的理念与会员一起互动，探讨有关“食物”“农业”等的一切生活话题，形成了富有凝聚力的社群文化，帮助 Mokumoku 形成客户归属感与社群黏性。

四　对 RMP 模式的进一步扩展

本文以日本 Mokumoku 农场为例，强调在资源和市场基础上，用户管理在休闲农业产品中的作用，针对休闲农业产品提出扩展的 RMP 模式。

从资源基础出发，休闲农业以农业或畜牧养殖业为产业支撑，为产品开发提供一定的内容来源，为产品的整合提供可能；从市场分析来看，休闲已经成为当今社会人们持续性的需求，休闲农业产品能够满足消费者娱乐、教育、审美和避世的四大体验需求，具备多种功能。在休闲农业的特定情境下，更能与消费者形成绿色健康生活的理念共鸣，为其延伸消费场景提供了契机。在此基础上，通过何种方式能够实现休闲农业产品的良性发展和价值增值？用户管理提供了一个必要且可行的发展路径。

用户管理最直接的作用就是连接与沟通。首先，用户管理有利于提高产品在消费端的曝光度，向消费者传递新的消费观念、变化趋势和生活标准，使消费者形成对于产品的积极概念、提高参与的热情程度；其次，用户管理有利于形成基于目标消费者的社群，帮助经营者和规划者集中了解主要的消费需求和消费渠道，进而精准地设计相关产品并调整自己的产品策略，最终降低产品的生产成本和营销成本，实现流量“变现”；最后，用户管理还能够通过线上社区的形式，加强参与各方的互动、交流沟通与学习，通过社群近乎自动化的运转加强消费者与产品的情感联结。

五　研究结论与管理建议

国内的休闲农业仍然停留在生态观光和蔬果采摘的初级阶段，相关的节庆活动也仅能满足娱乐层面的体验，呈现为消费者的被动参与和吸收，整个产业长期处于低水平的均衡状态，亟须转型升级。本文基于 RMP 模式以及国内特殊的国情和市场背景，对国内休闲农业产品的开发提出提升路径。

第一，休闲农业产品应充分开发自有资源，寻求内外部合作延长产业链。在国内传统的农户生产条件下，经营休闲农业的土地面积有限，农产品商品化率较低。为满足商品化生产和市场化经营的要求，经营者可以寻求土地流转或者与农户合作的方式，抑或引入专业化的服务公司，形成一定的盈利规模[17]。其中，懂技术、有文化、会经营同时有一定资本且以农业为职业的“新型职业农民”，将在产品开发中起到至关重要的作用。

第二，休闲农业产品应全面提升消费体验，引导游客主动参与和知识吸收。增加体验项目满足游客对休闲农业产品的全时段需求，使得农业原材料逐渐进化到商品、服务和优质体验，同时游客到达最优的“甜蜜地带”更有利于形成价值溢出。可以打造独具特色的农家民宿，使消费者沉浸到乡村氛围和乡村生活中，增加美学体验；可以采纳机器人与智能系统等科技元素，一方面提高对农作物的监控和种植效率，另一方面将种植过程可视化，增加教育体验；可以增加耕种劳动、农产品加工的体验活动，促使消费者真正沉浸在乡村生活中，增加避世体验。

第三，休闲农业产品应着力创新纪念品，强化游客的品牌认知。购买纪念品已经成为旅游活动中的一个重要组成部分[18]，对于休闲农业来说采摘得到的蔬果或者通过后续加工程序后的半成品是其天然的优势。经营者可以在此基础上对工艺程序或者当地历史、文化乃至自身农场的发展历程进行挖掘和有效利用，将农场特色文化和特殊主题灌输到纪念品的设计中，形成农场的品牌特色，从而使其脱颖而出。

第四，休闲农业产品应重视用户管理，增强现有游客黏性。高品质的产品能够吸引游客参与到休闲旅游产品中，不注重用户管理会导致游客游完即走，造成客源流失的困境，因此，提高游客的忠诚度和重游率、实现价值增值同样重要。经营者需要通过用户管理留存游客的个人信息和消费偏好，开发更多的潜在客户；制定不同的营销方式和营销信息，增强现有客户的黏性；全渠道延伸消费场景，提高客单价，保证休闲农业产品的可持续发展。

参考文献

[1] 约瑟夫·派恩、詹姆斯·吉尔摩：《体验经济》，夏业良等译，机械工业出版社，2002。

[2] Jensen R. The dream society: How the coming shift from information to imagination will transform your business. New York: McGraw - Hill, 2001.

[3] Wolf M. The entertainment economy: How mega-media forces are transforming our lives. New York: Crown Business, 2003.

[4] Florida R. The rise of the creative class. New York: Basic Books, 2002.

[5] Boswijk A, Thijssen T, Peelen E. The experience economy—A new perspective. Amsterdam: Pearson Education Benelux bv , 2008.

[6] Schulze G. Die Erlebnisgesellschaft: Kultursoziologie der Gegenwart. Campus Verlag, 2000.

[7] 长泽申也：《创造老店品牌企业的体验价值》，台北：中卫发展中心，2008。

[8] 讯友、吴强：《勇于探索新的营销通道》，《商业经济研究》1999 年第 6 期，第 3 ~5 页。

[9] 范水生：《休闲农场规划的理论与方法研究》，福建农林大学博士学位论文，2007。

[10] 刘笑明：《西安市观光农业发展与布局研究》，西北大学硕士学位论文，2003。

[11] 黄爱萍、郑少泉、陈雅英：《台湾发展休闲农业对大陆当前农业结构调整的启示》，《福建农业科技》2000 年第 6 期，第 28 ~29 页。

[12] 宋红、马勇：《大城市边缘区观光农业发展研究》，《经济地理》2002 年第 3 期，第 376 ~378 页。

[13] 王仰麟、祁黄雄：《区域观光农业规划的理论与案例研究——以防城港市十万大山北麓（上思县）为例》，《人文地理》1999 年第 1 期，第 21 ~25 页。

[14] 陈金华、庄智斌：《基于 RMP 分析的非物质文化遗产旅游开发研究——以泉州南音为例》，《乐山师范学院学报》2007 年第 5 期，第 42 ~44 页。

[15] 王青青：《基于工业旅游导向的工业园区规划研究》，吉林建筑大学硕士学位论文，2017。

[16] 孙忆辛：《基于 RMP 模式的开封市休闲旅游产品开发研究》，广西大学硕士学位论文，2014。
[17] 朱启臻、胡鹏辉、许汉泽：《论家庭农场：优势、条件与规模》，《农业经济问题》2014 年第 7 期，第 11 ~ 17 页。
[18] 屠娅梦：《旅游纪念品的开发与设计》，湖北工业大学硕士学位论文，2016。

后　记

在2020版《康养蓝皮书》付梓之际，回顾过去一年，新冠肺炎疫情的巨大冲击使各行各业发展面临着更多不确定性，调研和分析康养产业发展趋势难度也显著提升。如在2020年初，我们无法实地开展调研，康养数据库也难以更新。然而正如2019版《康养蓝皮书》所言，疫情冲击虽打乱了康养产业的发展进程，却也使得康养理念备受关注、加速传播。疫情之下，康养产业逆势发展的表现十分亮眼，《中国康养产业发展报告（2020）》由此应运而生，致力于从不同角度诠释康养经济的新变化，呈现康养产业发展的新态势。

在调研初期无法开展现场调研时，幸有诸多同仁（尤其是西部博士团挂友）的支持与不懈努力，我们调整调研思路，主要通过互联网的大数据技术对康养数据库进行更新完善；尤其是在编写过程中力求以数据和事实对2020年我国康养产业的发展实况进行解读汇编。编委会成员多番增删内容，锤炼推敲相应观点和结论，终于使得2020版《康养蓝皮书》迎来面世之日。作为第四次发布，我们衷心感谢一如既往对康养工作给予关心和帮助的各位领导、同事及亲友，你们的鼎力支持是我们继续聚焦康养研究、坚持深耕康养领域的动力。

首先要感谢第十届、十一届全国政协副主席张梅颖为本书作序，张主席的认可和支持极大鼓励了康养蓝皮书调研与编写团队。同时感谢"健康中国50人论坛"组织，该论坛由（雁栖湖）健康发展论坛组委会发起成立，以"应对诸多健康问题的挑战，确保经济和社会发展正常运转，建设高端智库为经济和社会发展服务"为使命和责任，作为《康养蓝皮书》的支持单位和发布会协办单位，论坛专家组成员为《中国康养产业发展报告（2020）》顺利出版给予了各类支持。

再次感谢以历届西部博士服务团成员为核心的编委们，正是你们的全心投入方有今日《康养蓝皮书》的影响力。同时感谢参与本书编写的专家学者，副主编杜洁女士作为全国中老年网总编，为《康养蓝皮书》调研提供了诸多信息与渠道，还为内部研讨和皮书发布工作提供后勤保障，沈山教授、副主编崔永伟和彭菲博士后为本书的编写和出版工作殚精竭虑，更要感谢社会科学文献出版社的领导和编辑们对蓝皮书工作的一丝不苟和严格要求，使得《康养蓝皮书》结构更加合理、数据更加精确。

同时，要感谢中山大学康养旅游与大数据团队的各位成员，为了能顺利完成2020版《康养蓝皮书》，他们投入大量的时间和精力。感谢负责团队调研协调工作的王蕾、黄可欣等成员，她们为了推动及组织《康养蓝皮书》的调研和编写，常常夜以继日、辛勤不辍，感谢团队核心调研人员吕飞燕、苏松涛、吴睿涵、吴沅琳、朱柯静、赵倩翊，感谢你们克服困难、不断坚持，最终完成数据调研并为撰写付出努力，还要感谢参与2020版《康养蓝皮书》调研的毕杰、段虹宇、甘晨雯、龚洽闻、郭雨欣、李怡歆楠、陆文韬、罗曼婷、马林琳、潘海兰、妥正伟、王穆清、王子嫣、温海蓝、徐诚、闫中璇、杨晶、杨晓兰、钟宜霖、周弦等同学，通过网络爬虫等方式收集数据并加以整理，正是大家的共同奉献为《康养蓝皮书》编写工作提供了数据支撑和质量保障。

在欣喜于2020版《康养蓝皮书》即将面世之时，心中仍有诸多忐忑、惶恐，即使编委团队克服困难，不断结合最新康养产业动态，调整报告内容，力求推出精品，然仍为本书诸多不足而深感不安：一是本书虽从理论上对康养产业的体系进行科学架构，但仍未深入到国内大中型康养企业以及重大康养项目内部，未能及时追踪到诸多项目实际落地情况，因而对于康养项目最新动态掌握仍有缺失。二是专题报告与案例报告等篇章内容还有待于进一步扩充，需要更多专家学者从理论与产业实践等多角度结合进行充分挖掘。在反思以上不足之后，我们吸取之前的调研和编写经验，全面铺开2021版《康养蓝皮书》的编写工作，希望以往报告的不足能在《中国康养产业发展报告（2021）》中得以改进。作为连续第五年发布的2021版《康养蓝皮书》计划如下：

一是将“项目与企业”作为2021版《康养蓝皮书》的主题，在梳理康养产业体系的基础上，针对具体康养项目及企业进行深入调研。重点聚焦于向康养产业转型的上市公司、国有大中型企业、地方政府投融资平台，包括房地产企业、保险或基金企业等，追踪大中型康养项目投资、建设与运营模式，挖掘相关经典案例。

二是结合乡村振兴战略继续做好区域康养产业可持续发展能力的调研，完善康养政策数据库、康养企业数据库以及康养项目数据库，并对数据库进行及时更新，争取以线上数据库形式进行开放，建设康养公共数据平台，重点发挥康养产业对乡村振兴的支撑作用。

最后，值得期待的是2021版《康养蓝皮书》编写团队将会与“健康中国50人论坛”、中国老年学和老年医学学会等组织共享信息资源、调研渠道、报告成果等，以展开深度合作。“健康中国50人论坛”的专家组成员将为《康养蓝皮书》编写提供指导或支持，参与《康养蓝皮书》开展的系列学术会议和产业论坛，《康养蓝皮书》团队应邀参与“健康中国50人论坛”相关专题活动，参与调研工作，协助编写相关专题调研报告，优秀调研成果入选《康养蓝皮书》。2021版《康养蓝皮书》还将对中国老年学和老年医学学会评选的全国长寿县康养产业发展进行专题调研，与其康养委员会在全国康养城市建设领域进行合作。

我们相信，经过五年历练，有着更多的社会支持与认可，就有助于我们继续坚持扎实调研，不忘初心，在康养事业的大道上勇往直前！

何　莽

2021年4月

附

健康中国50人论坛组织架构

首席顾问	彭佩云	九届全国人大常委会副委员长
名誉主席	张梅颖	第十届、十一届全国政协副主席
顾问	胡德平	全国工商联原党组书记
组委会主任	张文康	原卫生部部长
组委会副主任	田雪原	中国社会科学院学部委员
	张世平	中华全国总工会原副主席
	郭渝成	中国健康管理协会会长
执行主任兼秘书长	陈　剑	中国经济体制改革研究会第六届、七届副会长
执行副主任	姚　军	中国健康管理协会副会长兼秘书长
	胡学民	北京市国有企业监事会专职监事
执行秘书长	于宏程	北京改革和发展研究会执行秘书长

健康中国50人论坛专家名单

（排名以拼音字母为序）

陈可冀　中国科学院院士　中央保健委专家委员会委员

陈君石　中国工程院院士　国家食品安全风险评估中心研究员、总顾问

陈　剑　（雁栖湖）健康发展论坛执行主任　中国经济体制改革研究会第六届、七届副会长

陈章良　北京大学教授　北京大学原副校长　中国科协原副主席

程功明　中国健康管理协会名誉会长

程　京　中国工程院院士　清华大学医学院教授

樊代明　中国工程院院士　中国工程院原副院长

郭积勇　北京医师协会会长　北京市卫计委原巡视员

郭渝成　中国健康管理协会会长

顾宝昌　中国人民大学教授　WHO 生殖健康专家组成员

何　莽　《康养蓝皮书》主编　中山大学旅游学院副院长　博士生导师

江亦曼　中国红十字会原常务副会长、党组书记

蒋会成　海南省肿瘤医院理事长　海南第一成美医疗产业集团有限公司董事长

蒋田仔　欧洲科学院外籍院士　中国科学院自动化研究所研究员

蒋效愚　北京奥运城市发展促进会副会长　原北京奥组委执行副主席

郎丽君　艾博欣集团董事长　联合国教科文组织伦理、科学与社会发展委员会中国执行委员会心理健康研究中心副主任

刘　东　北京安贞医院、北京和睦家医院心外科主任　北京春苗慈善基金会理事长　北京鼎泰健康集团董事长

刘维林　中国老年学和老年医学学会会长　健康中国行动推进委员会专家咨询委员会委员

刘新民　北京大学第一医院院长　中国老年呼吸与危重症学会副主任委员　博士生导师

刘张林　中国中药协会执行副会长　中国医药保健品进出口商会原副会长

李滨生　全国总工会原书记处书记、党组成员　中国职工文体协会旅游分会会长

李俊峰　北京博爱堂中医药研究所所长　北京市中医药文史研究会创会会长

李　平　中日友好医院临床医学研究所研究员　国家名老中医　首届岐黄学者

孟立联　四川天府健康产业研究院首席专家　西南财经大学人口研究所兼职教授

乔东球　安徽省人大代表　安徽江南文旅集团董事长

乔　杰　中国工程院院士　北京大学第三医院院长

佘 靖　北京中医医院主任医师　北京中医药大学管理学院教授　原卫生部副部长　国家中医药管理局原局长

宋 麒　科亚医疗集团 CEO　人工智能领域专家

宋晓悟　中国经济体制改革研究会学术委员会主席　原国务院振兴东北办副主任　国务院医改办主任

孙宝国　中国工程院院士（食品健康）　北京工商大学校长

孙宪彬　中国黄蜀葵产业创新联盟主席　思邈千金健康科技有限公司董事长

田雪原　中国社会科学院学部委员　国家有突出贡献专家

王 辰　中国工程院院士　中国工程院副院长　中国医学科学院北京协和医学院校长

王国强　中华中医药学会第五届、六届理事会会长　原国家卫生和计划生育委员会副主任　国家中医药管理局原局长

王宏广　清华大学国际生物经济中心主任　科技部战略研究院原副院长

王元丰　中国发展战略学研究会副理事长　北京交通大学教授、博士生导师

王 瑛　北京生前预嘱推广协会总干事　北京公和投资管理公司董事长

徐 鸣　中国食品工业协会会长（待中组部批准）　国家粮食局原副局长（副部长级）

谢 玲　军事医学科学院原研究员

俞梦孙　中国工程院院士　空军航空医学研究所教授

殷大奎　原卫生部副部长　曾任中国健康教育协会会长　卫生部健康教育首席专家　中国医师协会创会会长和终身名誉会长

杨燕绥　清华大学医院管理研究院教授、医疗服务治理研究中心主任　美国霍普金斯公共卫生学院特聘教授

于圣臣　全国政协委员　北京凯博通投资有限公司总裁

易剑东　温州大学体育与健康学院教授　江西财经大学原副校长

曾 渝　海南南海健康产业研究院院长　海南医学院原副校长　教授

郑志坚　北京医院针灸按摩科主任　世界养生大会秘书长

张大宁　国医大师　中央文史馆馆员　国际欧亚科学院院士　天津中医药研究院名誉院长

张世平　十二届全国政协社会和法制委员会副主任　全国总工会原副主席

张文康　原卫生部部长　中共第十五届、十六届中央委员

章力建　中国农业科学院原副院长　中医农业首倡科学家

Abstract

In 2020, The Kangyang Big Data Team continued its work in previous years, and launched the list of the top 20 cities and top 100 counties in the country under the guidance of the evaluation system of the sustainable development capability of the Kangyang industry. Under the special market environment in 2020, the book pays more attention to the influence of the background of pneumonia epidemic in COVID – 19 on the development of different Kangyang sub-sectors, and how the policy environment guides the direction and market cultivation of Kangyang industry. Combined with the relatively mature Kangyang projects or Kangyang areas at home and abroad, it analyzes the case characteristics and absorbs advanced experience, and finally forms the *Annual Report on Kangyang Industry of China* (2020).

The report according to the change trend of pneumonia epidemic in COVID – 19 in 2020, the development of Kangyang industry in the past year has been combed. Kangyangindustry in tourism industry has been severely impacted during the outbreak period due to the restriction of personnel mobility. Other Kangyang fields have opened up online products or channels during the outbreak period and the recession period, and the overall development trend is steady and rising. At the same time, the report combs the different resource categories and business forms of the Kangyang industry, and finds that the pattern of the Kangyang industry has gradually taken shape, showing the gathering phenomenon that the Kangyang industry is based on the resources in theKangyangindustryin various regions, and the business forms such as Kangyang, residence, sports, healing and research are dependent on resources. According to the research, under the environment of policy and capital market paying close attention to support, the Kangyang industry has considerable market prospect and development speed, and will gradually build a complete industrial ecosystem.

At the same time, The Kangyang Big Data Team collected data and visited more than 200 cities above prefecture level and more than 2000 counties (including county-level cities and municipal districts) in China (excluding Hong Kong, Macao and Taiwan), and improved the Kangyang policy database, Kangyang project database and Kangyang index database at provincial, municipal and district levels around the evaluation system of sustainable development ability of Kangyang industry. On the basis of a large number of policy and project data, the report reveals the development characteristics of Kangyang industry in different regions in China. Each region develops Kangyang industry according to local conditions, integrates regional environment, resources and policy advantages, and creates Kangyang projects or pension systems with local characteristics, showing a thriving trend. According to the report, the concept of Kangyang industry development in China is hot but lack of practice. In the future, it is necessary to strengthen theoretical and practical exploration, pay attention to the transformation and innovation of science and technology, and cultivate and develop local Kangyang brands.

The report focusing on the release of Kangyang policies in various parts of China in 2020, summarizing the six development trends of the national Kangyang industry, involving the integration of business forms, technical support and personnel training; At the same time, from the perspective of time, this paper traces the development path of the national Kangyang policy, and puts forward the general trend of industrial development supported by Kangyang base building, Kangyang real estate leading, Kangyang tourism demonstration and Kangyang. The "land" policy is a theme closely related to industrial development. The land-use policy for Kangyang creates a convenient environment for Kangyang projects from the aspects of planned use, multi-agent supply, and optimized examination and approval. The "old-age care" policy is also related to the development trend of the Kangyang industry. The report starts with the contents and agencies of the national old-age care policy, analyzes the changing trend of the issues and forms of the old-age care policy, and draws lessons from the policy experience of the United States,

Japan and other countries, so as to promote the domestic Kangyang industry to develop more efficiently and orderly under the guidance of the old-age care policy.

The report explains the new situation and new hot spots of the Kangyang industry. Under the normalization of epidemic prevention and control, Leisure agriculture in the Kangyang industry is facing new development opportunities, stimulating market demand potential and diversifying business model products. However, it is still necessary to strengthen investment in infrastructure construction, digital transformation and personnel training, and rely on science and technology to promote transformation and promote the high-quality development of leisure agriculture in the Kangyang industry. In the Kangyang project, it is the development trend of future Kangyang projects to borrow medicinal plants to create the landscape of Kangyang and infiltrate the concept of Kangyang into the details of the project; Based on the rich traditional herbal medicine culture in China, the western advanced natural therapy is integrated to promote the common development of landscape allocation theory and practice of domestic Kangyang industry.

The report analyzes the mature cases of the frontier products of the Kangyang industry, such as the old-age community, the Kangyang industry in tourism and agriculture in the Kangyang industry, from multiple perspectives. the Kangyang industry development and Kangyang brand cultivation process in this area are analyzed from different zoning levels, providing reference for other regions to develop Kangyang products and realize urban industrial transformation and development.

The report mainly uses the network big data research to standardize and analyze the important conference activities of China's Kangyang industry in recent years, and interpret the breadth, continuity, openness, attraction, dissemination and attention of the Kangyang exhibition. At the same time, the theme areas such as traditional Chinese medicine in Kangyang industry and hot spring in Kangyang industry, which have received much attention, are sorted out and analyzed in terms of industrial development. The research report shows that the projects of traditional Chinese medicine in Kangyang industry and hot spring in Kangyang industry have various forms, showing the development trend to large-scale holiday complexes; In the development process of Kangyang project, we should be good at giving full play to the regional cultural function, avoiding the dilemma of serious homogenization and insufficient core attraction of the project, and promoting the development of Kangyang project to have its own characteristics and form a diversified development model.

flexibly introduces new products and new business models in response to fluctuating market environment and demand, and integrates regional resources and environment to enhance the competitiveness of Kangyang projects, hoping to promote the growth of domestic Kangyang industry.

Keywords: Kangyang Industry; The Market of Kangyang Industry; The Policy of Kangyang Industry; Regional Development

Contents

I General Report

Abstract: The sudden epidemic of COVID-19 in 2020 has brought a certain impact to Kangyang industry which is in the stage of rapid development. Under the different situation of the COVID-19 epidemic, the tourism business of Kangyang industry was deeply affected, and the fields of online sports and fitness, healthy food and online medical consultation ushered in a short outbreak period. With the epidemic under control, all sectors of the Kangyang industry began to resume work, the government increased support and consumers paid attention to Kangyang demand from the body, mind and spirit perspectives. Kangyang industry recovered rapidly recovered to the same level. In order to assess development status of Kangyang industry better, the project team analyzed different types of business and resources in Kangyang industry, finding that the industrial structure is starting to take shape. Regional Kangyang resources work as the foundation, which integrated different Kangyang business type like tourism, sports, healing and studies. On the basis of different local conditions, Kangyang enterprises in different areas extend multiple Kangyang product mix and prefer to develop large-scale Kangyang projects integrated various functions. The structure of Kangyang industry is becoming clearer. With the policy paying closer attention to support and the capital market deeply involved in more Kangyang fields, Kangyang industry has considerable market prospects and will grow more rapidly.

Keywords: Kangyang Industry; COVID-19 Epidemic; Kangyang Business Format; Kangyang Resources

Ⅱ Sub-reports

B.2 Research and Analysis Report on National Kangyang Policy in 2020

Abstract: A good policy environment can help establish a stable and orderly industrial order, and it plays a leading role in the overall development of Kangyang industry. In this report, issued policies were collected related to Kangyang ranging from the state to all levels of government since 2020. By analyzing the development trend of the Kangyang industry at the national, provincial, municipal and prefectural levels, this research found that the national Kangyang industry policy in 2020 presented six development trends, which involved the integration of the Kangyang industry, technical support, talent training and other aspects. At the provincial level, Guangxi, Jiangxi and Sichuan are the provinces with strong support for Kangyang industry policy. From the perspective of policy tools at the municipal level, it is found that local governments prefer environmental policy tools more. At the prefectural level, the government work reports of Kangyang industry counties (cities) were analyzed, and the attention of the county governments to Kangyang industry was obtained.

Keywords: Kangyang Policy; Kangyang Industry; Policy Support

B.3 Research on the Development of Kangyang Leisure Agriculture under the Background of COVID-19 Epidemic

Du Conghui, Cui Yongwei and Xulixing / 070

Abstract: Covid – 19 had a direct and indirect negative impact on the development of Kangyang leisure agriculture, which has the characteristics of great market demand potential, many types of operating subjects and abundant business models in China. During the "14th Five-Year Plan" period, Kangyang leisure agriculture is faced with the opportunities of the new development pattern of "dual circulation", the new consumption concept, the application of big data, and the highlighting of industrial advantages. To grasp the opportunity of the new stage, implement new concepts and integrate into this new stage, Kangyang leisure agriculture in China should improve infrastructure construction, carry out digital and intelligent transformation, accelerate the development of new products, and strengthen the training of employees. The government should strengthen policy support in aspects such as financial support, fiscal subsidies, marketing system, emergency plan, etc. The operating entities should rely on scientific and technological support to promote transformation, and jointly promote the green and high-quality development of Kangyang leisure agriculture.

Keywords: COVID-19 Epidemic; Kangyang Leisure Agriculture; High Quality Development

B.4 Report on the Development of Traditional Chinese Medicine Kangyang Base

Kangyang Tourism and Big Data Research Group / 086

Abstract: Traditional Chinese medicine (TCM) Kangyang base is one of the important the important destinations of Kangyang tourism, which has an important influence on Kangyang industry and the development of TCM. This report combs the main functions of TCM Kangyang bases in China, then it classifies and analyzes TCM Kangyang bases. The results show that: (1) The main functions of TCM Kangyang base in China are six kinds: herbal medicine planting, Chinese medicine processing, TCM treatment, TCM health care, ecological tourism and culture publicity; (2) The majority of TCM Kangyang bases have different functions according to their own characteristics; (3) TCM Kangyang bases can be divided into six types: planting bases, industrial parks, TCM hospitals, Kangyang complexes, tourist spots and museums; (4) The number of various TCM Kangyang bases is in descending order: museums, tourist spots, Kangyang complexes, industrial parks, planting bases and TCM hospitals.

Keywords: Traditional Chinese Medicine (TCM); TCM Kangyang Base; TCM Culture

Abstract: This report comprehensively uses the methods of online search, multi-party cross validation and expert evaluation to investigate and study the national influential health care exhibition, and finally forms the relevant database of the national health care exhibition. The results show that there are 166 sessions of health care exhibitions with great influence in China. According to their scope, participants and influence, the reserved health care exhibitions are classified into four levels: International, national, provincial and municipal. Its regional distribution is mainly concentrated in Southwest China, South China and North China, which have good Kangyang resources, perfect urban exhibition facilities and relatively developed economy. The report also evaluates and forecasts its influence, and ranks the influence of three consecutive health care exhibitions as analysis samples. It also makes a separate analysis of the top five Kangyang exhibition, mainly from the six aspects of its popularity, sustainability, openness, attraction, communication and attention.

Keywords: Kangyang Exhibitions; Regional Kangyang; Kangyang Forums

Ⅲ Evaluation Reports

Abstract: Under the background of Healthy China and aging population, the development of Kangyang industry in China has entered a golden period. All regions with good resource endowment hope to achieve long-term development in this spring tide and realize the transformation and upgrading of regional core industries. Actively practice the "Lucid waters and lush mountains are invaluable assets" this development concept. In order to better evaluate the development level and sustainable development ability of the Kangyang industry in different regions, the project team, on the basis of revising and perfecting the evaluation system of the sustainable development ability of the Kangyang industry, constructed four first-level indicators , 14 second-level indicators and 49 third-level indicators around the level of health-care resources, environment, facilities and health-care development, and determined the weight of each index through the Analytic Hierarchy Process and the Experts Scoring Method to determine the weight of each index, the final selection of the regional Kangyang industry development model of the top 20 cities and the top 100 counties. The research holds that the development of Kangyang industry in our country is faced with the problems of overheated concept, lack of practice, high enthusiasm and chaotic order. In the future, we need to strengthen the theoretical exploration and practical test of Kangyang, cultivate appropriate Kangyang brands according to our own advantages, strengthen regional coordination, coordination and communication, focus on the transformation and innovation of science and technology, take market demand as the guidance, and realize regional complementary advantages and win-win cooperation.

Keywords: Kangyang Industry; Regional Kangyang; Market Orientation

Ⅳ Special Reports

Abstract: From 2013 to 2020, at the national policy level, the Kangyang industry has realized the transformation from " non-profit-making quality " to "industrial", completed the policy support for the development of " elderly care services industry", "health service industry", "health care service industry", "Kangyang tourism" and "forest Kangyang", constructed the national standardized "health industry classification statistics" system, and initially formed the Kangyang base to build a platform, Kangyang pilot, Kangyang agriculture strong, Kangyang tourism demonstration, Kangyang support, Kangyang intelligent innovation, Kangyang financial security industry development situation, and through the "national health care industry demonstration area" and the construction practice of "exemplary urban and rural elderly friendly community" to lead the local government action, through the establishment and improvement of comprehensive supervision system to promote the high quality development of Kangyang industry. From the aspects of function expansion, industry demand, carrier construction, government objectives and so on, this paper analyzes the new trend of the development of Kangyang industry in the 14th Five-Year Plan period.

Keywords: Kangyang Industry; Kangyang Policy; The 14th Five-Year Plan Period

Abstract: The basic contents of China's Kangyang industrial land policy were systematically reviewed, including the determination of use in planning and the guarantee of supply in planning, the diversity of land supply modes and supply bodies, the optimization of approval procedures and real estate registration, land transfer and land use supervision, and the innovation of rural Kangyang project land use. It is revealed that the key problems of the current Kangyang industrial land are duplication of core, decentralization and one-sided, and difficulty in operation and implementation. The optimization path is put forward from " scientific planning, differentiated supply, improvement of operation rules and strengthening of land use supervision" .

Keywords: Kangyang Industry; Land Use Policy; Land Use Supervision; Point-shaped Land Supply

Abstract: This article mainly uses the text analysis method to sort out the pension policy literature issued by the central government and its departments from January 2000 to December 2020. The public pension policy documents are all collected from the official websites of State Council, the Ministry of Civil Affairs and Ministry of Human Resources and Social Security. Then the web crawler and the manual retrieval are used to integrate policy text and data and builds a small database. The final collection covers a total of 284 pension policy documents from the State Council and its departments issued and implemented since 2000, including laws, announcements, opinions, notices, and letters. The article mainly analyzes the changing process of China's pension policy, containing the changes of number, the department of policy making, the topic and China's future pension policy direction. Besides, through the literature review, the pension policy of the United States and Japan which have entered the aging society are also analyzed.

Keywords: Pension Policy; Path of Change; Text Analysis

Abstract: The application of medicinal plants in Kangyang landscape, including a large number of forest and garden Kangyang landscape, is a problem facing the whole world. Compared with Germany, Japan and other developed countries, China started late in related fields. This paper briefly introduces the basic development of medicinal plants and Kangyang landscape in China, expounds the physiological and psychological health effects of medicinal plants in Kangyang landscape, as well as the basic principles of selecting medicinal plants and the combination of the two in practice. This paper analyzes existing in the development of medicinal plant resources in China, and the development prospect of landscape configuration theory and industry.

Keywords: Medicinal Plant; Kangyang Landscape; Landscape Design

Abstract: In recent years, the development of tourism in Yunnan Province has slowed down, and its advantages over western provinces have gradually lost, even lagging behind the development speed of some western provinces. The reason is that Yunnan's tourism products are aging and insufficient innovation and development are the main factors. How to create competitive tourism products at home and abroad, it is not enough to rely on the tourism industry to sing a one-man show. It is necessary to give full play to the overall advantages of Yunnan Province and the joint efforts of multiple industries to create innovative tourism products with joint development. Health is the eternal theme of mankind and an important symbol of social progress. The People's Government of Yunnan Province proposes to create a world-class "green energy, green food, and healthy living destination", flexibly applying Yunnan's multiple advantages in the development of the enlarged health industry, such as location, climate, natural environment, resources, culture and art, and holiday tourism. Comprehensively organize, guide, coordinate and promote the creation of a world-class "healthy life destination", making Yunnan an internationally advanced rehabilitation center, diagnosis and treatment center, medical center, medical tourism destination, and medical industry gathering place, and driving Yunnan's biomedical technology and the enlarged health industry develops by leaps and bounds while accelerating the transformation and upgrading of the tourism industry. This article analyzes the opportunities and conditions for Yunnan Province to become a health, leisure and health tourism center in South Asia and Southeast Asia, and puts forward the idea of building Yunnan Province into a health, leisure and health tourism center in South Asia and Southeast Asia.

Keywords: Yunnan Province; South Asia; Southeast Asia; Health and Leisure; Health Tourism

Ⅴ Case Reports

B.12 Sunshine Kapok City, Health Resort: Research on the Development Process of Kangyang in Panzhihua City

Kangyang Tourism and Big Data Research Group / 239

Abstract: Panzhihua City has developed from a resource-based city dominated by the development of the iron and steel industry to a sunny health resort, and has gone through the development stage of sunny ecotourism, the sunny Kangyang stage and the "Kangyang +" development stage. This article sorts out the Panzhihua Government's memorabilia from 2006 to 2020, and sorts out the Panzhihua Government's policies, projects, and regional image building in the course of the development of Sunshine Eco-tourism to the development of the "Kangyang +" industry. It also analyzed the reasons for the transformation of Panzhihua at each stage, and finally provided enlightenment and reference for the transformation of other resource-based cities in my country through the successful transformation experience of Panzhihua.

Keywords: Panzhihua City; Kangyang Industry; City Transformation

B.13 Guangdong Province Hot Spring Kangyang Industry Report in 2020

Kangyang Tourism and Big Data Research Group / 257

Abstract: Hot spring Kangyang is a kind of resource-dependent type of Kangyang, usually in the form of hot spring resorts and hot spring hotels. Guangdong Province is known for its hot spring Kangyang industry, and also has a certain representative in this area domestically. Thus, this report firstly sorted out the development stages of hot spring Kangyang in Guangdong Province, and then made a statistical analysis of the product categories of 142 hot spring tourism destinations to analyze their product structure. Finally, the combination of hot spring Kangyang in Guangdong Province was sorted out. The conclusions of this report are: (1) There are three stages in hot spring Kangyang industry of Guangdong Province: the stage of spa sanatorium from the 1950s to the 1970s, the stage of hot spring hotel assembly from the 1970s to the 1990s, and the large-scale hot spring resort complex from the mid-1990s to the present; (2) There are 43 types of hot spring Kangyang products provided by hot spring resorts in Guangdong, which can be divided into sports products, therapeutic products and recuperation products; (3) The product combination of hot spring Kangyang in Guangdong Province has formed a pattern of "sports products + therapeutic products", supplemented by pure therapeutic products and full coverage products. When it comes to the combinations of specific product categories, the most basic combination is "hot spring + massage". and resorts basically will add more product categories based on this combination. The two common types are "hot spring + massage + gym" and "hot spring + massage + swimming pool".

Keywords: Hot Spring Kangyang; Hot Spring Tourism; Guangdong Province

Ⅵ Comparison and Reference Reports

Abstract: Actively coping with population aging is a long-term strategy in China. At present, the country is exploring the "home and community-based care system for the elderly", and community leisure participation of the elderly provides support from the levels of health, participation, and protection, which is also the proper meaning of active aging. Taking Japanese leisure retirement communities as a case study, the article explores the optimal combination of community leisure and community elderly care by comparing the service system, guarantee system, especially policy and legal guarantee, organization and operation and human resources of Chinese and Japanese retirement communities. It aims at transforming the current stage of aging crisis into a driving force for expanding the industrial market, and provides feasible suggestions for improving the physical and mental health, happiness and social fulfillment of the elderly.

Keywords: Active Aging; Community Leisure; Community Care for the Elderly; Leisure Participation

B.15 Research on Leisure Agricultural Tourism Products Based on RMP Model: Take Mokumoku Farm in Japan as an Example

Abstract: The arrival of experience economy makes leisure tourism popular with the public and the rural revitalization strategy further promotes the development of rural tourism. In this context, tourism products with the theme of leisure agriculture are widely concerned by society. Based on RMP analysis model, this paper systematically restores the successful operation mode of Mokumoku Farm in Japan, expands the management dimension from the perspective of users and summarizes four specific suggestions on extending the industrial chain of leisure agricultural products, improving the consumption experience attribute of leisure agricultural products, building creative brands of leisure agricultural products and strengthening the user management strategy of leisure agricultural products, which provides reference for the development and operation of domestic leisure agricultural tourism products in the post-epidemic stage.

Keywords: Experience Economy; Leisure Tourism; RMP Model; Mokumoku Farm

皮 书

智库报告的主要形式
同一主题智库报告的聚合

皮书定义

皮书是对中国与世界发展状况和热点问题进行年度监测，以专业的角度、专家的视野和实证研究方法，针对某一领域或区域现状与发展态势展开分析和预测，具备前沿性、原创性、实证性、连续性、时效性等特点的公开出版物，由一系列权威研究报告组成。

皮书作者

皮书系列报告作者以国内外一流研究机构、知名高校等重点智库的研究人员为主，多为相关领域一流专家学者，他们的观点代表了当下学界对中国与世界的现实和未来最高水平的解读与分析。截至 2021 年，皮书研创机构有近千家，报告作者累计超过 7 万人。

皮书荣誉

皮书系列已成为社会科学文献出版社的著名图书品牌和中国社会科学院的知名学术品牌。2016 年皮书系列正式列入“十三五”国家重点出版规划项目；2013~2021 年，重点皮书列入中国社会科学院承担的国家哲学社会科学创新工程项目。

S 基本子库
SUB DATABASE

中国社会发展数据库（下设 12 个子库）

整合国内外中国社会发展研究成果，汇聚独家统计数据、深度分析报告，涉及社会、人口、政治、教育、法律等 12 个领域，为了解中国社会发展动态、跟踪社会核心热点、分析社会发展趋势提供一站式资源搜索和数据服务。

中国经济发展数据库（下设 12 个子库）

围绕国内外中国经济发展主题研究报告、学术资讯、基础数据等资料构建，内容涵盖宏观经济、农业经济、工业经济、产业经济等 12 个重点经济领域，为实时掌控经济运行态势、把握经济发展规律、洞察经济形势、进行经济决策提供参考和依据。

中国行业发展数据库（下设 17 个子库）

以中国国民经济行业分类为依据，覆盖金融业、旅游、医疗卫生、交通运输、能源矿产等 100 多个行业，跟踪分析国民经济相关行业市场运行状况和政策导向，汇集行业发展前沿资讯，为投资、从业及各种经济决策提供理论基础和实践指导。

中国区域发展数据库（下设 6 个子库）

对中国特定区域内的经济、社会、文化等领域现状与发展情况进行深度分析和预测，研究层级至县及县以下行政区，涉及省份、区域经济体、城市、农村等不同维度，为地方经济社会宏观态势研究、发展经验研究、案例分析提供数据服务。

中国文化传媒数据库（下设 18 个子库）

汇聚文化传媒领域专家观点、热点资讯，梳理国内外中国文化发展相关学术研究成果、一手统计数据，涵盖文化产业、新闻传播、电影娱乐、文学艺术、群众文化等 18 个重点研究领域。为文化传媒研究提供相关数据、研究报告和综合分析服务。

世界经济与国际关系数据库（下设 6 个子库）

立足“皮书系列”世界经济、国际关系相关学术资源，整合世界经济、国际政治、世界文化与科技、全球性问题、国际组织与国际法、区域研究 6 大领域研究成果，为世界经济与国际关系研究提供全方位数据分析，为决策和形势研判提供参考。

法律声明